大專用書⑦ （D007）

中藥藥理學
Pharmacology of Herbal Medicines

彭文煌、黃世勳 編著
Wen-Huang Peng, Shyh-Shyun Huang

文興出版事業有限公司
Published by Wenhsin Press

校長序

　　中醫藥是中華民族的生存至寶，它維繫了中華民族人民的健康近五千年，其浩瀚的知識更是在先民的實踐生活中逐漸累積而成的，像是因近火源取暖而知火的熱能舒緩疾病不適，於是萌生「灸」的概念，惟其間的道理確是不得而知的，這種只知其然，而不知其所以然的現象，存在於強調經驗醫學的中醫藥知識中，這類的問題非常的多。

　　不過，隨著科學文明的進步，人們也發現原來火的熱可以使人體局部產生一氧化氮 (NO)，而一氧化氮對於人體某些組織能產生放鬆的現象，如此更增加了臨床醫者對於「灸」的應用思維。而中藥的許多知識也是停留於經驗傳承，像著名中藥「川芎」，多數人知道它是活血藥材，但早期大家卻不知它是如何對人體產生活血的作用，而在近代藥理學研究中，學者們才發現原來川芎的活血作用與其擴張血管、改善微循環、抗血栓形成等藥理作用相關，且其中有效成分可能是川芎嗪、阿魏酸等。

　　而這些中藥藥理學的研究成果，對於臨床醫者的應用或新藥開發都存在著很深的意義，相當值得重視，可惜這些研究知識多散見於各種論文期刊或相關文獻中。今本校中國藥學研究所彭文煌副教授，以其多年的教學及研究經驗，將中藥藥理知識以專業學科的角度，進行了系統的整理及歸類，書中綱舉目張，可使需求者快速從書中取得相關知識。而彭副教授於忙碌的教學及研究工作之餘，還能完成如此的大作，本人感佩其治學之勤，成書即將問世，樂為之序。

中國醫藥大學校長

黃榮村　謹識

2010/ 1/ 15

院長序

　　中醫藥屬於經驗醫學的一種，相較於西方醫學，總是被冠上不夠科學的疑慮，近來，中醫藥研究蓬勃發展，整體中醫藥開始加入了實證觀念，而中藥藥理之研究在這其中則佔了極為重要的角色。

　　在中藥藥理的研究中，一則可能是將中藥原本的經驗療效，經由實驗再次確認，另一則可能經由實驗發現該中藥的新療效，這些訊息對於臨床醫者而言，前者可增加臨床醫者的用藥信心，後者則可提供臨床醫者另一用藥新思維，而在中藥藥理被發現之後，緊接著便是從中找尋活性成分，進而發展新的藥物(指單一化合物)開發，所以，中藥藥理學可說是中藥現代化的基礎學科之一。

　　本人擔任教職及研究天然物數十年，深深了解到要有好的研究，必先有優質的研究人才，而人才的培育首重於教學的質量，教學品質要能提升，好的教材是不可少的。本書內容是彭文煌副教授取其多年教授中藥藥理學課程的教材，加以編修集結而成，內容綱目分明，易於閱讀，而彭副教授平日忙於研究及教學，還能利用空暇之餘，不忘編撰教材，其治學精神實在令人敬佩，而本書發行也將為莘莘學子提供了最佳學習指引，實屬喜悅之美事，在此為序以表推薦。

中國醫藥大學藥學院院長

吳天賞　謹識

2010/ 1/ 15

推薦序

　　中醫藥現代化是當今醫藥學術界相當重視的課題，尤其面對新世紀新病源的不斷產生，加速臨床使用新藥物的研發腳步更是刻不容緩。從現代藥理的研究當中，學者們已發現在傳統典籍中所未有記載之新藥理作用。本人致力於中藥藥理學之研究，發現天麻、當歸等中藥具有智能增進作用。故中藥藥理研究是中醫藥現代化途徑之一。

　　彭文煌副教授從本校藥學系學士、碩士、博士完成學業後，成績優異留校服務，其為人熱心誠懇，積極認真，對於學生的教學更是重視。自從其於大學部開設「中藥藥理學」課程後，有鑑於許多中藥藥理研究的成果發表在各種學術專業期刊中，學生不易盡覽；或有學者已出版中藥藥理學專書，但內容繁多，學生讀之不易吸收。因此彭文煌副教授花費相當大的心力，將當今中藥藥理的研究知識，以中藥臨床作用進行分類整理。本人見其初稿相當驚喜，其內容深入淺出、綱舉目張，並結合傳統中藥藥理學及現代藥理學研究，不僅深具學術性，更是兼顧實用性。

　　現在他的大作付梓在即，也算是完成一件他在教學上的宏願。本人從此書看到彭副教授的青春活力，更看到教育界的希望，也感佩其於忙碌研究工作之餘，能完成如此美事，實屬不易，成書即將問世，樂為之序，用特推薦。

中國醫藥大學榮譽講座教授 (前校長)

謝明村　謹識

2010/ 1/ 25

作者序

　　中國藥物學從《神農本草經》至近代的明清本草，皆為先民的實踐經驗記載，而經驗醫學的可貴在於從無到有，其中付出的代價皆是先民以其生命進行實踐所換得的，古代醫療知識不足，中醫師也不知道病人的用藥之有效劑量，只能先將藥物給病人服用，直到病人產生輕微中毒反應(稱瞑眩反應)，才將用藥劑量下降些許而作為病人之用藥劑量，故有所謂：「若藥弗瞑眩，厥疾弗瘳」的說法。

　　然現代之中藥藥理實驗，便可藉由動物實驗技術進行藥物之安全性評估，可初步了解藥物的中毒劑量，進而在安全的環境下(病人不需經歷瞑眩反應)，進行人體試驗，如此不僅能快速獲得藥物的使用知識，也相當的重視生命。中藥藥理學是以中醫藥基本理論為指導，運用現代科學方法，研究中藥與生命體(包括人類及動物)相互作用及規律的一門學科。本人曾擔任中國醫藥大學動物中心主任，對於動物的習性及飼養相當熟悉，所以，多年來研究重心未從脫離動物相關實驗，畢竟動物實驗能讓我們迅速認識中藥的活性作用，相較於經驗醫學之緩慢累積知識，現代中藥藥理之研究具有很大的優勢，更能滿足瞬息萬變的醫療環境。

　　而從事中藥藥理學課程教學多年，一直希望能編輯一本適合醫學院學生的教科書，今將本人上課教材集結成冊，並定書名為《中藥藥理學》，也算完成了本人多年來對自己在教學上的期許，全書內容分為14章，除第一章總論外，其餘皆依中藥之臨床作用分類介紹，更增加本書之臨床參考性，至於實驗部分將考慮另書發行，也希望本書之出版，對於欲從事中藥藥理的研究者或學習者都能有所助益。本書編輯匆促，錯誤、遺漏之處在所難免，還望各界先進不吝批評指正。

中國醫藥大學中國藥學研究所副教授

彭文煌　謹識

2010/ 1/ 1

目　錄

表目錄

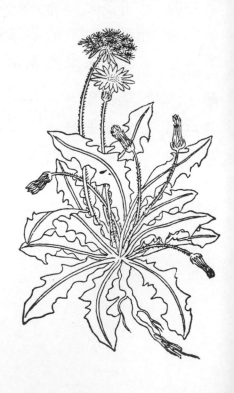

第一章　總論

第一節　中藥的起源

◎《帝王世紀》：伏羲氏……畫八卦……乃嚐味百藥，而炙九針……。

◎《淮南子‧修務訓》：神農乃教民播種五穀……嚐百草之滋味……當此之時，一日而遇七十毒。

◎《史記‧補三皇本紀》：神農氏以赭鞭鞭草木，使嚐百草，始有醫藥。

◎說明古代人類在畜牧時代及農業時代逐步發現一些藥物。

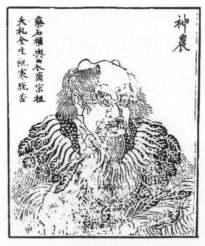

炎帝神農氏

炎帝

◎神農氏(有一說為神農後人)，部落首領的名稱，姜姓，因以火德王，故稱炎帝。

◎是上古時代，約西元前三、四千年，今陝西、湖北一帶姜氏族部落的共主。

◎赭鞭：炎帝有一條神鞭，名為赭(ㄓㄜˇ)鞭，用來鞭打各類花草，可令花草的藥、毒、寒、熱等特性顯露出來。

◎嚐百草：相傳炎帝為辨別各類草藥，便親自嘗試，最後試到一種含有劇毒的草藥，無法可解，最終便犧牲了生命。

第二節 中藥的含義

◎ 來源主要是自然界的植物、動物和礦物及其加工品。

◎ 賦有中醫藥理論體系特有內涵：如性味、歸經、升降浮沉、毒性、功效等。

◎ 絕大多數原產大陸，但自秦漢以來，不斷有泊來之品作為中藥使用。如活血化瘀藥中的乳香，原主產於非洲東部，東漢至魏晉時期傳入中國，迄今仍主要進口於索馬利亞、衣索比亞等地。

第三節 與中藥相關之名詞

◎ 中藥學：研究中藥基本理論和各種中藥的來源、採制、性能、功效、臨床應用等知識的一門學科。

◎ 中藥：指在中醫藥理論的指導下，用來防病治病的天然藥物及其加工製品，亦可說是中醫師所習慣使用之藥物，而被收載於歷代本草典籍中。

◎ 草藥：名始於宋代，當時主要是相對於國家藥局專賣的官藥。廣泛流行於民間，為民間醫生所慣用，且加工炮製尚欠規範的部分中藥。

◎ 天然藥物 (又稱天然產物)：泛指一切具有藥用價值可直接供藥用的植物、動物及礦物或這些天然產品的簡單加工品，也包括從天然產品中提取出的有效部位或成分。中藥主要來源於天然藥物，有著"天然藥物"的自然屬性，但天然藥物並不一定都是中藥 (部分天然藥物是製取西藥的原料，或作為其他醫學的藥物使用)。

◎ 民族藥：除漢族以外的兄弟民族，在該民族區域內使用的天然藥。各民族在長期的醫療實踐中，在吸收中醫藥理論和經驗的基礎上，不同程度地累積了醫藥方面的知識，形成了具有民族特色的醫藥理論體系，如藏藥、蒙藥、維藥、傣藥、苗藥、羌藥等。

◎ 中藥材：指可作中藥使用，但未經加工炮製的植物、動物和礦物的天然產物。

◎ 飲片：由中藥材製成的片狀、塊狀、絲狀或段節形狀的加工炮製品，由於飲片便於煎湯飲服而得名。

◎ 中成藥：以中藥材為原料，在中醫藥理論指導下，在中藥方劑的基礎上，按處方標準製成的一定劑型的現成中藥。《神農本草經》：藥有宜丸者，宜散者，是最早總結的中成藥的製劑理論。是中藥單方或複方使用的現成藥劑。

第四節　中藥藥理學的定義

◎ 以中醫藥基本理論為指導，運用現代科學方法，研究中藥和機體相互作用及作用規律的一門學科。

◎ 中藥藥效學：用現代科學的理論和方法，研究和闡明中藥藥理作用產生的機理和物質基礎。

◎ 中藥藥動學：研究中藥及其化學成分在體內的吸收、分佈、代謝和排泄過程及其特點。

第五節　中藥藥理學的任務

◎ 闡明中藥藥效產生的機理和活性物質。

◎ 與中藥臨床應用密切結合，提升中藥療效，促進中醫藥應用的發展。

◎ 促進中醫藥理論的進步：對中藥藥性理論、歸經理論，及中藥清熱解毒、攻裡通下、活血化瘀、扶正固本等作用，建立相關的現代科學概念。

◎ 參與中藥新藥的開發：以中藥製劑的有效性、安全性和質量可控性為基本條件，中藥藥理學承擔藥效學和毒理學研究任務，為臨床提供高效低毒的中藥新藥製劑，推展中藥藥理學自身的發展。

◎ 促進中西醫結合：中藥藥理學是中西醫結合的產物，中藥藥理學學科的發展，與中西醫結合學科的發展共進。

◎ 促進中醫藥的現代化和國際化。

第六節　中藥藥理學發展簡史

一、20-40 年代

◎ 陳克恢：

1. 對麻黃進行了化學成分和藥理作用的研究。

2. 發現麻黃的主要化學成分是生物鹼，如麻黃鹼。

3. 麻黃鹼具有擬腎上腺素作用。

◎ 相繼被研究的中藥：當歸、草烏、延胡索、防己、浙貝母、川貝母、黃花夾竹桃、三七、川芎等幾十味中藥。

◎ 起到開創性的作用。

◎ 從天然藥材中提取其化學成分，透過篩選研究確定其藥效和有效成分。

二、50-80 年代

◎ 中藥對呼吸系統、心血管系統、中樞神經系統作用，及抗感染和抗腫瘤作用研究取得顯著成就。

1. 丹參、川芎、冠心 II 號方活血化瘀作用研究。

2. 延胡索鎮痛鎮靜作用研究。

3. 桔梗及滿山紅祛痰鎮咳作用研究。

4. 清熱解毒藥抗菌抗病毒作用研究等。

◎ 發現和確定了許多中藥的有效成分。

1. 如小蘗鹼、苦參鹼、川芎嗪、丹參酮、青蒿素、葛根黃酮、麝香酮。

◎ 發現許多中藥除具有與功效主治相關的藥理作用之外，還具有一些新發現的藥理作用。

1. 枳實、青皮：含有辛福林 (synephrine) 成分，靜脈注射具有心血管活性，但口服易在腸道內破壞，因而中藥煎劑口服顯現不出此等作用。

2. 黃連、苦參：抗心律不整作用，

3. 雷公藤：免疫抑制作用。

三、90 年代

◎ 中藥藥理作用研究的思路：

1. 延續植物藥研究思路和方法。

2. 中藥複方的整體研究。

◎ 進一步明確中藥複方藥理作用多層次、多靶點的概念。

◎許多單味中藥藥理作用研究已深入到細胞、分子、基因水準。

◎中藥毒理作用研究有較大發展：

　1. 對雷公藤、關木通、朱砂等中藥的毒性問題，引起國內外學者的高度重視。

第七節　中藥藥性理論

◎中醫藥理論體系的重要組成部分。

◎對中藥作用性質和特徵的概括。

◎以人體為觀察對象，依據用藥後的機體反應歸納出來的。

◎幾千年來臨床用藥經驗的結晶。

◎主要包括四氣、五味、升降浮沉、歸經以及毒性。

一、中藥的四氣（四性）

◎指中藥寒、熱、溫、涼四種不同的藥性。

◎反映藥物影響人體陰陽盛衰、寒熱變化的作用趨向。

◎說明中藥作用性質的概念之一。

◎溫熱與寒涼屬於兩類不同的性質：溫次於熱，涼次於寒，即在共同性質中又有
　程度上的差異。

◎平性藥：寒熱偏性不明顯，實際上其藥性也有偏溫或偏涼的不同，其性平是相
　對而言的，仍未超過四性的範圍。

◎從藥物作用於機體所發生的反應概括出來的。

◎與所治疾病的寒熱性質相對應。

◎能減輕或消除熱證的藥物：

　1. 具有清熱、涼血、瀉火、清虛熱、滋陰等功效的藥物。

　2. 藥性屬於寒性或涼性。

◎能減輕或消除寒證的藥物：

　1. 具有祛寒、溫裡、助陽功效的藥物。

　2. 藥性屬於熱性或溫性。

二、中藥的五味

◎ 指藥物具有酸、苦、甘、辛、鹹五種不同的味道。

◎ 主要是根據人們用味覺器官辨別出來的，也有的是依據中藥功能和藥效確定的。

◎ 酸澀藥包括了酸鹹性完全對立的兩類藥：

  1. 呈酸性的物質為有機酸。

  2. 呈鹹性的物質主要是鞣質。

  3. 酸味藥和澀味藥的功能一致：即酸斂收澀。(化學成分、藥理作用間有一定的規律性)

◎ 五味的含義：

  1. 《內經》提到淡味，《曼子春秋》提到澀味。

  2. 為了能與五行學說相結合，前人將淡味視為甘味的餘味，而附於甘味；將澀味視為酸味的變味，而附於酸味。因此，一直習稱五味。

  3. 楊上善《黃帝內經 · 太素》注曰：五味各入其臟，甘味兩種，甘與淡也。

  4. 李時珍《本草綱目》：淡附於甘。

  5. 徐靈胎《神農本草經百種錄》：土本無味也，無味即為淡。淡者，五味之所從出，即土之正味也。五味中無澀，澀即酸之變味，澀味收斂，亦與酸同。

◎ 五味的性能：

  1. 辛：能散、能行。(揮發油)

  2. 甘：能補、能緩、能和。(葡萄糖)

  3. 苦：能泄、能燥。(生物鹼)

  4. 酸與澀：能收、能澀。(鞣質)

  5. 鹹：能軟、能下。(鹽吸水)

  6. 淡：能滲、能利。(水分)

◎ 辛味藥：

  1. 主入肝、脾、肺經。

  2. 主要含揮發油，其次為苷類、生物鹼等。

  3. 主要分佈於芳香化濕藥、開竅藥、溫裡藥、解表藥、祛風濕藥和理氣藥中。

4. 能行能散，具有健胃、化濕、開竅、行氣等功效。

5. 常用的 8 種芳香化濕藥均為辛味藥，包括厚朴、廣
   藿香、蒼朮、佩蘭、砂仁、白豆蔻、草豆蔻和草果，
   其共同的特點：

   (1) 都含有芳香性揮發油。

   (2) 健胃是芳香化濕藥的重要作用。

6. 常用的開竅藥，包括麝香、冰片、蘇合香、石菖蒲、
   樟腦、蟾酥等，其特色如下：

   (1) 均為辛味藥，除蟾酥外，主要含揮發油。

   (2) 具有辛香走竄之性。

   (3) 能使神志昏迷的病患甦醒。

   (4) 麝香、冰片具有擴張冠狀動脈、抗心肌缺血、抗心絞痛的作用。(此與中
       醫 "溫通開竅" 可治心痛的理論相符)

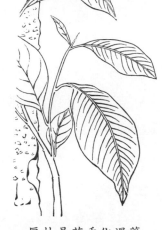

厚朴是芳香化濕藥
，屬辛味藥。

◎ 甘味藥：

1. 主入肝、脾、肺經。

2. 化學成分以醣類、蛋白質、氨基酸、苷類等機體代謝所需的營養成分為主。

3. 絕大多數的消食藥、補益藥和養心安神藥為甘味藥。

4. 在利水藥、止血藥和收澀藥中也佔有較大的比例。

5. 在芳香化濕藥、理氣藥、開竅藥中沒有甘味藥。

6. 補益藥能補五臟氣、血、陰、陽之不足，能補充營
   養、強壯人體，增強和調節機體免疫功能，提升抗
   病能力。

◎ 苦味藥：

1. 主入肝經。

2. 苦寒藥以含生物鹼和苷類成分為多，是苦寒藥
   "苦"、"寒" 的來源。

3. 常用的清熱燥濕藥和攻下藥多是苦味藥。

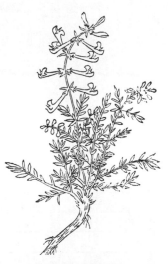

黃芩是清熱藥，
屬苦味藥。

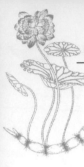
4. 清熱藥中的苦寒藥：

(1) 黃連、黃芩、黃柏、北豆根、苦參等均主要含生物鹼，皆具有抗菌、抗炎、解熱等作用。

(2) 梔子、知母等主要含苷類成分，具有抗菌、解熱、利膽等作用。

5. 苦寒瀉下藥大黃和番瀉葉均因含番瀉苷，具有瀉下、抗菌和止血作用。

◎ 酸味藥：

1. 主入肝、脾、肺經。

2. 酸澀藥也含有大量的鞣質。

(1) 五倍子含鞣質 50-70%。

(2) 訶子含鞣質 20-50%。

(3) 石榴皮含鞣質 10.4-21.3%。

3. 鞣質：

(1) 具有止瀉、止血、治療燒傷、促進胃潰瘍癒合等作用。(含鞣質多的澀味藥紫珠、棕櫚炭、側柏葉、地榆等均具有較好的止血作用)

(2) 當鞣質與燒傷表面、局部出血組織、胃潰瘍面等部位接觸後，能與組織蛋白質結合生成不溶於水的化合物 (鞣酸蛋白)，沈澱或凝固於組織表面形成緻密的保護層，有助於局部創面止血、修復癒合及免受刺激。

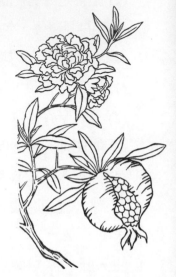
安石榴是石榴皮
的原植物。

自然界和人體的五行歸類

自 然 界		五行	人體			
五味	五色		五臟	五官	形體	情志
酸	青	木	肝	目	筋	怒
苦	赤	火	心	舌	脈	喜
甘	黃	土	脾	口	肉	思
辛	白	金	肺	鼻	皮毛	悲
鹹	黑	水	腎	耳	骨	恐

◎鹹味藥：

1. 主要分佈在化痰藥和溫腎壯陽藥。

2. 多爲礦物類和動物類藥材。

3. 主入肝、腎經。

4. 主要含有碘、鈉、鉀、鈣、鎂等無機鹽成分。

5. 化痰藥中的鹹味藥，包括海藻、昆布、海蛤殼、海浮石、瓦楞子、礞石等，其特色如下：

    (1) 具有化痰、軟堅的功效。

    (2) 昆布、海藻內服可治療癭瘤 (單純性甲狀腺腫)。

6. 53 種溫腎壯陽藥中有鹹味藥 19 種，多爲動物藥，如鹿茸、海馬、蛤蚧、紫河車等。

7. 鹹味與溫熱性相合，具有補腎溫陽的功效。

三、中藥的升降浮沉

◎藥物性能在人體內呈現的一種走向和趨勢。

1. 向上向外的作用稱爲升浮。

2. 向下向內的作用稱爲沈降。

◎升浮藥具有升陽、舉陷、解表、袪風、散寒、開竅、催吐、溫裡等功效。

◎沈降藥則具有潛陽、降逆、止咳、平喘、收斂、固澀、清熱、瀉火、滲濕、通下等功效。

◎可參與和糾正失調的臟腑功能，或因勢利導，助邪外出，治療疾病。

◎中藥升降浮沉理論的現代研究：

1. 主要是結合藥物的藥理作用進行分析和觀察。

2. 如補中益氣湯治療子宮脫垂有效，

    (1) 動物實驗顯示，能選擇性地提升兔、犬在體或離體子宮平滑肌的張力。

    (2) 有升麻、柴胡的製劑作用明顯，如去掉升麻、柴胡後可見作用減弱且不持久，單用升麻、柴胡則無作用。

    (3) 但也有實驗表明單味升麻或柴胡都可提升兔離體子宮的張力，兩者伍用還

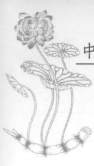

有明顯的協同作用。

(4) 興奮子宮平滑肌是升麻、柴胡升陽舉陷功效的藥理學基礎之一。

四、中藥的歸經理論

◎歸：指藥物作用的歸屬，即指藥物的作用部位。

◎經：指經絡及其所屬臟腑。

◎歸經：藥物作用選擇性地歸屬於一定的臟腑經絡。

◎中醫學認為每種病證都是臟腑或經絡發病的表現，因而某藥能治療某些臟腑經絡的病證，就歸入某經。

1. 壯陽中藥：入腎經，符合"腎病用腎藥"的藥性理論。

2. 桔梗、款冬花能治療咳嗽、氣喘的肺經病，歸肺經。

3. 天麻、全蠍、羚羊角能治療手足抽搐的肝經病，歸肝經。

4. 黃連可瀉心火、除心煩，歸心經。

5. 黃芩偏於瀉肺火、清肺熱，歸肺經。

6. 大黃能瀉下，可治療實熱、便秘，歸大腸經。

◎中藥的歸經：

1. 是從功效和觀察藥物的療效後總結出來的。

2. 是藥物的作用部位或藥物效應的定向、定位。

3. 是藥物功效與藥理作用部位的綜合。

◎有的中藥有歸入兩經或數經的情形，這種中藥的治療作用範圍較大。

◎歸經與藥理作用的關係：

1. 對 429 種常用中藥的藥理作用與歸經進行分析，兩者之間存在著明顯的規律性關係。

(1) 如具有抗驚厥作用的鉤藤、天麻、羚羊角、地龍、牛黃、全蠍、蜈蚣等22 種中藥均入肝經，與中醫理論認為"肝主筋"、"諸風掉眩，皆屬於肝"相吻合。

(2) 具有瀉下作用的大黃、芒硝、番瀉葉、蘆薈、火麻仁、郁李仁、牽牛子等18 種中藥入大腸經，符合於大腸是傳導之腑的中醫理論。

(3) 具有止血作用的仙鶴草、白及、大薊等 21 種中藥入肝經，符合"肝藏血"
的中醫理論。

(4) 入肺經，符合"肺主呼吸"、"肺為貯痰之器"的中醫理論。

　a. 有止咳作用的杏仁、百部、貝母等 18 種中藥。

　b. 有祛痰作用的桔梗、前胡、遠志等 23 種中藥。

　c. 有平喘作用的麻黃、地龍、款冬花等 13 種中藥。

五、中藥毒性的現代認識

◎ 中藥的有毒、無毒也是藥性的組成部分。

◎ 中藥的"毒"是古人最早認識的藥物特性 (偏性)。

◎ 毒性是中藥最基本的性能之一，是一種偏性，以偏糾偏也就是藥物治療疾病的
基本原則，用之得當可發揮治療作用，用之不當則對機體可產生損害，即現代
醫學所稱的"不良反應"。

◎ 許多本草書籍均在有毒藥物性味之下標注出"大毒"、"小毒"。

◎ 中藥不良反應表現有以下幾種類型：

1. 急性毒性反應

2. 長期毒性反應

3. 過敏反應

4. 致畸胎、致突變及致癌作用

(一) 急性毒性反應

1. 對中樞神經系統的毒性反應：

(1) 常見的中毒症狀為唇舌和肢體發麻、頭痛、眩暈、煩躁不安、意識模糊、
抽搐、驚厥、昏迷、瞳孔縮小或放大、牙關緊閉，甚至死亡。

(2) 此類藥物包括馬錢子、川烏、草烏、附子、雪上一枝蒿、細辛、生天南星、
黃藥子、苦豆子等。

(3) 馬錢子主要含有番木鱉鹼 (strychnine)，毒性大，成年人服 5-10 mg 即可發
生中毒現象，30 mg 可致死亡。

2. 對心血管系統的毒性反應：

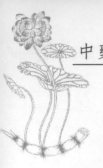

(1) 常見的中毒症狀有心悸、胸悶、心律不整、血壓升高或降低、循環衰竭，甚至死亡。

(2) 含烏頭鹼類的藥物如川烏、草烏、附子、雪上一枝蒿等。

(3) 含強心苷的藥物如蟾酥、羅布麻葉、萬年青、黃花夾竹桃、北五加皮等。

3. 對呼吸系統的毒性反應：

(1) 常見的中毒症狀有呼吸困難、咳嗽咳血、急性肺水腫、呼吸肌麻痺、呼吸衰竭，甚至窒息死亡。

(2) 此類藥物包括苦杏仁、桃仁、李子仁、枇杷仁、白果、商陸等。

(3) 苦杏仁、桃仁、李子仁、枇杷仁、白果等含有氰苷、氰氫酸，氰苷可水解生成氫氰酸。

> 氫氰酸能抑制細胞色素氧化酶，使細胞氧化反應停止，引起組織窒息。

(4) 商陸嚴重中毒時，可致中樞神經及呼吸中樞麻痺。但商陸經過加工處理 (煎煮、蜜製、乙醇浸取等) 後，毒性可大大降低。

4. 對消化系統的毒性反應：

(1) 常見的毒性症狀有噁心、嘔吐、食慾不振、腹痛、腹脹、腹瀉、消化道出血、黃疸、肝腫大、肝炎、肝細胞壞死等。

(2) 寒涼性的中藥大劑量口服後常有胃腸道刺激作用。

(3) 黃芩、芒硝、柴胡、茵陳等可引起胃部不適。

(4) 黃連、苦參、青蒿、秦艽 (ㄑㄧㄡ ˊ)、茵陳等可引起噁心。

(5) 鴉膽子、苦參、青蒿、生大黃等可引起嘔吐。

(6) 生大黃、生地黃、番瀉葉、芫花、常山等可引起腹痛。

(7) 巴豆、黃芩、黃連、苦參、生地黃、常山、北豆根等可引起腹瀉。

(8) 蒼耳子、黃藥子、川楝子、雷公藤，及獨活中所含花椒毒素 (xanthotoxin)、青黛中所含靛玉紅 (indirubin) 等可引起肝臟損害。

5. 對泌尿系統的毒性反應：

(1) 常見的毒性症狀有腰痛、浮腫、尿頻、尿少、尿閉、尿毒症、腎功能衰竭等。

(2) 對腎臟有毒性的中藥有斑蝥、木通、馬兜鈴、粉防己、延胡索及鉤藤中所含的鉤藤鹼等。

(3) 如斑蝥是治療癌腫、頑癬的藥物，其所含斑蝥素對人和動物的腎臟有很強的毒性，還可引起肝臟和心臟的毒性。人口服斑蝥素 30mg 可致死亡。

(4) 木通 (關木通)、馬兜鈴、廣防己、青木香等含有的馬兜鈴酸在人體內有蓄積性，對腎臟的損害存在劑量－毒性倚賴關係，主要特徵是引起腎小管壞死。

(5) 目前臺灣中藥市場上的木通及防己藥材，則以川木通及粉防己藥材爲主，它們皆不含馬兜鈴酸，而關木通及廣防己則因毒性被禁用。

6. 對造血系統的毒性反應：

(1) 常見的毒性症狀有白細胞減少、粒細胞缺乏，溶血性貧血、紫癜、再生障礙性貧血，甚至死亡等。

(2) 此類藥物包括洋金花、芫花、斑蝥、野狼毒、雷公藤等。

(二) 長期毒性反應

1. 長期服用或重複多次服用中藥或中成藥所引起的毒性反應稱爲慢性毒性或長期毒性。

2. 古代醫家對中藥的慢性毒性反應早有認識和記載。

(1)《名醫別錄》：草蔭、射干、芫花 "久服令人虛"，淫羊霍 "久服令人無子"，礬石 "久服傷人骨"。

(2)《神農本草經》："下藥多毒，不可久服"的告誡。

3. 中藥長期毒性損傷的 "靶器官" 中，以肝、腎、胃腸的發生率最高，其次是心肌、骨髓、肺、中樞神經、內分泌腺體。

4. 這些藥物中有些爲常用中藥，如天花粉、青黛、青蒿、虎杖、魚腥草、山豆根、半夏、大黃、川木通、獨活、秦艽、防己、莪朮、延胡索等。

(三) 過敏反應

1. 過敏體質的病患對某些具有免疫原性的中藥容易發生過敏反應。

2. 輕者表現為疹病、蕁麻疹、紅斑、皮膚黏膜水泡及發熱，嚴重者出現剝脫性皮炎、過敏性休克等。

3. 有150餘種中藥口服後可能引起過敏反應，如僵蠶、蜈蚣、全蠍、蟬蛻、斑蝥、土鱉蟲、野狼毒、鴉膽子、天花粉、黃藥子等。

(四) 致畸胎、致突變及致癌作用

1. 有些中藥能干擾胚胎的正常發育引起畸胎。

2. 有些中藥可引起細胞突變和癌變。

3. 雷公藤、檳榔、款冬花、千里光、石菖蒲、廣防己、關木通、馬兜鈴、細辛、土荊芥、雄黃、砒霜、土貝母、野百合等均有致突變作用或致癌作用。

4. 雷公藤為免疫抑制中藥，廣泛用於類風濕性關節炎、慢性腎炎、紅斑性狼瘡等自身免疫性疾病的治療。

5. 在治療中觀察到雷公藤對人體外周淋巴細胞染色體有損傷作用，長期接觸可使細胞染色體畸變。

6. 雷公藤也可使小鼠細胞染色體畸變。

7. 檳榔產地的居民多有嚼食檳榔的習慣，其口腔癌、食管癌及胃癌的高發生率可能與此習慣有關。

8. 檳榔和大腹皮均含有檳榔鹼，水解後成為水解檳榔鹼，對大鼠、田鼠和小鼠均有致癌作用。

9. 款冬花含類似克氏千里光鹼，以含款冬花花粉的飼料飼餵大鼠，可引起肝血管內皮瘤。

10. 千里光含千里光鹼，也可誘發大鼠產生肝癌。

11. 廣防己、青木香、馬兜鈴、關木通：

    (1) 含馬兜鈴酸：

      a. 此成分具有抗癌和抗感染作用。

      b. 是一種致突變劑，能引起染色體損害，對囓齒類動物有較強的致癌作用。

12. 雄黃、砒霜及枯痔散、紫金丹 (錠)、牛黃解毒丸 (片)、牛黃清心片、牛黃鎮驚丸、安宮牛黃丸：

(1) 均含有砷的化合物：

 a. 這類化合物具有致突變和致癌作用。

 b. 砷可誘發皮膚癌、支氣管癌和肝癌。

13. 土貝母和野百合具有抗癌和致癌的雙重作用。

第八節　影響中藥藥理作用的因素

◎藥物因素：藥物的基原、產地、採收季節、貯藏、炮製、劑型、製劑、劑量及給藥途徑。

◎機體因素：年齡、性別、精神狀態、生理狀態、病理狀態、遺傳狀態。

◎環境因素：氣候、時辰、地區、生活條件。

道地藥材：又稱地道藥材，是指歷史悠久、產地適宜、品種優良、產量豐富、炮製考究、療效突出、帶有地域特點的藥材。

＊四川——黃連、川芎、附子

＊江蘇——薄荷、蒼朮

＊廣東——砂仁

＊東北——人參、細辛、五味子

＊河南——四大懷藥 (地黃、牛膝、菊花、山藥)

＊山東——阿膠

第九節　中藥配伍

◎是中醫用藥的主要形式，即按病情的需要和藥物性能，選擇兩種以上藥物配合應用，以達到增強藥物的療效，調節藥物的偏性，減低毒性或副作用。

◎配伍得當，就能增強療效，降低毒性。

◎配伍不當，則降低療效，甚至產生不良作用。

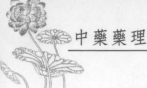

一、中藥七情

◎ 七情包括單行、相須、相使、相畏、相殺、相惡、相反。

◎ 李時珍：

> 獨行 (單行) 者不用相輔也，
>
> 相須者同類不可離也，相使者我之佐使也，
>
> 相畏者受彼之制也，相殺者制彼之毒也，
>
> 相惡者奪我之能也，相反者兩不相合也。

(一) 單行：

1. 單用一種藥物，不需要其它藥物輔助。
2. 獨參湯：單用一味人參補氣固脫，治療大失血所引起的元氣虛脫的危重症。
3. 清金散：單用一味黃芩清肺熱，治療肺熱出血的病症。

(二) 相須：

1. 兩種功效相似的藥物合用，能取得協同作用而互相促進療效。如石膏配知母、大黃配芒硝、全蠍與蜈蚣同用。
2. 清熱瀉火的石膏、知母均能退熱，石膏退熱快，但作用弱而短暫，知母退熱緩，但作用強而持久，兩者合用，退熱快且作用強而持久。
3. 解表藥中，麻黃與桂枝配合，能明顯增強發汗解表，祛風散寒的作用。

(三) 相使：

1. 兩種不同功效的藥物合用，一藥為主，一藥為輔，輔藥能增強主藥的療效。如黃耆配茯苓、石膏配牛膝。
2. 補氣的黃耆與祛濕的茯苓合用，能相互增強補氣利水的功能。

(四) 相畏：

1. 是一種藥物制約另一種藥的性能或抑制另一種藥物的毒性或烈性。
2. 如截瘧七寶散中，常山有抗瘧作用，但有較嚴重的噁心、嘔吐等消化道反應，散劑中伍用檳榔，不影響常山的抗瘧作用，卻可使嘔吐反應減少 3-4 倍，說明截瘧七寶散中，常山透過檳榔的相畏，抑制了嘔吐反應。
3. 如含有附子的四逆湯的毒性僅為單用附子毒性的 1/4。

(五) 相殺:

1. 一種藥物能減輕或消除另一種藥物的毒性或副作用。如綠豆殺巴豆毒、防風殺砒霜毒。

2. 生薑能減輕或消除生半夏和生南星的毒性或副作用,所以說生薑殺生半夏和生南星的毒。

3. 相畏是有毒藥相對於解毒藥而言的,相殺則是解毒藥相對於被解毒藥而言的。

4. 相畏是毒性受制的一方,相殺為制約毒性的一方。

(六) 相惡:

1. 一種藥物的功效能被另一種藥物削弱或破壞,或兩者的功效均降低或喪失。

2. 在白虎加人參湯中,知母、人參都有降血糖作用,但兩藥合用卻使降血糖作用減弱甚至消失。

3. 人參惡萊菔子,因萊菔子能消弱人參的補氣作用。

(七) 相反:

1. 兩種藥物合用後,可產生毒性反應或副作用。

2. 如甘草反芫花,實驗證明,甘草與芫花合用 LD_{50} 減小,毒性增大。

七情配伍總結

相須——協同——增效——提倡使用

相使——協同——增效——提倡使用

相畏——拮抗——減毒——因毒制宜

相殺——拮抗——減毒——因毒制宜

相惡——拮抗——減效——配伍禁忌

相反——協同——增毒——配伍禁忌

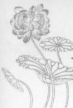

二、十八反

◎十八反所指為七情中的相反。

◎歌訣：

> 本草明言十八反，半蔞貝薟芨攻烏；
>
> 藻戟芫遂俱戰草，諸參辛芍叛藜蘆。

◎歌訣意義：

川烏、草烏反半夏、括蔞、川貝、浙貝、白薟、白芨。

甘草反海藻、大戟、甘遂、芫花。

藜蘆反人參、黨參、南沙參、丹參、苦參、玄參、細辛、白芍、赤芍。

三、十九畏

◎十九畏所指非七情中之相畏，應指相惡而言。

◎歌訣：

> 硫黃原是火中精，朴硝一見便相爭；
>
> 水銀莫與砒霜見，狼毒最怕密陀僧；
>
> 巴豆性烈最為上，偏與牽牛不順情；
>
> 丁香莫與鬱金見，牙硝難合荊三棱；
>
> 川烏草烏不順犀，人參最怕五靈脂；
>
> 官桂善能調冷氣，若逢石脂便相欺；
>
> 大凡修合置順逆，炮爁炙煿莫相依。

◎歌訣意義：

硫黃畏朴硝(芒硝)。

水銀畏信石(砒霜)。

狼毒畏密陀僧。

巴豆畏牽牛子(黑、白丑)。

丁香畏鬱金(川、廣鬱金)。

牙硝畏三棱。

川烏、草烏畏犀角。

人參畏五靈脂。

桂枝、官桂、肉桂畏赤石脂、白石脂。

> 炮：將藥物放鍋內急炒至爆裂呈焦黃色爲度。
>
> 燀（音灒）：亦稱"燀"，即將藥物放入水內加熱，使之微開爲度。
>
> 炙：藥材與液體輔料拌炒，使輔料滲入藥材之內。
>
> 焙：用火烘乾。

第十節　中藥藥理作用的特點

一、中藥作用的兩重性

◎ 中藥對機體既可產生治療作用又可產生不良反應。

◎ 在疾病的治療原則上，特別強調既要治病求本，又要標本同治，即所謂"急則治其標，緩則治其本"。

1. 如清熱藥治療感染性疾病，既能透過解熱、鎮痛等作用緩解發熱、頭痛等症狀，產生對症治療，又能透過抗菌、抗病毒等作用產生對因治療。

◎ 中藥之有毒無毒、十八反、十九畏、禁忌等，強調中藥的不良反應和毒性。

◎ 某些中藥的毒性嚴重影響其臨床應用：

1. 如朱砂長期應用引起慢性汞中毒，雷公藤長期應用引起生殖系統損傷。

二、中藥作用的差異性

◎ 表現在種屬差異和個體差異。

◎ 中藥藥理學是透過研究中藥對動物（正常動物和病理模型動物）的作用，來闡明中藥藥理作用的機理和物質基礎。

1. 一致性：如動物實驗發現黃連有抗心律不整作用，臨床用於治療心律不整也有效。丹參對人和動物抗血栓作用一致等。

2. 差異性：如人口服茯苓煎劑可出現利尿作用，但家兔和大鼠灌胃均未發現有

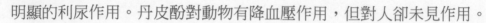

明顯的利尿作用。丹皮酚對動物有降血壓作用，但對人卻未見作用。

◎動物實驗結果尚不能完全顯示中藥對人的作用。

三、中藥作用的量效關係

◎中藥有效成分作用的量效關係比較明確。

1. 附子強心作用有效成分去甲烏頭鹼，對離體蟾蜍心臟有強心作用，濃度在 1×10^{-8}-5×10^{-6} g/mL 範圍內，心肌收縮力增加達 22-98%。

2. 小蘗鹼在 0.1-300 μmol/mL 範圍內，可劑量倚賴性地降低兔竇房結動作電位 4 相去極化速率，降低慢反應細胞的自律性。

四、中藥作用的時效關係

◎中藥有效成分，可透過藥代動力學的研究，顯示其時效關係 (時量關係)。

◎但中藥煎劑口服給藥作用的潛伏期、峰效時間及生物半衰期等是經常困擾的問題。

五、中藥作用的雙向性

◎同一中藥可產生相反的藥理作用。

◎中藥作用的雙向性，與所用劑量大小或所含不同化學成分有關，可出現小劑量興奮、大劑量抑制，或大劑量興奮、小劑量抑制的現象。

◎人參對中樞神經系統既有興奮作用又有抑制作用，既有升血壓作用又有降血壓作用。

1. 人參小劑量興奮中樞，大劑量抑制中樞。

2. 人參皂苷 Rg 類興奮中樞，人參皂苷 Rb 類抑制中樞。

◎當機體處於不同生理或病理狀態下，人參表現出不同的作用，起到調整平衡作用。

六、中藥藥理作用與中藥功效

◎一致性。

1. 解表藥：抗病原微生物、抗炎、解熱、鎮痛，及提升機體免疫功能等作用。

2. 祛風濕藥：鎮痛、抗炎作用。

3. 瀉下藥：促進排便作用。

4. 溫裡藥：強心擴血管作用。

◎ 差異性。

1. 如大多數辛溫解表藥具有較強的發汗作用，但除麻黃、桂枝、生薑等被證實具有促進汗腺分泌或擴張血管促進發汗之外，其他解表藥則尚未被證明有促進汗腺分泌作用。

2. 苦參具有利尿功效，但未見與之有關的藥理作用報導。

◎ 現代研究新發現某些與傳統功效無明顯關係的藥理作用。

1. 葛根擴張血管、改善心肌血氧供應，及改善腦循環等心腦血管作用，古籍中未有明確的相關記載。

2. 五味子具肝臟保護之藥理作用，也未見中醫典籍記述。

第十一節　中藥藥理研究的主要成就

◎ 單味中藥研究

1. 收入中華本草的中藥共 8980 種，其中不同程度載有藥理作用的有一千餘種，其中研究較深入的有近百種。

2. 單味中藥藥理研究的基本思路：

(1) 在功能、主治等中醫藥理論驗證或發現其藥理作用。

(2) 深入研究其機理。

(3) 分離其有效成分。

(4) 超越歷代本草記載，發現新的功能，因而拓寬臨床應用。

3. 表 1(請參閱本書第 31 頁) 為研究較為深入，且其研究結果基本上能闡明該中藥主要功效的常用藥，計 103 種。

一、人參

◎ 為多年生草本植物，其主根肥大，年深日久，根如人形，故名人參。

◎ 每年有大量論文發表，論文數量之多，位居中藥榜首。

◎ 最有價值的發現：人參對核酸代謝和蛋白質代謝的影響。

1. 人參對蛋白質、醣類和脂肪代謝都有深刻影響，而蛋白質是生命活動的基礎，各種器官的正常生理活動與其有關。

2. 已對肝臟、腎臟、骨髓、脾臟、睪丸、腎上腺、胸腺、腸道上皮細胞等多種臟器進行過研究，結果表明人參對核酸合成和蛋白質合成都有明顯促進作用，主要由於人參皂苷激活細胞核內的 RNA 聚合酶 (RNA polymerases)，是人參刺激 RNA 和蛋白質合成的始動機制，隨即導致 mRNA 和 rRNA 的升高，並轉移到細胞質內，引起細胞質內核糖體和多聚核糖體合成增加，最終導致蛋白質合成增加。

3. 對細胞分裂活躍的器官組織，如骨髓、睪丸、腎上腺、胸腺和脾臟等組織細胞的 DNA 合成，人參也有促進作用。

◎ 人參影響人體五臟器官的架構和功能。可認為是：

1. 大補元氣的主要表現。

2. 主補五臟的重要物質基礎。

3. 抗衰老。

4. 使腦功能、性功能、免疫功能得到維持的基本生理機制。

人 參

◎ 人參莖葉和人參果的研究發現：

1. 同人參具有某些相似的藥理作用，如抗疲勞、抗利尿、保肝、增強免疫和增強腎上腺皮質功能等。

2. 莖葉中所含皂苷量甚至超過根，但不能因此認為莖葉優於根，因其中單體皂苷的組成不同，以 Rb_1 為例，人參根為莖葉中含量的 5 倍。

(1) Rb_1 對 RNA 聚合酶的激活作用明顯，而人參中其他單體皂苷如 Rg_1 作用不明顯，Rc 反而抑制。

(2) 人參莖葉總苷並不能促進幼年雌小鼠動情期出現，而人參根總苷則能，說明前者並無促性激素樣作用而與後者不同。

二、麻黃

◎為麻黃科草本植物麻黃的草質莖，因其莖枝呈黃綠色，觸之粗
　糙，麻者表面不光滑也，故名麻黃。

◎協和醫學院於化學和藥理研究中，從麻黃中分離出麻黃鹼，並
　發表一系列有關其擬交感神經作用的論文。

◎麻黃鹼：

1. 早已被國際社會接受為一個常用的現代藥物。

2. 在治療支氣管哮喘和防治腰麻等所引起的低血壓等方面發
　揮了重要作用。

3. 我國本草對世界醫學的一大貢獻，也驗證了 "麻黃開肺" 的中藥藥性理論。

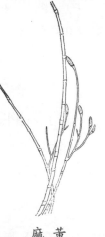

麻　黃

三、黃連

◎為毛茛科植物黃連或同屬植物的地下根莖，其根莖色金
　黃而多瘤節，狀似連珠，故名黃連。

◎為清熱解毒中藥的代表。

◎對金黃色葡萄球菌、鏈球菌、痢疾桿菌、大腸桿菌、腸
　道沙門氏菌等多種致病菌具有廣效抗菌作用。

◎有效成分小藥鹼：

1. 現已人工合成，為治療胃腸道感染的常用藥物。

2. 具有明顯的抗心律不整作用。

3. 但屬季銨類化合物，口服腸道吸收不完全，難以達到有效血濃度。

黃　連

四、喜樹

◎又稱旱蓮，學名為 *Camptotheca acuminata* Decne.，屬於喜樹科 (Nyssaceae) 植物，
　以全株入藥。多生於田野或濕地，其子房膨大如蓮房，故名旱蓮。

◎60 年代發現抗癌活性成分喜樹鹼 (camptothecin, CPT)，但後來發現此成分具有

出血性膀胱炎等毒副反應。

◎ 60 年代末，胥彬等人發現 10- 羥基喜樹鹼 (hydroxycamptothecin, HCPT)：

1. 抗癌活性高而毒性低。

2. 經過系統的藥理、毒理和代謝研究後推薦臨床應用。

3. 對多種惡性腫瘤有效，目前除了應用於消化道腫瘤、肺癌、生殖系統腫瘤外，對白血病等其他腫瘤也有良好治療作用。

◎ 1995-1997 年美國 FDA 批准了 HCPT 的二種同型物抗癌新藥 CPT-11 和 topotecan (TPT)。

1. HCPT 屬 DNA 拓撲酶 I (topomerase I) 抑制劑，對 DNA 拓撲異構酶作用有選擇性，使 DNA 單鏈斷裂，干擾 DNA 鏈的複製，使癌細胞死亡。

2. 在對肝癌細胞作用的研究中，還證明 HCPT 能選擇性抑制甲胎蛋白的升高，而不影響白蛋白的分泌。證明它對癌細胞作用有較好的選擇性。

五、葛根

◎ 為常用中藥，傷寒論記載用於治療 "太陽病項背強几几"。

◎ 雷海鵬等人用葛根治療伴有頸項強痛的高血壓病患獲得明顯療效。

◎ 從葛根分離得數十種化合物，大部分屬黃酮類，葛根素 (puerarin) 為其代表性的主要有效成分。

◎ 總黃酮和葛根素均能引起血壓下降，冠狀動脈擴張，促進心肌缺血時的側支循環和改善心肌血流的分佈，可降低心肌氧消耗，保持心肌氧的供求平衡，減少心肌缺血時乳酸產生和磷酸肌酸激酶釋放，明顯保護心肌缺血再灌流所致心肌損傷，並能改善微循環，明顯增加腦血流量。

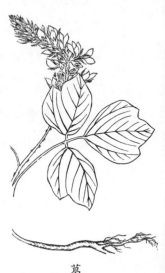

葛

◎ 葛根素能緩解心絞痛，縮小心肌梗塞範圍，對突發性耳聾和視網膜動脈栓塞等有顯著冶療作用。

六、青蒿

◎為一年生蒿類植物，其葉面及葉背具青，與其他葉背呈白色之蒿不同，故名青蒿。

◎"截瘧"歷代本草均有記載，但其煎劑療效不佳。

◎70 年代，從青蒿中發現抗瘧有效成分青蒿素。

◎體內試驗證明，青蒿素對瘧原蟲紅細胞內期有直接殺滅作用；但對紅細胞外期和前期無影響。

1. 抗瘧機理：主要是影響瘧原蟲的膜架構，首先作用於食物泡膜、表膜和線粒體膜，其次是核膜和內質網。

2. 化學架構屬倍半萜內酯，過氧基是抗瘧作用的必要基團。

3. 與已知抗瘧藥完全不同的新型架構，加上其突出的抗瘧療效，使其成為抗瘧藥物研究史上另一個重大突破，推翻了過去認為抗瘧藥物的架構必須要有一個氮雜環的論斷。

七、知母

◎為多年生百合科草本植物知母的根莖。其母根旁側，附生子根，形如蚳（ㄔˊ）虫，故名蚳母，後將蚳訛為知，因而名為知母。

◎為常用清熱瀉火藥，兼有滋陰功效。

◎知母或其主要有效成分菝葜皂苷元 (sarsasapogenin, SAR) 對細胞膜上的 Na^+,K^+-ATP 酶的抑制作用。

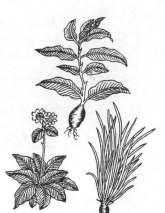

知 母

1. Na^+,K^+-ATP 酶：

(1) 在機體熱生成中具有重要地位。

(2) 人體的一切神經肌肉興奮都反映為細胞膜的去極化，Na^+,K^+-ATP 酶是引起膜去極化所必須的離子幫浦，故又稱鈉幫浦，其活動需要耗能。

(3) 哺乳動物在靜息狀態下約有一半能量用於驅動鈉幫浦，最終都轉化為熱能。故抑制鈉幫浦即抑制動物體內的產熱。

(4) 人體心肌細胞的 Na^+,K^+-ATP 酶若被抑制，則胞內鈣離子濃度會增加，促使心肌收縮力增加，此為毛地黃強心原理。

◎根據陰虛、陽虛症候的不同病患血中 cAMP 和 cGMP 的變化發現，陰虛者常表現為 cAMP 含量升高，而陽虛者則 cGMP 佔優勢。

1. SAR 對 M 受體 -cGMP 系統有明顯的上調作用，並降低 β 受體 -cAMP 系統的作用。

2. 調控作用機制：非在於同受體有特異性的激動或阻斷作用，而是能使 β 受體蛋白分子合成速率減慢，並促進 M 受體的生物合成，這是知母清熱滋陰瀉火的重要機理。

◎SAR 對腦中 M 受體有上調作用，加速腦內 M 受體的生物合成，而腦乙醯膽鹼系統是人體維持健全記憶功能的重要基礎，痴呆患者常有該系統功能的嚴重減退。

◎知母及 SAR 治療痴呆的研究已獲得一定進展。

八、青黛和靛玉紅

◎60 年代發現當歸蘆薈丸治療慢性粒細胞性白血病有明顯療效，經多種拆方研究證明，青黛單用即對動物腫瘤有效，臨床研究也證明單味青黛對慢性粒細胞白血病有肯定療效。

◎從青黛中又提得其有效成分靛玉紅 (indirubin)：

1. 在動物實驗和臨床研究中都顯示明顯療效。

2. 不是殺細胞藥物，無骨髓抑制現象。

3. 可縮短粒細胞成熟時間。

4. 不同於一般化療藥物治療原理的一類藥物。

九、丹參

◎為唇形科植物丹參的根。因其根外皮呈紅色，形略似人參，故名丹參。

◎具有良好的抗冠心病作用。

◎有效成分主要是丹參素 (β-3,4 二羥基苯基乳酸 , danshensu) 及丹參酮 II_A，後者水溶性差，製成丹參酮 II_A 磺酸鈉供實驗和臨床使用。

◎ 能使正常的、高脂血症及動脈硬化動物的冠脈動脈擴張，冠脈流量增加。

◎ 丹參素和丹參酮 II_A 磺酸鈉都能改善心肌梗死實驗動物的心臟功能，縮小梗死範圍。作用機理：開放冠狀動脈側支循環，增加缺血區的血液灌注。

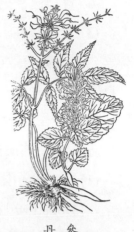

丹參

◎ 對家兔急性心肌缺血再灌注損傷心肌有良好保護作用。

◎ 丹參素能抑制血小板聚集，提升血小板內 cAMP 含量，降低血栓素 (TXA_2) 的合成。

◎ 丹參並能改善血液流變學特性，降低血 黏度，改善微循環。

◎ 丹參具抗肝纖維化作用：

1. 實驗性肝纖維化動物經丹參治療後，其肝纖維化程度較對照組明顯減輕，且肝臟膠原蛋白含量也明顯低於對照組，尿羥脯氨酸排泄量則明顯高於對照組，表明丹參可促進膠原纖維降解。

2. 主要有效成分：丹酚酸 (salvianolic acid, SA)

   (1) 從丹參中分離得的一種水溶性成分。

   (2) 抗氧化活性比維生素 E 作用強近千倍。

   (3) 對大鼠慢性肝損傷、肝纖維化有良好防治效果。

十、延胡索

◎ 為罌粟科植物延胡索的塊莖，因產於北方，始由東胡人索選入藥，故名玄胡索。玄指北方，索謂選擇，胡則指北方奚國東胡族人。後因避唐玄宗諱而改稱延胡索。

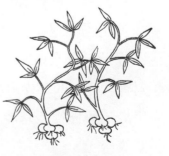

延胡索

◎ 首先發現延胡索粉給小鼠灌胃出現明顯鎮痛作用，其效價約為阿片的 1/10。

1. 其有效成分：生物鹼，總鹼、延胡索甲素、延胡索乙素、延胡索丑素均有鎮痛作用。

2. 以延胡索乙素最強，其架構為四氫巴馬汀 (THP)。

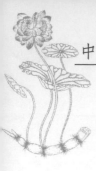

(1) 其作用尖峰在半小時內出現。

(2) 對痙攣性或非痙攣性疼痛患者，乙素 100 mg 的鎮痛療效均較複方阿司匹林爲優，對鈍痛的效果優於銳痛。

(3) 無成癮性，也未發現明顯的耐藥性。

◎ 延胡索及其有效成分 THP 在鎮痛作用的同時具有鎮靜、安定作用。

◎ THP 的中樞作用機理：

1. 主要作用於腦內多巴胺 (DA) 受體。

2. 左旋體和右旋體作用不同：

(1) L-THP 可阻滯 DA 受體，是一個新型的 DA 受體阻滯劑。

(2) D-THP 是腦內 DA 排空劑，可促使突觸囊泡內的 DA 排空到胞漿內，在胞漿內被單胺氧化酶破壞。

(3) 鎮痛和安定作用均與此有關。

十一、大黃

◎ 爲蓼科植物掌葉大黃、唐古特大黃或藥用大黃的乾燥根及根莖。因其根莖肥大且呈黃色，故名大黃。

◎ 是重要瀉下藥，在本草經已有記載。

◎ 有效要成分爲蒽苷，以番瀉苷作用最強。致瀉作用部位在大腸。

◎ 蒽苷在大腸內被細菌水解出苷元大黃酸蒽酮等，後者有膽鹼樣作用：

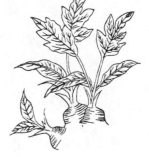

大　黃

1. 可興奮平滑肌上的 M 受體，使腸蠕動增加。

2. 抑制腸細胞膜上的 Na^+,K^+-ATP 酶，阻礙 Na^+ 轉運吸收，使腸內滲透壓增高，保留大量水分，促進腸蠕動而排便。

◎ 對腎功能有改善作用和降血脂作用。

◎ 用於治療慢性腎功能衰竭有顯著療效，使血中尿素氮、肌酐明顯降低，臨床症狀改善。

◎ 大黃治療慢性腎衰竭，降低氮質血症的機理：

1. 減少腸道中氨基氮的重吸收，阻斷尿素的合成原料。

2. 抑制肝、腎組織中尿素的合成。

3. 提升血中游離必需氨基酸的含量，後者可促進機體利用體內尿素氮合成體蛋白。

4. 抑制體蛋白分解，而使尿素氮和肌酐值降低。

5. 增加尿中尿素和肌酐排泄量。

十二、雷公藤

◎ 學名為 **_Tripterygium wilfordii_** Hook. f.，屬於衛矛科 (Celastraceae) 植物，以根入藥。

◎ 毒性大，長期以來僅作為農藥使用。

◎ 自 60 年代福建民間將雷公藤用於治療麻風和類風濕性關節炎 (RA) 獲得滿意療效之後，其抗炎和免疫抑制的活性始被發現，因而進行了大量的化學和藥理研究。

◎ 藥理研究：具抗炎、免疫抑制、抗腫瘤和抗生育作用。

◎ 化學研究證明，雷公藤的抗炎和免疫抑制活性的有效成分是多元的，包括多種生物鹼和苷類物質。

◎ 雷公藤多苷 (tripterysium glucosides) 現已用於治療 RA 和系統性紅斑性狼瘡、強直性脊柱炎等自身免疫性疾病。

◎ 療效機理：

1. 主要是由於其抗炎、抗氧化作用。

2. 並能經多途徑影響機體免疫系統，提升血清總補體濃度，促進循環免疫複合物的消除，直接抑制 B 細胞產生抗體，又可抑制輔助性 T 細胞 (TH)，而對抑制性 T 細胞 (TS) 無明顯影響或輕度激活，調節機體的免疫功能。

◎ 目前影響其廣泛應用的主要障礙是毒副作用。

1. 雷公藤毒性大，治療劑量與中毒劑量接近。

2. 一次或多次使用超常規劑量後，在短時間內即可產生一個或多個臟器的嚴重器質性損害和功能障礙，甚至死亡。

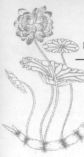

3. 不良反應主要發生在消化道、造血系統和生殖系統。

4. 雷公藤抗生精作用活性很強。

十三、五味子

◎為木蘭科植物五味子的成熟果實，首載於《神農本草經》
上品，蘇敬於《新修本草》記載："五味，皮肉甘、酸，
核中辛、苦，都有鹹味，此則五味具也"，故名五味子。

◎現代研究在保肝方面取得突出成績。

◎主要活性成分：聯苯環辛烯型木脂類物質。

◎五味子醇提物及五味子甲素、乙素、丙素、醇甲、
醇乙、酯甲、酯乙等對四氯化碳 (CCl_4)、半乳糖胺
(D-galactosamine) 等引起的動物肝臟損傷有明顯保護作
用。

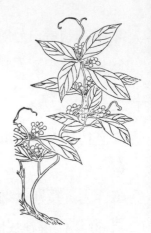

五味子

◎在人工合成五味子丙素過程中，獲得的一個中間體聯苯雙酯 (bifendate)：

1. 對 CCl_4 中毒大鼠肝損傷有較好的防治效果。

2. 可使受損的肝臟顯微架構和某些酶的活性恢復到接近正常含量。

3. 顯示具有明顯的抗肝細胞損傷作用，現已成為治療肝病的有效藥物。

◎五味子乙素：

1. 對肝損傷動物模型有明顯的降酶保肝作用。

2. 對原代培養的大鼠肝細胞脂質過氧化有良好的抗氧化作用，使肝細胞丙二醛
的生成及乳酸脫氫酶和谷丙轉氨酶的釋放均減少，細胞形態保持完整，肝細
胞存活率明顯提升。

◎五味子中的多種成分能明顯誘導肝臟藥物代謝酶的活性，增強肝細胞的解毒功
能。

◎醇提物和乙素等多種成分還能促進肝細胞的正常代謝，促進肝臟內蛋白質和肝
糖原的合成。

◎聯苯雙酯能增加肝細胞線粒體呼吸控制比，增加線粒體 ATP 合成效率。

十四、滿山紅

◎ 杜鵑花科 (Ericaceae) 植物興安杜鵑 (*Rhododendron dauricum* L.)，藥用其葉。

◎ 煎劑有顯著的鎮咳作用。但粗製劑服用後，常出現胃腸道反應及頭暈、出汗、心悸等副作用，部分病患出現肝功能異常。

◎ 毒副作用主要來源於所含木毒素 (andromedotoxin)，將該物質除去後，毒副作用大大減低，目前已成為一個較好的鎮咳袪痰藥，臨床用於治療急、慢性氣管炎。

◎ 主要鎮咳成分：杜鵑酮 (germacrone)，160 mg 杜鵑酮的鎮咳作用強度相當於 60 mg 可待因。

◎ 袪痰主要成分為杜鵑素 (farrerol)，杜鵑素有黏痰溶解作用，使呼吸道分泌物中黏液酸含量降低，而使痰液稀薄，易於咳出。

表 1：研究較為深入的常用中藥一覽表

種類	常用藥數	藥理研究較深入的中藥
解表藥	22 種	4 種：麻黃 (麻黃鹼)、桂枝 (桂皮醛)、柴胡 (皂苷和揮發油)、葛根 (葛根黃酮)。
清熱藥	45 種	18 種：黃連 (小檗鹼、黃連鹼)、苦參 (苦參鹼)、金銀花 (綠原酸)、連翹 (連翹酚)、大青葉 (色胺酮)、板藍根、穿心蓮 (內酯)、青黛 (靛玉紅、靛藍)、魚腥草 (癸醛乙醛)、北豆根 (蝙蝠葛鹼)、山豆根 (苦參鹼)、蒲公英、紫花地丁、知母 (菝葜皂苷元)、梔子 (梔子苷)、牡丹皮 (丹皮酚)、紫草 (乙醯紫草素)、青蒿 (青蒿素)。
瀉下藥	10 種	8 種：大黃 (番瀉苷)、芒硝 (硫酸鈉)、番瀉葉 (番瀉苷)、火麻仁、商陸、芫花、巴豆 (巴豆油)、牽牛子 (牽牛子苷)。
袪風濕藥	12 種	6 種：秦艽 (龍膽鹼)、防己 (粉防己鹼)、豨薟草 (腺豨薟二醇酸等)、五加皮、獨活、徐長卿 (丹皮酚)。
芳香化濕藥	6 種	4 種：藿香 (揮發油、黃酮類)、厚朴 (厚朴酚)、蒼朮 (揮發油、蒼朮酮)、白豆蔻 (揮發油)。
利水滲濕藥	13 種	4 種：茯苓 (茯苓酸、多糖)、豬苓 (多糖)、澤瀉、茵陳 (6,7- 二甲氧基香豆素、茵陳色原酮等)。

種 類	常用藥數	藥理研究較深入的中藥
溫裡藥	9 種	3 種：附子 (烏頭鹼、去甲烏藥鹼)、乾薑、肉桂 (桂皮醛)。
理氣藥	13 種	6 種：枳實與枳殼 (新橙皮苷等)、青皮 (橙皮苷、柚皮苷等)、陳皮 (橙皮苷、新橙皮苷等)、香附、木香 (內酯)。
消食藥	6 種	1 種：山楂 (脂苷、熊果酸)。
驅蟲藥	5 種	3 種：苦楝皮 (川楝素)、使君子 (使君子酸)、檳榔 (檳榔鹼)。
止血藥	13 種	2 種：三七 (三七氨酸、人參皂苷)、蒲黃。
活血化瘀藥	19 種	8 種：丹參 (丹參素、丹參酮)、川芎 (川芎嗪、阿魏酸)、延胡索 (四氫巴馬汀、去氫延胡索甲索)、益母草 (益母草鹼)、紅花 (紅花黃色素)、桃仁、莪朮、虎杖 (白藜蘆醇苷、蒽醌類)。
化痰止咳平喘藥	25 種	5 種：桔梗 (皂苷)、杏仁 (苦杏仁苷)、半夏、貝母 (浙貝母鹼)、天南星。
安神藥	8 種	2 種：酸棗仁 (皂苷)、遠志。
平肝息風藥	14 種	5 種：天麻 (天麻素)、鉤藤 (鉤藤鹼)、牛黃 (牛磺酸)、羚羊角、地龍 (蚯蚓解熱鹼)。
開竅藥	4 種	4 種：麝香 (麝香酮、多肽)、蘇合香、石菖蒲 (細辛醚)、冰片 (龍腦)。
補虛藥	46 種	13 種：人參 (皂苷、多糖)、黃耆 (黃耆甲苷、多糖)、黨參 (多糖)、甘草 (甘草甜素、多糖)、白朮 (蒼朮酮)、淫羊藿 (黃酮、多糖)、冬蟲夏草 (多糖)、鹿茸 (多胺類物質)、何首烏 (二苯乙醯苷)、白芍 (芍藥苷)、當歸 (多糖、阿魏酸)、枸杞子 (多糖、紅柒頭鹼)、西洋參 (皂苷)。
收澀藥	16 種	3 種：五味子 (木脂素類)、五倍子、罌粟殼 (嗎啡)。
湧吐藥	1 種	1 種：常山 (常山鹼)。
外用藥	14 種	3 種：馬錢子 (馬錢子鹼)、大蒜 (大蒜素、大蒜新素)、百部 (生物鹼)。

第二章 解表藥

第一節 解表藥之簡介

◎ 以發散表邪、解除表證爲主要作用的藥物，稱解表藥，又謂發表藥。

◎ 功效：發汗解表，利水消腫、止咳平喘、透發疹毒、緩解疼痛等效應。

◎ 主治：外感表證，水腫、麻疹、風疹、咳喘、風濕痺痛等證而兼有表證者。

◎ 表證：

1. 定義：指外邪侵犯人體的淺表部位所致的一類證候。

2. 分爲表寒證和表熱證。

3. 臨床表現：惡寒 (或惡風)、發熱、全身酸痛、鼻塞、噴嚏、無汗或有汗、流鼻涕、咳嗽、咽喉癢痛、舌苔薄白、脈浮數等。

4. 症狀與上呼吸道感染 (感冒、流感)、急性傳染病及急性感染性疾病初期的症候群十分相似。

5. 中醫理論：有一分惡寒，便有一分表證。(惡寒是診斷表證的重要依據)

6. 產生惡寒症狀的原因：皮膚血流量減少，皮膚溫度降低。

7. 上呼吸道感染的重要發病原因之一在於機體受涼。

　(1) 當寒冷刺激作用於機體時，可引起皮膚血管收縮，同時致上呼吸道黏膜血管反射性收縮，導致黏膜局部缺血，抵抗力下降。

　(2) 造成寄生在上呼吸道的病原微生物 (細菌、病毒等) 乘機侵入黏膜上皮細胞生長繁殖，導致炎症反應而出現諸多臨床症狀。

◎ 解表藥根據其藥性和功效的不同，分爲：

1. 辛溫解表藥 (發散風寒藥)：藥性多屬辛溫，主治風寒表證。

2. 辛涼解表藥 (發散風熱藥)：藥性多屬辛涼，主治風熱表證。

◎ 解表藥功效與主治之詮釋：

1. 偏行肌表，能促進肌體發汗，使表邪由汗出而解或從外而散，從而達到治癒表證，防止疾病傳變的目的。

2. 即《內經》所謂："其在皮者,汗而發之"之意。

3. 主要用以治療由風邪為主的六淫外邪引起的表證,症見發熱、惡風寒、頭身疼痛、脈浮等。

4. 還常有祛風止癢和祛風通竅等功效。

5. 主治風邪鬱閉肌表引起的皮膚痛癢,或風邪內犯鼻竅引起的鼻塞、流涕等症。

6. 部分藥物還可以祛風邪以利咽喉,主治風邪所致的咽癢、咽痛、發音不利等症。

第二節 解表藥主要的藥理作用

一、發汗作用

◎ 一般都具有發汗或者促進發汗的作用,使表邪從汗而解,《內經》:其在皮者,汗而發之,……,體若燔碳,汗出而散。

◎ 以辛溫解表藥發汗作用較強。

◎ 現代醫學將出汗分為溫熱性發汗和精神性發汗。

◎ 解表藥所引起的發汗多屬於溫熱性發汗。其依據是

1. 辛溫解表藥服用後,身體自我感覺有溫熱感。

2. 麻黃鹼能使處於高溫環境中的人,出汗快而多。

3. 服用麻黃湯、桂枝湯時,強調"溫服"和"溫覆"。

◎ 發汗作用機制可能包括:

1. 直接影響汗腺功能,增加汗液分泌。

2. 透過促進或改善血液循環而促進發汗。

3. 興奮汗腺 α 受體,使汗腺分泌增加。

二、解熱作用

◎ 能使實驗性發熱動物的體溫降低。例如柴胡、桂枝、荊芥、防風、葛根、銀翹散、桑菊飲、麻杏石甘湯、九味羌活湯等。

◎ 麻黃揮發油、柴胡皂苷、葛根素、桂枝煎劑、細辛揮發油可使正常動物的體溫

下降。

◎解表藥解熱(或降溫)作用機制：

1. 發汗或促進發汗。

2. 擴張皮膚黏膜血管，增加散熱。

3. 影響腦內活性物質(如 cAMP、PGE)，進而影響中樞
   的體溫調節功能。

4. 抗發炎、抗病原微生物。

三、抗病原微生物作用

◎表證是由外邪(細菌、病毒、低溫、高溫等)客表所致。

◎麻黃、桂枝、防風、細辛、生薑、柴胡、薄荷、牛蒡子
　等對多種細菌(如金黃色葡萄球菌、肺炎球菌、溶血性
　鏈球菌、大腸桿菌、傷寒桿菌、痢疾桿菌等)及某些致
　病性皮膚眞菌均具有不同程度的抑制作用。

◎麻黃、桂枝、柴胡、桂枝湯等對呼吸道病毒等亦有一定
　的抑制作用。

◎本類藥或相關方藥臨床應用於治療上呼吸道感染確有較
　好的效果。

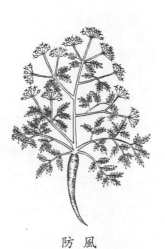

防風

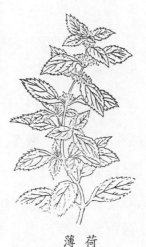

薄荷

四、鎮痛、鎮靜作用

◎頭身痛、肌肉關節酸痛是表證的常見症狀。

◎柴胡、桂枝、藁本、白芷、防風、羌活、細辛、桂枝湯、
　九味羌活湯等對多種實驗性疼痛動物模型，均表現有明
　顯的鎮痛作用。

◎鎮痛作用部位多數在週邊，部分藥物(如細辛)透過作用
　於中樞發揮效應。

◎多數解表藥均具有程度不等的鎮靜作用，可使動物自主
　活動減少或能加強中樞抑制藥的作用。桑菊飲、柴葛解

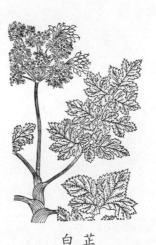

白芷

肌湯、升麻葛根湯有類似作用。

五、抗發炎作用

◎ 呼吸道炎症是表證的常見症狀。

◎ 柴胡、麻黃、生薑、辛夷、細辛、桂枝湯、銀翹散、桑菊飲等對多種實驗性炎症均有明顯的抑制作用。

◎ 本類藥可能的抗發炎機制：

1. 抑制花生四烯酸代謝。

2. 抑制組織胺或其他炎性介質生成或釋放。

3. 增強下視丘 - 腦下垂體 - 腎上腺皮質內分泌軸 (hypothalamic-pituitary-adrenal axis, HPA axis) 功能。

4. 清除自由基。

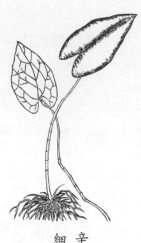

細辛

六、調節免疫作用

◎ 柴胡、葛根、蘇葉、麻黃湯、麻杏石甘湯、桂枝湯等均可通過提高機體的非特異性免疫功能，有利於解除表證。

◎ 部分藥物尚可提升特異性免疫功能發揮作用。

◎ 麻黃、桂枝、小青龍湯、葛根湯等對過敏反應具有抑制作用，可緩解和治療過敏性疾病。

第三節 常見解表藥之各論

一、麻黃

◎ 基原：麻黃科植物草麻黃 *Ephedra sinica* Stapf.、中麻黃 *E. intermedia* Schrenk et C. A. Mey. 及木賊麻黃 *E. equisetina* Bge. 的乾燥草質莖。

◎ 性味：味辛、微苦，性溫。

◎ 歸經：肺、膀胱經。

◎ 主要成分：

1. 生物鹼 (1~2%)：

    (1) 80-85% 爲麻黃鹼 (左旋麻黃鹼，L-ephedrine)。

    (2) 其次爲僞麻黃鹼 (D-pseudoephedrine) 及微量的 L-N- 甲基麻黃鹼 (L-N-methyl-ephedrine)、D-N- 甲基僞麻黃鹼 (D-N-methyl-pseudoephedrine)、去甲基麻黃鹼 (L-nor-ephedrine)、去甲基僞麻黃鹼 (D-nor-pseudoephedrine) 和麻黃次鹼 (麻黃定，ephedine) 等。

2. 少量揮發油，油中含 α- 松油醇 (萜品烯醇，α-terpineol)、2,3,5,6- 四甲基吡嗪 (2,3,5,6-tetramethylpyrazine)。

3. 鞣質。

◎ 功效：發汗散寒、宣肺平喘、利水消腫。

◎ 主治：風寒感冒、胸悶喘咳、風水浮腫。

◎《本草正義》：麻黃清輕上浮，專疏肺鬱，宣泄氣機，是爲治感第一要藥，雖曰解表，實爲開肺，雖曰散寒，實爲泄邪，風寒固得之而外散，……後人以麻黃治水腫氣喘，小便不利諸法，雖曰皆取解表，然以開在內之閉塞，非以逐在外之感邪也。

(一) 與麻黃功效主治相關的藥理作用

1. 發汗

    (1) 歷代醫家利用其發汗作用治療風寒束表、腠理閉塞、肺氣不宣、發熱無汗的表實證。

    (2) 麻黃爲辛溫解表之峻品。

    (3) 近代實驗研究證實，麻黃水煎劑、麻黃水溶性提取物、麻黃揮發油、麻黃鹼、L- 甲基麻黃鹼等均有發汗作用。

    (4) 發汗作用特點：作用強，起效快，維持時間長。

    (5) 發汗作用可能機制：

    a. 阻礙汗腺對鈉離子的重吸收，致使水分滯留於汗腺管腔，引起汗液分泌增加。

    b. 興奮汗腺 α 受體，使汗腺分泌增加。

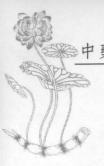

c. 透過興奮中樞神經系統有關部位而產生效應。

(6) 影響麻黃發汗作用的因素：

a. 溫服有助於麻黃發汗。

b. 人體處於溫熱環境時，麻黃鹼促進汗腺分泌的作用更加顯著。

c. 藥物配伍：伍用桂枝後，發汗作用明顯增強。

d. 在麻醉狀態下，發汗作用減弱，局部神經損傷，也可影響其發汗作用，可見該作用與中樞神經系統功能有關。

e. 藥用部位對發汗作用有影響，麻黃根有止汗作用。

2. 平喘

(1) 麻黃鹼、偽麻黃鹼、麻黃揮發油、2,3,5,6- 四甲基吡嗪和萜品烯醇是其平喘的有效成分。

(2) 麻黃鹼化學性質穩定，口服有效。平喘作用起效較慢，作用溫和，作用維持時間持久。

(3) 麻黃平喘作用機制：

a. 直接興奮支氣管平滑肌的 β 受體，激活腺苷酸環化酶 (adenyl cyclase)，升高細胞內 cAMP，使平滑肌鬆弛。

b. 直接興奮支氣管黏膜血管平滑肌的 α 受體，使血管收縮，降低血管壁通透性，減輕支氣管黏膜水腫。

c. 促進腎上腺素能神經末梢和腎上腺髓質嗜鉻細胞釋放遞質而間接發揮擬腎上腺素作用。

d. 阻止過敏介質釋放。麻黃水提取物和乙醇提取物能抑制過敏介質 5- 羥色胺、組織胺、白三烯的釋放。

3. 利尿

(1) 麻黃的多種成分均具有利尿作用，以 D- 偽麻黃鹼作用最顯著。

(2) 麻黃生物鹼靜脈注射給藥利尿作用明顯，而口服用藥作用較弱。靜脈給藥後，作用出現快，一次給藥作用可維持 0.5-1.0 小時。

(3) 麻黃利尿作用強度有限，用藥量過大，超過一定劑量後作用反而減弱。

(4) 利尿作用可能機制：

 a. 擴張腎血管，增加腎血流量，使腎小球濾過率增加。

 b. 影響腎小管重吸收功能，阻礙腎小管對鈉離子的重吸收。

4. 解熱、抗發炎

(1) 麻黃揮發油對多種實驗性發熱動物模型有解熱效應，對正常小鼠體溫有降低作用。

(2) 麻黃的多種成分、多種製劑 (麻黃水提取物、醇提取物) 均有抗發炎作用，以偽麻黃鹼作用最強。

(3) 近年來，從麻黃中分離到的雜環化合物 (如 ephedroxene)，也具有抗發炎活性。

(4) 麻黃抗發炎作用機制：

 a. 抑制炎症早期的血管通透性增加。

 b. 抑制炎症後期肉芽組織的形成。

 c. 對抗致炎物質的作用。

 d. 可能與抑制花生四烯酸的釋放與代謝有關。

5. 抗過敏反應作用

(1) 麻黃鹼能抑制過敏介質釋放。

(2) 麻黃水提取物及醇提取物可以降低血清溶血素 (hemolysin) 濃度，並具有抗補體作用。

6. 抗病原微生物

(1) 麻黃揮發油：對金黃色葡萄球菌、甲型及乙型溶血性鏈球菌、流感嗜血桿菌、肺炎雙球菌、炭疽桿菌、白喉桿菌、大腸桿菌、奈瑟雙球菌等均有不同程度的抑制作用。對亞甲型流感病毒有明顯抑制作用。

7. 鎮咳祛痰

(1) 麻黃鹼、麻黃水提取物給動物灌服，可明顯抑制二氧化硫和機械刺激所致的咳嗽反射，其鎮咳強度約爲可待因的 1/20。

(2) 萜品烯醇是鎮咳有效成分之一。

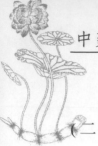

(3) 麻黃揮發油灌胃具有一定的祛痰作用。

(二) 其他藥理作用

1. 興奮中樞神經系統

(1) 麻黃鹼脂溶性高，易於透過血腦屏障，在治療劑量：

　　a. 能興奮大腦皮層和皮層下中樞，引起精神興奮、失眠等症狀。

　　b. 能興奮中腦、延腦呼吸中樞和血管運動中樞。

2. 強心、升高血壓

　　a. 麻黃鹼能直接和間接興奮腎上腺素能神經受體，對心臟具有正性肌力、正性頻率作用；能收縮血管，使血壓升高。

　　b. 升壓作用特點為作用緩慢、溫和、持久，反覆應用易產生快速耐受性。

3. 抑制腸平滑肌收縮

　　a. 麻黃鹼：對離體豚鼠回腸的自發性收縮有抑制作用，對抗乙醯膽鹼和 5-羥色胺的收縮效應。

4. 其他

(1) 麻黃水提取物能明顯降低腎衰竭大鼠模型血尿素氮、肌酐濃度。

(2) 麻黃提取物的水溶液靜脈注射有利膽作用。

(3) 麻黃鹼對動物子宮、輸精管有興奮作用。

(4) 麻黃揮發油、麻黃水煎液有鎮痛作用。

(5) 麻黃揮發油有中樞鎮靜作用。

(三) 綜述

1. 發汗散寒功效的藥理學依據：發汗、解熱、抗病原微生物、抗發炎、抗過敏等作用。

2. 宣肺平喘的藥理學基礎：緩解支氣管平滑肌痙攣、減輕黏膜水腫、抗發炎、抗過敏、鎮咳、祛痰等作用。

3. 消除水腫的功效與利尿作用相關。

4. 主要有效成分是生物鹼。

(四) 現代應用

1. 感冒。

2. 支氣管哮喘：用於預防哮喘發作有效，重症急性發作效果較差。

3. 預防某些低血壓狀態。

4. 鼻塞。

5. 腎炎：改善腎炎所致的全身浮腫症狀有效。

(五) 不良反應

1. 麻黃鹼可引起煩躁不安、失眠、心悸、高血壓等。高血壓、心臟病患者應避免使用，老年人慎用。不可與咖啡因配伍使用。

2. 去甲基麻黃鹼 (苯丙醇胺) 因長期使用會增加中風的危險，在 2000 年被禁用。

3. 麻黃鹼為易製安毒原料。

4. 麻黃鹼的毒性大於偽麻黃鹼，可引起小鼠眼球突出，舉尾反應，紫紺，眼眶內出血等。

5. 麻黃水提取物小鼠腹腔注射的 LD_{50} 為 650 mg/kg；麻黃揮發油小鼠灌胃、腹腔注射的 LD_{50} 分別為 2.79 mg/kg 和 1.35 mg/kg。

二、桂枝

◎ 基原：樟科植物肉桂 *Cinnamomum cassia* Presl. 的乾燥嫩枝。

◎ 性味：味辛、甘，性溫。

◎ 歸經：心、肺、膀胱經。

◎ 主要成分：

1. 揮發油 (桂皮油)，含量為 0.43-1.35%。

    (1) 主要為桂皮醛 (cinnamic aldehyde)，約占 69.20-78.75%。

    (2) 桂皮酸 (cinnamic acid) 及少量乙酸桂皮酯 (cinnamyl acetate)、乙酸苯丙酯 (phenylpmpy acetate)。

2. 反式桂皮酸 (trans-cinnamic acid)、香豆素 (coumarin)、原兒茶酸 (proto-catechuic acid)。

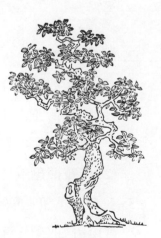

肉　桂

◎ 功效：發汗解肌、溫通經脈。

◎ 主治：風寒感冒、脘腹冷痛、血寒經閉、關節痺痛、痰飲、水腫、心悸、奔豚。

◎《本草匯言》：桂枝，散風寒，逐表邪，發邪汗，止咳嗽，去肢節間風痛之藥也。

《本草綱目》：桂枝透達營衛，故能解肌而風邪去，脾主營，肺主衛，甘走脾，辛走肺也。

奔 豚

◎ 古病名，見《靈樞》、《難經》、《金匱要略》等，為五積之一，屬腎之積。《金匱要略》稱之為 "奔豚氣"。

◎ 豚，即小豬。奔豚一由於腎臟寒氣上衝，一由於肝臟氣火上逆，臨床特點為發作性下腹氣上衝胸，直達咽喉，腹部絞痛，胸悶氣急，頭昏目眩，心悸易涼，煩躁不安，發作過後如常，有的夾雜寒熱往來或吐膿症狀。

◎ 因其發作時，胸腹如有小豚奔闖，故名。

◎ 類似於胃腸神經官能症，而出現腸道積氣和蠕動亢進或痙攣狀態。

(一) 與桂枝功效主治相關的藥理作用

1. 擴張血管促發汗

(1) 桂枝單獨應用發汗作用較弱，若與麻黃伍用，則發汗力增強。

(2) 桂皮油能擴張血管，改善血液循環，促使血液流向體表，有利於發汗和散熱。

2. 解熱、鎮痛

(1) 桂枝煎劑、桂皮醛、桂皮酸、桂枝湯對實驗性發熱家兔具有解熱作用，並能降低正常小鼠的體溫和皮膚溫度。(解熱和降溫作用可能在於擴張皮膚血管，使機體散熱增加及促進發汗的結果)

(2) 桂枝煎劑或桂枝水提取物加總揮發油給小鼠灌服，能提升動物痛閾值。

3. 抗發炎、抗過敏

(1) 桂枝煎劑、桂枝揮發油對多種致炎物質所致的急性炎症具有抑制作用，可明顯降低血管通透性。

(2) 揮發油尚能抑制小鼠棉球肉芽腫。

(3) 抗發炎作用機制：

　a. 抑制組織胺生成。

　b. 抑制前列腺素 E 的合成釋放。

　c. 清除自由基。

(4) 桂枝能抑制 IgE 所致肥大細胞脫顆粒作用，減少過敏介質釋放，並能抑制補體活性。

(5) 揮發油對大鼠佐劑性關節炎有抑制效應。

4. 抗病原微生物

(1) 桂枝醇提取物對金黃色葡萄球菌、大腸桿菌、肺炎球菌、炭疽桿菌、霍亂弧菌等有抑制作用。

(2) 桂皮油、桂皮醛對結核桿菌、變形桿菌有抑制作用。

5. 對心血管系統作用

(1) 桂枝水煎劑注射給藥，能增加冠脈血流量，增加心肌營養血流量。

(2) 桂枝蒸餾液可降低大鼠離體心臟缺血再灌注心室顫動發生率，改善心功能。

(3) 桂枝可減少心肌乳酸脫氫酶和磷酸肌酸激酶的釋放，減少 LPO 生成，提升 SOD 活性。

(4) 桂枝水煎劑可擴張週邊血管，改善微循環，並可加速體溫的恢復。

(5) 桂皮醛在體外對血小板聚集有抑制作用，並有抗凝血酶作用。

(二) 其他藥理作用

1. 桂枝具有明顯的鎮靜、抗驚厥作用。

2. 桂枝水提取物、總揮發油、桂皮醛：

(1) 可使小鼠自主活動減少，增強巴比妥類藥物的催眠作用，對抗苯丙胺興奮中樞的作用。

(2) 對小鼠藥物性驚厥 (士的寧、煙鹼) 和聽源性驚厥均有一定的對抗作用。

3. 桂枝具有一定的利尿作用。

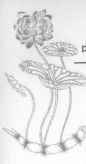

4. 桂皮醛注射給藥有抗腫瘤作用。

5. 桂皮醛能促進胃腸平滑肌蠕動，增強消化機能。

6. 桂皮酸有利膽作用。

(三) 綜述

1. 促發汗、解熱、鎮痛、抗發炎、抗過敏、抗病原微生物等作用是其發汗、解肌功效的藥學基礎。

2. 對心血管系統的影響則是其溫通經脈功效的表現。

3. 桂枝主要有效成分是揮發油。

(四) 現代應用

1. 預防流行性感冒：複方桂枝氣霧劑噴咽喉部。

2. 風濕性關節炎：以桂枝為主的複方製劑 (桂枝茯苓丸) 有較好效果。

3. 低血壓症：桂枝、甘草、附子各 15 g，代茶飲。

三、柴胡

◎ 基原：繖形科植物柴胡 *Bupleurum chinense* DC. 及狹葉柴胡 *B. scorzonerifolium* Willd. 的乾燥根。其根類似前胡，老則採而為柴，因名柴胡。

◎ 性味：味苦，性微寒。

◎ 歸經：歸肝、膽經。

◎ 主要成分：

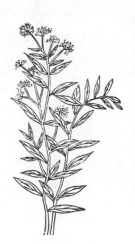

柴 胡

1. 柴胡皂苷 (saikosaponins a、b、c、d 四種)。

2. 甾醇 (主要為 α- 菠菜甾醇 α-spinasterol，尚有豆甾醇 stigmasterol)。

3. 揮發油 (柴胡醇 bupleurmol、丁香酚、己酸、7- 十一酸內酯、對 - 甲氧基苯二酮等)

4. 脂肪油 (油酸、亞麻油酸、棕櫚酸、硬脂酸等的甘油酯)

5. 多糖。

6. 生物鹼、黃酮類、山奈苷、葡萄糖、氨基酸等。

◎ 功效：和解表裡、疏肝、升陽。

◎ 主治：感冒發熱、寒熱往來、胸脅脹痛、月經不調。

◎《本草正》：柴胡，用此者用其涼散，平肝之熱。其性涼，故解寒熱往來，肌表潮熱，肝膽火炎，胸脅痛結，兼治瘡瘍，血室受熱；其性散，故主傷寒邪熱未解，溫病熱盛，少陽頭痛，肝經鬱證。

(一) 與柴胡功效主治相關的藥理作用

　1. 解熱

　　(1) 中醫臨床用柴胡治療寒熱往來的半表半裡之熱有確切療效。(相當於現代醫學的風濕熱、化膿性感染及瘧疾等)

　　(2) 柴胡煎劑、柴胡注射液、柴胡醇浸膏、揮發油及粗皂苷等對多種原因 (如發酵酸奶、傷寒副傷寒菌苗) 引起的動物實驗性發熱，均有明顯的解熱作用，並且可使正常動物的體溫降低。

　　(3) 解熱主要成分為柴胡皂苷、皂苷元 A 和揮發油。(揮發油的解熱作用具有用量少、作用強及毒性小的特點)

　　(4) 柴胡總揮發油中的丁香酚、己酸、7- 十一酸內酯和對 - 甲氧基苯二酮是其解熱的主要成分。

　　　a. 目前認為 cAMP 是重要的發熱介質之一，可引起下視丘體溫調節中樞體溫調定點升高，造成機體發熱。

　　　b. 柴胡揮發油可能作用於下視丘體溫調節中樞，抑制 cAMP 的產生或釋放，抑制體溫調定點的上移，使體溫下降。

　2. 抗病原微生物

　　(1) 柴胡：

　　　a. 對金黃色葡萄球菌、溶血性鏈球菌、霍亂弧菌、結核桿菌、鉤端螺旋體有一定的抑制作用。

　　　b. 對流感病毒具有較強的抑制作用。

　　　c. 可抑制肝炎病毒、牛痘病毒，對抗 I 型脊髓灰白質炎病毒導致細胞病變的

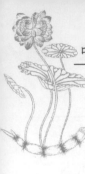

作用。

(2) 柴胡注射液治療單純疱疹病毒性角膜炎有效，對流行性出血熱病毒有一定作用。

(3) 實驗性病毒性肺炎小鼠灌服柴胡水提取物，可顯著降低肺指數和死亡率。

3. 抗發炎

(1) 柴胡粗皂苷、柴胡皂苷、柴胡揮發油均有抗發炎作用。

(2) 柴胡皂苷對正常或去腎上腺大鼠由多種致炎劑引起的炎症反應均有抑制作用。

(3) 抗發炎作用機制：

a. 降低毛細血管通透性。

b. 抑制白血球游走。

c. 抑制肉芽組織增生。

(4) 柴胡皂苷：

a. 能興奮下視丘 - 腦下垂體 - 腎上腺皮質內分泌軸，促進腦下垂體分泌 ACTH，增強糖皮質激素的抗發炎作用。

b. 可能還有直接抑制致炎物質釋放的作用。

4. 促進免疫功能

(1) 柴胡多糖、柴胡熱水提取物 (高分子成分) 能促進機體免疫功能。

(2) 柴胡多糖可增強枯否氏 (Kupffer) 細胞吞噬功能，增強自然殺傷細胞的功能，提升病毒特異抗體滴度，提升淋巴細胞轉化率和皮膚遲發型超敏反應。

(3) 柴胡皂苷在小劑量時可促進脾細胞 DNA 合成和 IL-2 的產生，但劑量增大後則抑制 DNA 的合成。

5. 鎮靜、鎮痛、鎮咳

(1) 柴胡煎劑、總皂苷、柴胡皂苷元對中樞神經系統具有明顯抑制作用，可使動物的自發活動減少，條件反射抑制，延長巴比妥類藥物的睡眠時間，拮抗中樞激動劑 (苯丙胺、咖啡因等) 的作用。

(2) 正常人服用柴胡粗製劑後也可出現嗜睡等中樞抑制現象。

(3) 柴胡煎劑、柴胡皂苷對多種實驗性疼痛動物模型呈現鎮痛作用。

(4) 柴胡皂苷可提升實驗動物的痛閾值，並且該作用可部分被納絡酮 (naloxone) 所拮抗。

(5) 柴胡、柴胡粗皂苷、柴胡皂苷元有較好的鎮咳作用。

 a. 柴胡總皂苷的鎮咳強度略低於可待因。

 b. 柴胡皂苷元注射給藥，鎮咳效果良好。

6. 保肝、利膽、降血脂

(1) 柴胡、柴胡皂苷、柴胡醇、α-菠菜甾醇具有保肝作用，對多種原因(化學、生物原素等)引起的動物實驗性肝損傷有一定的防治作用。

 a. 能使 ALT、AST 降低，減輕肝細胞損傷，促進肝功能恢復正常。

 b. 臨床研究顯示其降酶速度快，作用強。

 c. 柴胡保肝作用以複方製劑效果更佳。

(2) 柴胡保肝機制可能在於：

 a. 柴胡皂苷對生物膜 (如線粒體膜) 有直接保護作用。

 b. 柴胡皂苷促進腦腦下垂體分泌 ACTH，進而升高血漿皮質醇，並能拮抗外源性甾體激素對腎上腺的萎縮作用，提升機體對非特異性刺激的抵抗能力。

 c. 促進肝細胞 DNA 合成。

 d. 抑制細胞外基質的合成。

(3) 柴胡水浸劑和煎劑具有明顯的利膽作用，可使實驗動物的膽汁排出量增加，降低膽汁中膽酸、膽色素和膽固醇的含量。

 a. 醋炙柴胡的利膽作用最強。

 b. 柴胡所含黃酮類物質可能是其利膽成分。

(4) 柴胡影響脂質代謝的主要成分爲柴胡皂苷、皂苷元 a 和 b、柴胡醇、α-菠菜甾醇。

(5) 柴胡皂苷肌內注射可使實驗性高脂血症動物的膽固醇、甘油三酯和磷脂濃

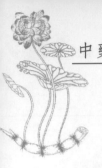

度降低，其中降低甘油三酯的作用最為明顯，還可加速 ^{14}C-膽固醇及其代謝產物從糞便排泄。

(6) 柴胡醇、α-菠菜甾醇可降低高膽固醇血症動物的膽固醇濃度。

(7) 柴胡對正常動物的血脂濃度無明顯影響。

7. 對內臟平滑肌的作用

(1) 柴胡粗皂苷可明顯增強乙醯膽鹼對豚鼠、家兔離體腸肌的收縮作用，而其複方製劑又可對抗乙醯膽鹼、氯化鋇、組織胺等所致的腸肌痙攣。

(2) 柴胡粗皂苷、柴胡多糖對多種實驗性胃黏膜損傷模型有保護作用。

(3) 柴胡有興奮子宮的作用。

(二) 其他藥理作用

1. 影響物質代謝酶：

(1) 柴胡皂苷 a、c、d 混合物可促進動物體內蛋白質合成。

(2) 柴胡皂苷能使肝糖原合成增加，促進葡萄糖的利用，抑制脂肪的分解。

2. 抗輻射作用：

(1) 柴胡多糖注射給藥對接受 γ 射線照射的小鼠具有保護作用，可提升存活率，保護脾臟、骨髓等組織，並加快胸腺細胞合成 DNA 的速度。

3. 對腎臟的影響：

(1) 給水負荷大鼠灌服一定劑量的柴胡能抑制排尿，而大劑量時則促進排尿。

4. 柴胡可降低 SOD 的活性。

5. 柴胡皂苷對艾氏腹水癌細胞有抑制作用。

6. 柴胡水提取物有抗癲癇作用。

7. 柴胡皂苷對胰蛋白酶有較強的抑制作用。

(三) 綜述

1. 解熱、抗病原微生物、抗發炎、促進免疫功能等作用是其和解表裡功效的藥效學基礎。

2. 保肝、利膽、降血脂、鎮靜、鎮痛等作用與其疏肝解鬱功效有關。

3. 對內臟平滑肌的興奮作用，可能與其升舉陽氣功效有關。

4. 主要有效成分是柴胡皂苷、揮發油和多糖。

(四) 現代應用

1. 解熱：對感冒、流感、肺炎、支氣管炎、扁桃腺炎、瘧疾等引起的發熱有效。

2. 病毒性肝炎：柴胡注射液或複方柴胡製劑 (如小柴胡湯等) 治療急、慢性肝炎，對改善症狀，恢復肝功能有較好效果。

3. 咳嗽：治療感冒、急慢性支氣管炎、肺炎所致的咳嗽。

4. 高脂血症：可明顯降低甘油三酯。

5. 流行性腮腺炎：柴胡注射液肌內注射具有較好療效。

6. 對病毒性角膜炎、扁平疣、尋常疣有一定療效。

(五) 不良反應

1. 柴胡毒性較小。

2. 柴胡煎劑、柴胡皂苷有溶血作用，口服時此效應不明顯。

3. 人口服較大劑量可出現嗜睡、工作效率降低，甚至深睡等現象，有的出現腹脹、食慾減退。

四、葛根

◎ 基原：豆科植物野葛 *Pueraria lobata* (Willd.) Ohwi. 及甘葛藤 *P. thomsonii* Benth. 的乾燥根。

◎ 性味：味甘、辛，性涼。

◎ 歸經：歸脾、胃經。

◎ 主要成分：

1. 黃酮類化合物，含量為 0.06-12.30%，有大豆苷 (黃豆苷，daidzin)、大豆苷元 (黃豆素，daidzein)、葛根素 (puerarin) 等。

2. 尿囊素、β- 谷甾醇、澱粉等。

◎ 功效：升陽解肌、透疹止瀉、除煩止渴。

◎ 主治：外感發熱頭痛、項背強痛、口渴、消渴、麻疹不透、熱痢、泄瀉。

◎《藥品化義》：葛根，根主上升，甘主散表，……能理肌肉之邪，開發腠理而

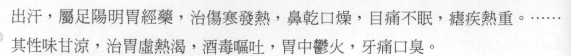

出汗，屬足陽明胃經藥，治傷寒發熱，鼻乾口燥，目痛不眠，瘧疾熱重。……其性味甘涼，治胃虛熱渴，酒毒嘔吐，胃中鬱火，牙痛口臭。

（一）與葛根功效主治相關的藥理作用

1. 解熱

(1) 葛根所含黃酮類物質是其解熱作用的成分。

(2) 葛根煎劑、葛根乙醇浸膏、葛根素等對實驗性發熱模型動物均有解熱作用，葛根素作用較突出。

(3) 野葛有顯著的解熱作用，與阿司匹林相似，特點為起效快，解熱作用在藥後 3~5 小時最明顯。

(4) 甘葛藤作用較弱，作用維持時間短。

(5) 野葛和葛根素可使體溫降至正常以下。

(6) 葛根解熱可能機制：

  a. 葛根使皮膚血管擴張，促進血液循環而增加散熱。

  b. 葛根素透過阻斷中樞部位的 β 受體，而使 cAMP 生成減少，產生解熱效應。

2. 降血糖、降血脂

(1) 中醫消渴證相當於現代醫學的糖尿病。

(2) 葛根煎劑有輕度降低血糖的作用。

(3) 葛根素是葛根降血糖有效成分。

(4) 葛根素給四氧嘧啶性高血糖小鼠灌胃，可使血糖降低，作用可維持 24 小時，並能改善糖耐量；但對腎上腺素性高血糖小鼠，無對抗作用。

(5) 葛根素對大鼠晶體醛糖還原酶 (aldose reductase, AR) 有抑制作用，對防治糖尿病併發症有積極意義。

(6) 葛根素注射給藥可明顯降低血清膽固醇。對大鼠飲酒所致血清載脂蛋白 A_1 (APOA$_1$) 降低及甘油三酯升高，葛根口服液有顯著對抗作用。

3. 對內臟平滑肌作用

(1) 葛根含有收縮和舒張內臟平滑肌的不同成分。

a. 對離體豚鼠迴腸，葛根丙酮提取物 PA3、4、5 及甲醇提取物 PM2、4 有鬆弛作用。

　　b. 甲醇提取物 PM3、5 作用相反。

(2) 丙酮提取物 PA3、5 及甲醇提取物 PM2 對離體大鼠子宮有罌粟鹼樣鬆弛作用。

(3) 葛根去黃酮後的水提取物 MTF-101 對離體小鼠小腸有乙醯膽鹼樣作用。

(4) 黃豆苷元對小鼠離體腸平滑肌有明顯解痙作用，可對抗乙醯膽鹼所致的腸痙攣。

(二) 其他藥理作用

1. 抗心肌缺血

(1) 葛根總黃酮、葛根素是影響心臟功能的成分。

(2) 葛根素是一種 β 受體阻斷劑，給麻醉犬靜脈注射後：

　　a. 可使心率明顯減慢，心輸出量減少。

　　b. 能使正常和痙攣狀態的冠脈擴張，增加冠脈血流量。

　　c. 改善心電圖缺血反應。

(3) 葛根的水煎劑、醇浸膏均能對抗腦下垂體後葉素引發的動物心肌缺血。

(4) 葛根素對缺血心肌及缺血再灌注心肌有保護作用，可減少心肌乳酸生成，降低耗氧量和肌酸激酶釋放量，保護心肌超微架構，改善微循環障礙，減少 TXA_2 生成。

2. 抗心律不整

(1) 葛根乙醇提取物、黃豆苷元灌胃後能明顯對抗氯化鋇、烏頭鹼所致大鼠心律不整，預防氯化鈣所致大鼠室顫，降低氯仿所致小鼠室顫發生率，縮短大鼠結紮冠脈後室顫發作時間。

(2) 葛根素灌胃及靜脈注射能明顯對抗烏頭鹼、氯化鋇所致心律不整，靜脈注射後可明顯延長心肌動作電位時程及有效不應期。

(3) 葛根素靜脈注射能顯著對抗氯仿 - 腎上腺素誘發的兔心律不整，提升哇巴因所致豚鼠室性早搏、室性心搏過速的閾值，對室顫閾值也有提升作用。

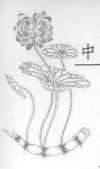

(4) 葛根抗心律不整機制可能透過影響心肌細胞膜對 K^+、Na^+、Ca^{2+} 的通透性，進而降低心肌興奮性、自律性及傳導性，也與 β 受體阻斷效應有關。

3. 擴血管、降血壓

(1) 葛根總黃酮、葛根素靜脈注射後，對週邊血管具有一定的擴張作用。

(2) 葛根水煎劑、醇浸膏、葛根總黃酮、葛根素、大豆甘元對高血壓模型動物均有一定的降血壓效果。

(3) 葛根素、大豆甘元能降低血漿腎素及血管緊張素濃度，葛根素尚可減少血漿兒茶酚胺含量。

(4) 葛根降血壓可能機制：

a. β 受體阻斷效應。

b. 抑制腎素 - 血管緊張素系統。

c. 影響血漿兒茶酚胺代謝。

d. 改善血管的反應性 (順應性)。

(5) 葛根醇浸膏及葛根素能減弱去甲腎上腺素或乙醯甲膽鹼對高血壓犬的升壓或降血壓反應。

(6) 葛根總黃酮、葛根素給麻醉犬注射用藥可使腦血管阻力下降，腦血流量增加，腦循環改善。

(7) 葛根能減弱乙醯甲膽鹼所致的腦內動脈擴張和去甲腎上腺素所致的腦內動脈收縮，使處於異常狀態的腦血管功能恢復至正常濃度。

(8) 葛根素靜脈注射對去甲腎上腺素引起的微循環障礙具有對抗作用，可加快血流速度。

(9) 葛根、葛根素尚可改善視網膜微循環。

4. 改善血液流變性和抗血栓形成酶

(1) 在體外葛根素能抑制 ADP 誘導的人及動物血小板聚集。

(2) 給動物灌服葛根總黃酮能降低全血黏度和血小板黏附率，明顯抑制 ADP 誘導的體內血栓形成。

5. 促進記憶

(1) 葛根水煎劑、葛根總黃酮、醇提取物灌胃或注射給藥均可對抗動物實驗性記憶獲得障礙和記憶再現障礙。

(2) 葛根總黃酮連續灌服，可顯著改善 D- 半乳糖所致亞急性衰老小鼠的記憶功能。

(3) 在丫形迷宮試驗中，能劑量倚賴性對抗東莨菪鹼引起的自主選擇能力降低。

(4) 葛根總黃酮、葛根素有抗氧化作用，可減少組織 MDA、LPO 含量，增加 SOD 活性。

(5) 葛根總黃酮、葛根素、大豆苷元、多糖等顯示有抗實驗性腫瘤的作用。

(三) 綜述

1. 擴張血管、促進血液循環、解熱、降血糖、降血脂、對內臟平滑肌作用等是其解肌退熱、除煩止渴功效的藥理學基礎。

2. 對心腦血管系統等作用則反映活血通脈功效。

3. 葛根主要有效成分是葛根黃酮。

(四) 現代應用

1. 偏頭痛。

2. 突發性耳聾。

3. 冠心病、心絞痛。

4. 高血壓病。

5. 感冒、頭痛、發熱：常用葛根複方製劑 (如葛根湯、桂枝加葛根湯)。

6. 麻疹初起、發熱、疹出不暢：用升麻葛根湯。

7. 葛根素：糖尿病、腦血栓形成、青光眼、視神經損傷。

(五) 不良反應

1. 葛根口服毒性極小。

2. 葛根醇浸劑、葛根總黃酮、葛根素給小鼠靜脈注射 LD_{50} 分別為 2.1 g/kg、1.6 g/kg、738 mg/kg。

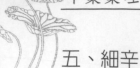

五、細辛

◎基原：馬兜鈴科植物北細辛 *Asarum heterotropoides* Fr. Schmidt var. *mandshuricm* (Maxim) Kitag.、漢城細辛 *A. sieboldii* Miq.var. *seoulense* Nakai 及華細辛 *A. sieboldii* Miq. 的乾燥全草。宋 · 蘇頌謂：其根細，而其味極辛，故名之，曰細辛。

◎性味：味辛，性溫。

◎歸經：歸心、肺、腎經。

◎主要成分：

1. 揮發油 (全草含 2.39-3.80%)：甲基丁香酚 (methyl eugenol)、α- 蒎烯 (α-pinene)、β- 蒎烯 (β-pinene)、黃樟醚 (safrole)、愛草腦 (estragole)、細辛醚 (asarone)、檸檬烯 (limonene) 等。

2. 辛味成分：主要是異丁基十二烷四醯胺 (isobutyldodecatetraenamine)。

3. 去甲烏藥鹼 (higenamine)、多種氨基酸和無機元素。

◎功效：祛風、散寒、行水、開竅。

◎主治：風寒感冒、頭痛、牙痛、鼻塞鼻淵、風濕痹痛、痰飲咳喘。

◎《長沙藥解》：細辛，斂降沖逆而止咳，驅寒濕而蕩濁，最清氣道，並通水源，溫燥開通，利肺胃之壅阻，驅水飲而逐濕寒，潤大腸而行小便，善降沖逆。其諸主治，收眼泪、利鼻壅、去口臭、除齒痛、通經脈，皆其行鬱破結，下沖降逆之力也。

(一) 與細辛功效主治相關的藥理作用

1. 解熱

   (1) 細辛揮發油灌胃對多種原因引起的家兔實驗性發熱有明顯解熱作用，腹腔注射對正常豚鼠及大鼠有一定降溫作用。

   (2) 細辛揮發油腹腔注射對人工發熱大鼠有解熱效應，並可維持 5 小時以上。

   (3) 解熱作用部位可能是在中樞神經系統。

2. 鎮靜、鎮痛

   (1) 細辛揮發油：

   a. 腹腔注射可使小鼠、豚鼠安靜，自主活動減少，行走稍有不穩，呼吸輕度減慢。隨劑量加大，動物翻正反射消失，中樞抑制加強，最後可因呼吸停止而死亡。

b. 與閾下催眠劑量的戊巴比妥鈉和水合氯醛均有協同催眠作用。

c. 灌胃或腹腔注射對動物物理性或化學性疼痛反應均有顯著對抗作用。

d. 腹腔注射能明顯提升動物痛閾值。

3. 抗發炎

(1) 細辛揮發油：

a. 灌胃或注射給藥均有明顯的抗發炎作用，可抑制炎症發生過程的滲出、白血球游走及肉芽組織增生。

b. 對甲醛、角叉菜膠、酵母、蛋清引起的大鼠足蹠腫脹，巴豆油引起的小鼠耳腫脹，組織胺或前列腺素 E 引起的毛細血管通透性增加，大鼠注射角叉菜膠引起的白血球游走及大鼠肉芽腫增生均有明顯抑制作用，並能降低炎症組織及滲出液中組織胺含量。

c. 對正常及切除腎上腺大鼠均有抗發炎效應。

(2) 去甲烏藥鹼、細辛水提取物亦有較好的抗發炎作用。

(3) 細辛抗發炎機制：

a. 具有 ACTH 樣作用，增強腎上腺皮質功能。

b. 抑制炎性介質的釋放。

c. 對抗發炎性介質的作用。

d. 抗氧化、清除自由基作用。

4. 抗過敏反應

(1) 細辛水及乙醇提取物可使速發型過敏反應過敏介質釋放量減少 40% 以上。

(2) 細辛乳劑給小鼠灌胃，可使胸腺萎縮，脾臟指數降低，T 細胞數和溶血空斑數減少。

(3) 細辛煎劑灌服，可明顯降低豚鼠 α- 醋酸奈酯酶 (ANAE) 陽性 T 細胞的百分率。(與影響淋巴細胞亞群的分佈有關)

5. 對呼吸系統作用

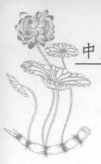

(1) 細辛揮發油、甲基丁香酚、細辛醚均可鬆弛支氣管平滑肌而產生平喘作用。

(2) 細辛揮發油可對抗組織胺、乙醯膽鹼引起的支氣管痙攣。

(3) 細辛醚有一定的袪痰作用。

(4) 細辛醇浸劑能使離體肺灌流量先有短暫降低，而後持續增加。

6. 對心血管系統作用

(1) 細辛醇提取物、去甲烏藥鹼可使麻醉犬心率加快，心輸出量增加，平均動脈壓升高。(應用 β 受體阻斷劑後，細辛增加心輸出量的作用仍舊存在)

(2) 細辛揮發油靜脈注射可對抗腦下垂體後葉素所致兔急性心肌缺血，並提升小鼠減壓耐缺氧能力。

(3) 細辛對實驗性心源性休克犬能提升其平均動脈壓、左室室內壓峰值和冠脈血流量等。

(4) 細辛揮發油給麻醉犬、貓靜脈注射，可見降血壓反應，但其水煎劑卻有升壓效果，該效應可能與所含去甲烏藥鹼有關。

7. 抗病原微生物作用

(1) 細辛揮發油對革蘭陽性菌、枯草桿菌、傷寒桿菌及多種真菌 (黃麴黴菌、黑麴黴菌、白色念珠菌等) 有一定抑制作用，抗菌有效成分為黃樟醚。

(2) α- 細辛醚對呼吸道合胞病毒的增殖有抑制性效應。

(二) 其他藥理作用

1. 細辛揮發油：

(1) 具有表面麻醉以及浸潤麻醉作用。

(2) 對家兔離體子宮及腸平滑肌具有小劑量興奮，大劑量抑制的作用。

2. 細辛水浸劑灌胃可降低心臟組織 LPO 含量。

3. 細辛尚有增強脂質代謝、升高血糖等作用。

(三) 綜述

1. 解熱、鎮靜、鎮痛、對心血管系統影響、抗病原微生物等作用是其袪風散寒功效的藥理學基礎。

2. 抗發炎、抗免疫、對呼吸系統等作用可能與開竅功效有關。

3. 主要有效成分是揮發油。

(四) 現代應用

1. 頭痛。

2. 慢性支氣管炎。

3. 心絞痛。

4. 緩慢型心律不整。

5. 局部麻醉。

(五) 不良反應

1. 細辛煎劑給小鼠灌胃、靜脈注射 LD_{50} 分別為 12.38 g/kg、0.78 g/kg。

2. 細辛揮發油小鼠腹腔注射 LD_{50} 為 0.55 ml/kg。

3. 細辛揮發油所含黃樟醚毒性較大，將其摻入飼料中，兩年後 28% 大鼠出現肝癌。

4. 細辛少量長時間餵飼貓及家畜，可引起動物肝腎脂肪變性。

5. 細辛每日用量超過 20 g 時，可有口唇、舌尖和趾指發麻感，停藥後可以恢復。

6. 細辛對腎臟有一定毒性，腎功能不全者應慎用。

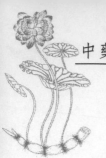

第三章 清熱藥

第一節 清熱藥之簡介

◎ 以清解裏熱爲主要作用的藥物，稱清熱藥。

◎ 功效：具有清熱瀉火、解毒、涼血、清虛熱等功效。

◎ 主治：主要用於熱病高熱、熱痢、癰腫瘡瘍以及陰虛內熱等所呈現的各種裡熱
  証候。

◎ 藥性：性屬寒涼，多入肺、胃、心、肝、大腸經。

◎ 裏熱證：

1. 主要是由於外邪入裡化熱，或內鬱化火所致的一類証候。

   (1) 外邪入裡化熱的証候與各種急性傳染病、急性感染性疾病，特別是伴全身
       毒血症時的表現相似，如高熱、汗出、口乾、煩躁、神昏譫語等。

   (2) 臟腑偏勝，鬱而化火 (熱) 之證與現代醫學中各種器官或組織的感染性疾
       病相似。

2. 血分實熱：斑疹和鼻衄、牙齦出血、吐血、便血，及煩躁、神昏譫語等症狀。

3. 虛熱多由精虧血少、陰液大傷而內生，出現口乾唇燥、虛煩不寐、盜汗，可
   見於現代醫學中大病後期體質虛弱，以及結核病等。

4. 主要病因是病原微生物感染，其病理過程包括發熱、
   炎症、疼痛、腹瀉、中樞症狀等。

5. 包括某些出血性疾病、頭痛眩暈症、過敏性疾病及
   腫瘤等非感染性疾病。

◎ 清熱藥依功效分類有：(1) 瀉火；(2) 涼血；(3) 解毒；(4)
  清虛熱。

◎ 清熱藥依性能分類有：(1) 清熱瀉火藥，如：知母、栀子、
  夏枯草等；(2) 清熱涼血藥，如：牡丹皮、芍藥、紫草等；
  (3) 清熱燥濕藥，如：黃芩、黃連、龍膽等；(4) 清熱解

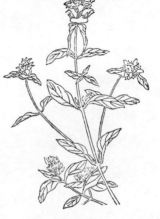

夏枯草

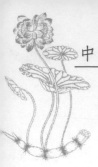

毒藥，如：金銀花、連翹、魚腥草等；(5) 清虛熱藥，如：青蒿、地骨皮等。

第二節　清熱藥主要的藥理作用

一、抗病原微生物作用

◎ 病原微生物可視為外邪，是引起各種感染、炎症性疾病的主要因素。

◎ 病原微生物在體內各器官的生長繁殖，能造成多種組織損傷和功能活動的改變。

二、抗菌作用

◎ 金銀花、連翹、黃芩、黃連、大青葉、板藍根、魚腥草、苦參等：對革蘭陽性菌 (如金黃色葡萄球菌、溶血鏈球菌、肺炎雙球菌等)、革蘭陰性菌 (如大腸桿菌、變形桿菌、痢疾桿菌、傷寒桿菌、腦膜炎雙球菌等) 都有一定的體外抑制作用。

◎ 黃連、秦皮、銀花、知母、黃芩、黃柏及黃連解毒湯、龍膽瀉肝湯等：對淋病雙球菌的抑制作用較強。

◎ 知母、蒲公英、黃柏：有抗變形鏈球菌作用。

◎ 黃連、黃芩、秦皮等對幽門和空腸彎曲桿菌有抑制作用。

◎ 黃連、黃柏、黃芩、銀花、連翹、苦參、梔子等對多種致病性的皮膚真菌有明顯的抑制作用。

◎ 抗菌的有效成分：小蘗鹼、黃芩素、氯原酸、異氯原酸、木犀草素、癸素、苦參鹼和穿心蓮內酯等。

◎ 黃連、黃柏、龍膽草之抗菌機理：可破壞菌體架構，細胞膜出現皺縮並折入胞漿內；抑制核酸、蛋白質合成；干擾糖代謝。

◎ 此類藥常見的抗菌有效成分有小蘗鹼 (黃連、黃柏、三棵針)、黃芩素 (黃芩)、綠原酸、異綠原酸 (金銀花)、秦皮乙素 (秦皮)、苦參鹼 (苦參、山豆根)、連翹酯苷 (連翹)、色胺酮 (板藍根、青黛)、癸醯乙醛 (魚腥草) 等。

◎ 這些抗菌有效成分與抗生素作用之間的差異：

1. 清熱藥用於急性感染性疾病，臨床療效確切，改善全身症狀顯著。

2. 體外實驗結果顯示，無論單味藥或是其有效成分的抗菌作用強度，一般均不及抗生素，說明清熱藥抗感染作用是透過多種作用產生的。

3. 除抗病原體作用外，抗細菌毒素、解熱、影響免疫功能等也參與了抗感染作用。

◎ 體內試驗的印證：

1. 有明顯的治療效果：

(1) 黃連解毒湯對實驗性細菌性腹膜炎。

(2) 黃連素對實驗性敗血症。

2. 在六十多味清熱藥中，並沒有發現一個像抗生素 (如青黴素、鏈黴素) 那樣具有很強的體內外抗菌作用的中草藥單獨應用於臨床。

3. 清熱藥的抗菌力不強可能原因：

(1) 大多數清熱藥的抑菌作用都是體外試驗。體外試驗，其抗菌效能與抗生素相比，差距很大，一般都比較低。因此，進入體內後能否達到有效的抗菌濃度，尚待進一步研究。

(2) 中草藥中的雜質較多，除含抗菌成分外，所含的鞣質、藥液的酸鹼度等都可通過物理或非特異性機理抑菌而影響抗菌作用。

(3) 中藥品種、炮炙、採收季節等均可影響抗菌效果：

a. 大青葉藥材來源有 7 科 16 種植物，所含有效成分的多少不一，其抗菌作用就有很大差異。

b. 千里光五月份採收的抗菌作用較一月份採收的抗菌作用強兩倍。

c. 魚腥草鮮品抗菌力較乾品強。

◎ 抗菌作用與臨床療效存在差異：

1. 穿心蓮內酯、苦參、白花蛇舌草等臨床有效，而體外抑菌試驗無效。

2. 穿心蓮水溶性黃酮部分體外試驗有效，進入體內後卻無效；複方也有類似情況。

3. 黃連、蒲公英及黃柏複方等在低濃度時就可破壞細菌超微結構，從膜的損傷至核膜、粒線體的破壞；黃柏複方還能消除白色念珠菌在卡那霉素處理小鼠腸道的定居。

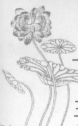

中藥藥理學

三、抗病毒作用

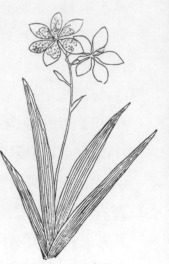

射干

◎ 體外試驗和臨床實踐證明：

1. 銀花、連翹、黃芩、牡丹皮、赤芍、大青葉、板藍根、魚腥草、地骨皮、紫草、野菊花、射干、青蒿素等對流感病毒亞甲型有明顯的抑制作用。

2. 蒲公英、敗醬草、夏枯草、赤芍、銀花等對單純疱疹病毒有抑制作用。

3. 大青葉對乙腦病毒、腮腺炎病毒以及赤芍對副流感病毒、腸道病毒均有一定的抑制效果。

4. 夏枯草、梔子、蚤休、半枝蓮對乙型肝炎病毒有效。

5. 用對流免疫電泳 (CIEP) 法測得黃芩、赤芍、馬勃、大青葉、蒲公英、板藍根、半枝蓮、知母、連翹、魚腥草等對乙肝抗原 (HBsAg) 有抑制作用。

6. 臨床研究證實，苦參鹼有抑制乙肝病毒複製作用。

7. 黃連、黃芩、生地、蒲公英能誘生干擾素，阻礙病毒複製。

8. 紫花地丁、黃連、紫草、穿心蓮、金銀花、蟛蜞菊、夏枯草等還有抑制艾滋病毒 (HIV) 作用，黃芩對 HIV 逆轉錄酶的抑制作用也很強。

四、抗毒素作用

◎ 直接作用：降解內毒素 (endotoxin)，拮抗外毒素 (exotoxin)。

1. 降解內毒素作用

   (1) 內毒素是革蘭陰性菌細胞壁上的一種脂多糖。

   (2) 當細菌死亡細胞壁崩解時，內毒素會釋放出來。

   (3) 內毒素可由活菌以發泡方式釋放出來。

   (4) 內毒素有複雜的生物活性，如可引起發熱、循環障礙、休克及瀰漫性血管內凝血。

   (5) 隨著抗生素的大量運用，革蘭陽性菌感染已逐漸下降，革蘭陰性菌感染相應增加，而目前絕大部分抗生素對內毒素無效。

(6) 金銀花、連翹、蒲公英、敗醬草等有抗內毒素的作用，以前兩個爲強，並發現龍膽瀉肝湯能明顯降低實驗性內毒素血症動物血漿中內毒素的含量。

(7) 清解靈(白頭翁、蒲公英、敗醬草、大黃、甘草)、熱毒清(金銀花、蒲公英、大青葉、魚腥草)等能直接破壞和降解內毒素的形態結構，使其失去毒性。

(8) 經"清解靈"處理過的內毒素與多黏菌素 B 處理過的內毒素，從電子顯微鏡下觀察到兩者結構變化相同，使內毒素的鏈狀盤繞結構崩解呈板狀或短片狀。

(9) 熱毒清還對內毒素所致的溶小體膜的損傷有保護作用。

2. 拮抗外毒素作用

(1) 外毒素是細菌分泌到體外的物質，毒力大。

(2) 外毒素對機體組織有選擇性的毒害作用。

(3) 小蘗鹼能使霍亂弧菌毒素所致腹瀉潛伏期延長以及腹瀉程度減輕，顯示其抗外毒素的作用。

◎ 間接作用：降低細菌的毒力

1. 抗透明質酸酶作用

(1) 透明質酸是結締組織的基質成分之一，能被透明質酸酶破壞，使結締組織酥鬆，使細菌、毒素能在結締組織中擴散，造成感染蔓延。

(2) 射干等有抗透明質酸酶的作用，故可阻止細菌、毒素在結締組織中的擴散，間接降低細菌的毒力。

2. 抑制凝固酶的形成

(1) 多數致病性的葡萄球菌能產生一種酶原，在血漿和組織中形成血漿凝固酶，使血漿凝固，並使炎症滲出物中的纖維蛋白原變成纖維蛋白，附著在細菌表面，使其不易被吞噬或在吞噬細胞中不易被破壞。

(2) 黃芩、知母、牡丹皮及黃連解毒湯在低於抑菌濃度時就能抑制凝固酶的形成，有利於細菌在體內的消滅。

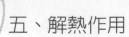

五、解熱作用

◎ 發熱是溫熱病的主要症狀，患者體溫的變化也是臨床觀察藥效和病情發展的重要特徵。

◎ 細菌、病毒、內毒素均可引起內熱原釋放而致熱。

◎ 石膏、知母、水牛角、羚羊角、黃芩、黃連、銀花、魚腥草、大青葉、板藍根、地骨皮、紫草、穿心蓮、青蒿、白虎湯、清瘟敗毒飲、黃連解毒湯等對動物實驗性發熱模型均有較好的退熱作用。

六、抗發炎作用

◎ 炎症是產生裏熱證候的重要原因。

◎ 大青葉、板藍根、銀花、連翹、黃連、黃柏、黃芩等對多種致炎劑(角叉菜膠、二甲苯、蛋清、巴豆油和甲醛)引起的實驗性炎症均有一定的抑制作用。

◎ 黃連解毒湯對金黃色葡萄球菌所致的感染炎症有效。

◎ 清解注射劑(由銀花、連翹、紫花地丁、蒲公英等組成)對大腸桿菌所引起實驗性腹膜炎有效。

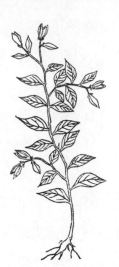

連翹

◎ 穿心蓮、秦皮等能明顯興奮垂體-腎上腺系統的作用。

◎ 黃芩、紫草、魚腥草等對環氧化酶、脂氧化酶二途徑多種產物生成有抑制作用。

◎ 紫草素能抑制白三烯 B_4 (LTB_4) 的合成，這可能是其抗發炎、解毒、解熱作用的重要機理。

七、對非特異性免疫功能的影響

◎ 增加白血球數，促進白血球和單核巨噬細胞的吞噬功能，如蒲公英、銀花、生地、丹皮、魚腥草、野菊花、穿心蓮等。

◎ 提高體內自身的抗菌物質，如魚腥草能提高體內溶菌素的活性和血漿備解素的水平。

◎ 溶菌素是一種鹼性蛋白，有溶解革蘭陽性菌細胞壁的作用。

◎ 備解素和補體是血中特殊蛋白，能增強機體對革蘭陰性菌感染的抵抗力。

八、對特異性免疫功能的影響

◎ 對細胞免疫的作用

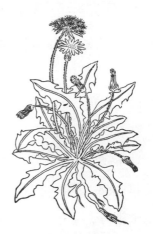

蒲公英

1. 山豆根、黃連、黃芩、蒲公英、金銀花等可提高淋巴細胞的轉化率，促進細胞免疫作用。

2. 氧化苦參鹼、穿心蓮內酯、青蒿素、丹皮酚及白鮮皮、魚腥草、黃芩等均具有抗過敏作用。

◎ 對體液免疫的作用

1. 黃柏、白鮮皮和黃連解毒湯有抑制體液免疫的作用。

◎ 對免疫功能的影響與免疫抑制劑皮質激素不同，清熱藥只對免疫過程的某個機制有效，而免疫抑制劑對多個機制均有影響。

◎ 與抗生素更不同，抗生素在治療感染性疾病時，多不影響免疫功能。

九、抗腫瘤作用

◎ 清熱解毒是中醫治療惡性腫瘤的基本治則。

◎ 體外試驗和動物試驗證明廣豆根、青黛、紫草、苦參、知母、半枝蓮、白花蛇舌草、地骨皮、穿心蓮、青蒿素、赤芍和六味地黃湯等對多種實驗性癌腫有明顯的抑制作用。

◎ 有人以人早幼粒白血病細胞株 (HL-60) 作為靶細胞，對 39 種清熱解毒類中藥水提液對靶細胞的殺傷作用進行了觀察，結果發現有 25 種中藥對靶細胞有明顯的殺傷作用。

1. 山豆根、銀花、黃芩、地骨皮、七葉一枝花等 7 種中藥在 5 μL/mL 濃度 (1mg/mL) 下能完全殺死靶細胞。

2. 夏枯草、黃柏、半枝蓮、虎杖等在 10 μL/mL 濃度可殺死靶細胞。

◎ 近年來，中藥常用的抗癌方藥，均有一定抗癌效果：

1. 抗癌乙丸 (山豆根、草河車、夏枯草、白鮮皮、敗醬草、黃藥子)

2. 清瘤片 (紫河車、腫節風、山豆根、半枝蓮、白花蛇舌草等)

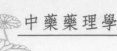

十、清除自由基作用

◎ 目前所知，吞噬殺菌、癌變、衰老等都與自由基有關。

◎ 正常機體所產生的自由基，可被自由基清除系統所清除，並不影響正常生理功能。

◎ 在某些病理過程中所產生過多的自由基，則可嚴重損傷組織細胞，而引起器官功能的異常改變。

◎ 自由基是體內的有"毒"物質，也可視為內毒。

◎ 中醫所說的"毒"不僅包括細菌、病毒、毒素，也可包括自由基。

◎ 熱毒清能直接抑菌，拮抗內毒素引起的瀰漫性血管內凝血，能使內毒素網狀結構崩解，還有較強的清除自由基的作用。

◎ 認為致病菌和內毒素在體內可誘發自由基，即可謂 " 外毒入內，內毒中生 "。

十一、其他

◎ 黃芩、羚羊角、赤芍、丹皮有鎮靜、抗驚作用。

◎ 知母有抗血小板聚集作用。

◎ 黃連、黃芩、丹皮有降血壓作用。

◎ 黃芩、連翹、蒲公英、梔子等有保肝作用。

◎ 生地黃有強心作用。

◎ 秦皮、黃連、苦參、馬齒莧有利尿作用。

◎ 黃連、黃柏有抑制胃腸運動的作用。

◎ 七葉一枝花、穿心蓮、龍葵還有抗蛇毒作用。

十二、綜述

◎ 清熱藥的藥理作用相當廣泛，其治療各種熱證的原因可能是群體效應的結果。

◎ 通過抗菌、抗病毒、抗毒素消滅病邪內傳或消除已侵入臟腑的病邪。

◎ 通過解熱、抗發炎、抗過敏、抗腫瘤緩解症狀。

◎ 通過提高體內抗菌物質的含量和促進免疫功能而增強機體的抗病能力和促進組織損傷的修復。

◎在治療嚴重細菌感染性疾病時，清熱藥若能與抗生素聯合應用，既可發揮抗生素較強抑殺細菌的作用，又可發揮清熱藥增強免疫、清除內毒素等的作用，可達到菌毒並治，發揮兩個優勢，產生祛邪而不傷正的效果。

第三節　常見清熱藥之各論

一、黃芩

基原：唇形科草本植物黃芩 *Scutellaria baicalensis* Georgi、黏毛黃芩 *S. viscidula* Bge、滇黃芩 *S. amoena* C. H. Wright、甘肅黃芩 *S. Rehderiana* Diels、薄葉黃芩 *S. ikonnikovii* Juz、麗江黃芩 *S. likiangensis* Dieis 及川黃芩 *S. hypericifolia* Level. 的乾燥根。其根色黃如金，因稱黃菳，後省作芩，《本草綱目》草部謂：芩說文作金，謂其色黃也。

◎性味：味苦，性寒。

◎歸經：歸肺、膽、胃、大腸經。

◎主要成分：

1. 黃酮類：黃芩苷 (baicalin)、黃芩素 (黃芩苷元，baicalein)、漢黃芩苷 (wogonoside)、漢黃芩素 (wogonin)、千層紙素 A(oroxylin-A)、黃芩新素 I(skullcapfavone I)、黃芩新素 II(skulcapfavone II) 等。

2. β-谷甾醇、苯甲酸、葡萄糖醛酸和微量元素。

◎功效：清熱燥濕、瀉火解毒、止血、安胎。

◎主治：用於濕溫暑溫、胸悶嘔噁、濕熱痞滿、瀉痢、黃疸、肺熱咳嗽、高熱煩渴、血熱吐衄、癰腫瘡毒、胎動不安等。

◎《本草經疏》：其性清肅，所以除邪；味苦所以燥濕；陰寒所以勝熱。故主諸熱，邪熱與濕熱也。《名醫別錄》：療痰熱、胃中熱。

(一) 與黃芩功效主治相關的藥理作用

1. 抗病原體

(1) 黃芩生品及炮製品對痢疾桿菌、綠膿桿菌、金黃色葡萄球菌有效，對變形

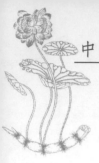

桿菌、大腸桿菌、肺炎雙球菌、甲型溶血性鏈球菌的抑制作用較差。

(2) 生黃芩的作用優於炮製品，但冷浸黃芩的作用比加熱處理者低。

(3) 黃芩水浸劑對多種皮膚真菌有抑制作用，黃芩苷元對尖孢鐮刀菌和白色念珠菌的生長有抑制作用。

(4) 黃芩與柴胡配伍，能抑制流感病毒對雞胚的感染，降低感染病毒小鼠的死亡率，減輕其肺部病變。

(5) 黃芩苷有抗內毒素作用，能減輕內毒素對細胞膜架構的損傷作用。

2. 抗發炎

(1) 黃芩水煎醇沉液灌胃，對大鼠酵母性足腫脹有明顯抑制作用。

(2) 黃芩甲醇提取物、黃芩素、黃芩苷灌胃，均能抑制大鼠角叉菜膠性足腫脹。

(3) 黃芩素及漢黃芩素對大鼠佐劑性關節炎也有抑制作用。

(4) 黃芩莖葉總黃酮口服給藥，對二甲苯致小鼠耳腫脹和甲醛致大鼠足蹠腫脹均有明顯的抑制作用，對棉球肉芽腫影響不明顯。

(5) 黃芩甲醇提取物及黃酮單體能抑制醋酸引起的小鼠腹腔毛細血管通透性增加。

(6) 黃芩抗發炎作用與抑制炎性介質的生成和釋放有關。

(7) 黃芩新素 II、漢黃芩素、漢黃芩苷、黃芩素等均能抑制大鼠腹膜肥大細胞釋放組織胺。

(8) 花生四烯酸的代謝產物是重要的炎性介質，黃芩素、黃芩苷能影響花生四烯酸代謝，不同程度地抑制前列腺素 E (PGE) 和白血球三烯 (LT) 的生成，從而減輕炎性介質擴張血管、增加血管壁通透性及白血球的趨化作用。

3. 對免疫功能的影響

(1) 黃芩具有抗免疫反應作用，尤其對 I 型過敏反應作用顯著。I 型過敏反應常因多種外來過敏原引起，由 IgE 抗體介導，引起肥大細胞釋放血管活性胺 (組織胺、5-HT) 及其他炎性介質，導致全身和局部的過敏反應。

(2) 黃芩苷可抑制小鼠被動皮膚過敏反應。

(3) 黃芩苷、黃芩素等對致敏豚鼠離體回腸及氣管有明顯的解痙作用，黃芩苷對實驗性哮喘也有一定的抑制作用。

(4) 黃芩免疫抑制作用機制：

a. 穩定肥大細胞膜，減少炎性介質釋放。黃芩苷可減少致敏豚鼠離體肺灌流液中慢反應物質 (SRS-A) 的含量，黃芩苷也能顯著抑制肥大細胞釋放組織胺。

b. 影響花生四烯酸代謝，抑制炎性介質的生成。黃芩苷明顯抑制鈣離子載體 A_{3187} 誘導的大鼠腹腔巨噬細胞 PGE_2 合成增加。

(5) 黃芩具有提升機體免疫功能作用：黃芩苷鋅絡合物腹腔注射，連續 5 日，能明顯提升小鼠腹腔巨噬細胞吞噬百分率和吞噬指數，並使血清溶菌酶含量及紅細胞補體 $C_{3b}R$ 酵母花環形成百分率明顯提升。

(6) 黃芩苷劑量在 10-320 $\mu g/mL$ 範圍內，可使 NK 細胞活性隨劑量增加而增強，劑量大於 640 $\mu g/mL$ 時，NK 細胞活性反而明顯降低，說明黃芩苷增強 NK 細胞活性有濃度倚賴關係。

(7) 黃芩苷及黃芩苷元均能抑制免疫缺陷病毒 (HIV-l) 及免疫缺陷病毒逆轉錄酶 (HIV-1 RT) 的活性，黃芩苷元作用強於黃芩苷。

4. 解熱

(1) 黃芩莖葉總黃酮口服給藥，對酵母引起的大鼠發熱有顯著的解熱作用。

(2) 黃芩苷腹腔或靜脈注射對發熱大鼠也有明顯的解熱作用，並呈一定的量效關係。

(3) 黃芩苷對正常體溫大鼠無降溫作用。

5. 保肝、利膽

(1) 黃芩瀉火解毒，主治諸熱黃疸。

(2) 黃芩及黃芩提取物等對半乳糖胺、四氯化碳誘導的實驗性肝損傷有保護作用。

(3) 原代培養大鼠肝細胞受四氯化碳損傷後，細胞培養液中 ALT 活性明顯升高，黃芩的乙酸乙酯萃取物和正丁醇萃取物均可使其顯著降低。

(4) 黃芩的保肝作用可能與抗氧自由基損傷有關。

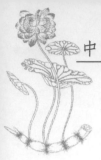

(5) 黃芩莖葉總黃酮灌胃可增加小鼠肝勻漿中谷胱胜肽過氧化物酶 (GSH-PX) 的活性，明顯降低過氧化脂質 (LPO) 的含量。

(6) 千層紙素 A、漢黃芩素、黃芩新素 II、黃芩素、黃芩苷等，口服或體外給藥能抑制氯化亞鐵和抗壞血酸的混合物激活的肝臟脂質過氧化作用。

(7) 黃芩黃酮對 NADPH-ADP 引起的體外肝臟脂質過氧化作用也有明顯抑制作用。

(8) 黃芩及其有效成分黃芩素等可促進實驗動物膽汁分泌，顯示利膽作用。

6. 鎮靜

(1) 中醫認為火邪為陽邪，其性炎上，引起心煩失眠等症。

(2) 黃芩清熱瀉火，有中樞抑制作用，能減少小鼠自發活動，協同閾下催眠量的戊巴比妥鈉催眠作用。

7. 對血液系統影響

(1) 黃芩有止血功效，主治血熱吐衄，但對血液系統的作用較為複雜。

(2) 黏毛黃芩、滇黃芩、薄葉黃芩中的黃芩苷水溶性成分具有促凝血和明顯的延長纖維蛋白溶解活性作用，而黃芩及甘肅黃芩的水溶性成分則無明顯作用。

(3) 黃芩素、漢黃芩素、千層紙素、黃芩新素 II 等能不同程度地抑制膠原、ADP、花生四烯酸誘導的血小板聚集，抑制凝血酶誘導的纖維蛋白原轉化為纖維蛋白，產生抗凝血作用。

(二) 其他藥理作用

1. 降血脂、抗動脈粥狀硬化

(1) 對實驗性高脂血症大鼠，口服漢黃芩素、黃芩新素 II，可升高血清高密度脂蛋白膽固醇 (HDL-C) 濃度。

(2) 黃芩新素 II 還能降低血清總膽固醇 (TC) 濃度，黃芩素、黃芩苷能降低血清甘油三酯 (TG) 含量。

(3) 黃芩莖葉總黃酮也有明顯降血脂及抗動脈粥狀硬化作用。

2. 抗氧自由基損傷

(1) 黃芩苷對心、肺、晶狀體有抗氧自由基損傷作用。

(2) 黃芩苷連續腹腔注射 3 天，可對抗阿霉素引起的脂質過氧化損傷，提升小鼠心肌超氧化物歧化酶 (SOD) 和 GSH-PX 活性，降低丙二醛 (MDA) 含量，從而減輕自由基對心肌的損傷。

(3) 黃芩苷對過氧亞硝基陰離子 (ONOO⁻) 致大鼠肺損傷也有明顯保護作用。

(4) 黃芩苷可對抗亞硒酸鈉誘導的白內障晶狀體損傷，提升晶狀體的抗氧化能力。

3. 降血壓、抗心肌缺血、抗心律不整

(1) 早年研究：

a. 黃芩水浸液、黃芩提取物靜脈注射可引起動物血壓下降，反覆給藥無快速耐受現象。

b. 黃芩苷有擴血管作用，可對抗 NA、KCl 及 $CaCl_2$ 所致的大鼠離體主動脈條收縮，使量效反應曲線右移，但最大收縮效應降低。

(2) 近來研究：

a. 黃芩苷對培養的大鼠主動脈平滑肌細胞內游離鈣濃度有降低作用，推測其降血壓作用與阻滯鈣通道有關。

(3) 黃芩苷：

a. 可對抗異丙腎上腺素所致大鼠急性心肌損傷，使缺血心電圖 S-T 段異常抬高數減少，血清磷酸肌酸激酶 (CPK) 降低。

b. 對大鼠心肌收縮性能有明顯抑制作用，可使心肌耗氧量減少。

(4) 黃芩莖葉總黃酮灌胃：

a. 對靜脈注射垂體後葉素引起的大鼠心肌缺血有明顯的對抗作用，並可增加離體豚鼠的冠脈流量。

b. 對烏頭鹼誘發大鼠的心律不整、大鼠冠脈結扎複灌性心律不整及電刺激家兔心臟誘發室顫均有明顯的對抗作用，可增加哇巴因誘發豚鼠心律不整的閾劑量，但對致死劑量無明顯影響。

c. 可明顯延長小鼠常壓缺氧的存活時間，增強動物的抗缺氧能力。

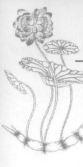

4. 其他

    (1) 黃芩苷、黃芩素能降低實驗性糖尿病大鼠醛糖還原酶活性，減輕糖尿病慢性併發症，使晶狀體、腎臟病理變化得到明顯改善。

    (2) 黃芩中酚性苷類能減輕放射引起的組織損傷，提升小鼠存活率。

（三）綜述

  1. 清熱燥濕、瀉火解毒：與其抗病原體、抗發炎、調節免疫功能、解熱、鎮靜、保肝、利膽、促凝血等藥理作用有關。

  2. 主要有效成分為黃酮類。

（四）現代應用

  1. 小兒呼吸道感染：50% 黃芩水煎液治療小兒上呼吸道感染、急性支氣管炎及扁桃腺炎。

  2. 急性菌痢：黃芩素治療急性菌痢。

  3. 病毒性肝炎。

  4. 其他感染：節疔、外癰、蜂窩組織炎和深部膿腫。

（五）不良反應

  1. 犬口服浸劑每日 15 g/kg，連續 8 周，除可見糞便稀軟外，未見其他明顯毒性。

  2. 生黃芩浸劑注射毒性較大，給家兔靜脈注射 2 g/kg 可引起死亡。

  3. 小鼠腹腔注射黃芩苷的 LD_{50} 為 3.081 g/kg。

二、黃連

◎ 基原：毛茛科植物黃連 *Coptis chinensis* Franch.、三角葉黃連 *C. deotoidea* C. Y. Cheng et Hsiao. 及雲連 *C. teeta* Wall. 的乾燥根莖。上述三種黃連分別習稱為味連、雅連和雲連。

◎ 性味：味苦，性寒。

◎ 歸經：歸心、脾、胃、肝、膽、大腸經。

◎ 主要成分：

  1. 含有多種生物鹼，包括小蘗鹼（黃連素，berberine）、黃連鹼 (coptisine)、掌葉

防己鹼 (巴馬亭，palmatine)、藥根鹼 (jatrorrhizine)、表小檗鹼 (epiberberine)、甲基黃連鹼 (worenine)、非洲防己鹼 (columbamine)、木蘭花鹼 (magnoflorine)等。

2. 其中以小檗鹼含量最高，黃連、三角葉黃連及雲連中小檗鹼含量均超過 4%。

3. 小檗鹼是黃連所含的重要有效成分。

◎ 功效：清熱燥濕、瀉火解毒。

◎ 主治：濕熱痞滿、嘔吐、瀉痢、黃疸、高熱神昏、心火亢盛、心煩不寐、血熱吐血、目赤吞酸、牙痛、消渴、癰腫療瘡；外用可治療濕疹、濕瘡、中耳炎。

◎《本草正義》：黃連大苦大寒，苦燥濕，寒勝熱，能泄降一切有餘之濕火，而心、脾、肝、腎之餘熱，膽、胃、大小腸之火，無不治之。(清風火之目病，中平肝胃之嘔吐，下通腹痛之滯下，皆燥濕清熱之效也。)

(一) 與黃連功效主治相關的藥理作用

1. 抗病原體

(1) 黃連清熱燥濕，瀉火解毒功效之主要基礎。

(2) 抗菌譜及抗菌機制：

a. 黃連及小檗鹼具有廣譜抗菌作用，對多種細菌、結核桿菌及眞菌等有抑制或殺滅作用。

b. 雲連、雅連、味連在體外對金黃色葡萄球菌、溶血性鏈球菌、大腸桿菌、綠膿桿菌、痢疾桿菌、傷寒桿菌及陰溝桿菌共 7 種 16 株致病菌均有抑制作用。

c. 黃連水浸出液 5 mg/mL 與小檗鹼 0.5 mg/mL 比較，無論在抑制菌株數或抑菌率方面，黃連水浸出液均優於小檗鹼。

d. 黃連及三黃注射液 (等量黃連、黃芩、黃柏組成) 還具有抗眞菌作用。

e. 巴馬亭、藥根鹼對凱爾酵母菌、白色念珠菌等有抗菌作用。黃連煎液及小檗鹼在體外及體內均有一定的抗阿米巴作用。小檗鹼對多種流感病毒及新城雞瘟病毒有抑制作用。

f. 黃連低濃度抑菌，高濃度殺菌。

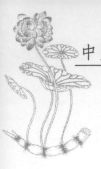

(3) 抗菌作用機制：

a. 破壞細菌結構：黃連最低殺菌濃度 0.66 g/mL 能引起金黃色葡萄球菌中隔變形、彎曲和粗細不一，在細胞質中，染色顆粒消失、細胞質變蒼白，核糖體處出現高電子密度的團塊。(將石膏樣癬菌接種在 40% 黃連藥液培養基中，培育 7 日後可引起眞菌細胞膜明顯皺縮，反折入胞漿內，胞漿內細胞器消失。)

b. 抑制細菌糖代謝：黃連能抑制酵母菌及細菌糖代謝的中間機制丙酮酸的氧化脫羧過程。

c. 抑制核酸、蛋白質合成：小蘗鹼能干擾肺炎球菌 [14]C- 苯丙氨酸、[14]C- 胸腺嘧啶核苷及 [14]C- 尿嘧啶核苷的摻入作用，影響核酸代謝。小蘗鹼還能抑制霍亂弧菌的 RNA 和蛋白質合成。

(4) 炮製及配伍對黃連抗菌作用的影響

a. 酒黃連、姜黃連和萸黃連與黃連比，體外抗綠膿桿菌作用加強，但抗金黃色葡萄球菌、傷寒桿菌、痢疾桿菌、溶血性鏈球菌、變形桿菌的作用強度無明顯變化。

b. 黃連、黃芩、甘草水煎液單味或不同比例配伍後對金黃色葡萄球菌生長的抑制作用發生影響。

(a) 黃連與黃芩配伍，黃連的抑菌作用未見降低。

(b) 黃連與甘草配伍，無論比例如何，配伍後黃連的抑菌作用均呈降低趨勢。

(c) 當三藥同時配伍時，黃連的抑菌作用不變，或反增強。

2. 抗細菌毒素、抗腹瀉

(1) 黃連及小蘗鹼能提升機體對細菌內毒素的耐受能力。

(2) 黃連能對抗大腸桿菌引起的腹瀉。

(3) 小蘗鹼能對抗霍亂毒素引起的腹瀉，並減輕小腸絨毛的水腫、分泌亢進等炎症反應，降低死亡率。

(4) 小蘗鹼對非感染性腹瀉也有對抗作用，如抗蓖麻油及番瀉葉引起的腹瀉。

3. 抗發炎、解熱

  (1) 小蘗鹼：

    a. 對急慢性炎症均有抑制作用。

    b. 皮下注射可抑制二甲苯引起的小鼠耳腫脹。

    c. 對大鼠角叉菜膠性足距腫脹、慢性棉球肉芽腫均有明顯抑制作用。

    d. 可抑制乙酸引起的小鼠腹腔毛細血管通透性增高，對組織胺引起的大鼠皮膚毛細血管通透性增加也有抑制作用。

  (2) 抗發炎作用機制：

    a. 能明顯抑制趨化因子 ZAP 誘導的中性粒細胞趨化作用，抑制酵母多糖誘導的多形核白血球化學發光反應，對白血球系產生的烴自由基及過氧化氫導致的化學發光亦有顯著的抑制作用。

    b. 靜脈滴注可明顯降低大鼠炎症組織中前列素 E_2 (PGE$_2$) 的含量。

    c. 能明顯降低中性粒細胞中磷脂酶 A_2 (PLA$_2$) 的活性，減少炎性介質的生成。

  (3) 藥根鹼及黃連鹼也有顯著的抗發炎作用。

  (4) 黃連注射液：

    a. 對白血球致熱原所致家兔發熱有明顯解熱作用。

    b. 能降低腦脊液中 cAMP 含量，黃連可通過抑制中樞發熱介質的生成或釋放而產生解熱作用。

4. 鎮靜催眠

  (1) 心火亢盛，躁擾心神，出現心悸、失眠、多夢等症狀。

    a. 黃連瀉心火，解熱毒，具有中樞抑制作用。

    b. 小蘗鹼可使小鼠自發活動減少，作用持續在 85 分鐘以上，對戊巴比妥鈉的催眠作用能產生協同效應，可縮短後者引起小鼠睡眠的潛伏期，並使睡眠時間延長。

  (2) 小蘗鹼、黃連鹼：

    a. 均為季銨類的生物鹼。

    b. 不易透過血腦屏障而中樞抑制作用較弱。

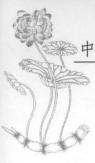
(3) 四氫小檗鹼、四氫黃連鹼：

　a. 叔胺類生物鹼。

　b. 易透過血腦屏障而使中樞抑制作用增強。

5. 降血糖

(1) 黃連清胃熱，對胃火熾熱、消穀善飢、煩渴多飲的中消證有效。

(2) 黃連水煎液口服可使正常小鼠血糖下降，並呈量效關係。

(3) 小檗鹼：

　a. 能降低正常小鼠血糖，一次給藥後 2-4 小時內，降血糖作用最強，6 小時後作用已減弱。

　b. 一次灌胃給藥對葡萄糖和腎上腺素引起的血糖升高均有降低作用。

　c. 連續灌胃 15 日，對自發性糖尿病巡小鼠有降血糖作用，並能改善糖耐量，對四氧嘧啶致糖尿病小鼠也有降血糖作用。

　d. 可使糖尿病鼠的晶體、腎臟醛糖還原酶活性明顯下降，尿蛋白呈下降趨勢，腎小球病理變化得到明顯改善。(小檗鹼不僅有降血糖作用，對糖尿病性併發症也有一定作用。)

　e. 灌胃對小鼠胰島素分泌及小鼠給葡萄糖負荷後的胰島素釋放均無明顯影響。

　f. 對正常小鼠肝細胞膜胰島素受體數目及親和力亦無明顯影響。(小檗鹼的降血糖作用與胰島素的釋放等無關。)

　g. 能降低肝臟和脯肌糖原含量，抑制丙氨酸為底物的糖原異生作用，升高血中乳酸含量。(小檗鹼的降血糖作用是透過抑制肝臟的糖原異生和 / 或促進外周組織的葡萄糖酵解作用產生。)

6. 抗潰瘍

(1) 黃連及小檗鹼具有抗實驗性胃潰瘍作用。

(2) 給大鼠灌胃黃連甲醇提取液，對鹽酸 - 乙醇引起的胃黏膜損傷有明顯保護作用。

(3) 小檗鹼對大鼠醋酸性胃潰瘍有癒合作用。

(4) 小檗鹼抗潰瘍作用與其抑制胃酸分泌作用有關。

(5) 幽門螺桿菌感染是潰瘍病、慢性胃炎的重要發病原因，黃連對幽門螺桿菌有較強的抑制作用，可能是黃連治療潰瘍病的作用機制之一。

7. 抗腫瘤

(1) 黃連對裸鼠鼻咽腫瘤移植瘤有明顯治療作用。

(2) 黃連殺傷鼻咽癌細胞的作用主要表現為細胞毒作用。

(3) 小檗鹼體外對艾氏腹水癌及淋巴瘤 NK/LY 細胞有一定抑制作用。

(4) 鹽酸小檗鹼抗胃癌的作用與促進癌細胞分化有關。

(5) 小檗鹼還能透過抑制癌細胞呼吸，阻礙癌細胞嘌呤和核酸的合成，干擾癌細胞代謝等途徑產生抗癌作用。

(二) 其他藥理作用

1. 對心血管功能的影響

(1) 心主血脈，心火亢盛可引起多種心血管系統功能失常。

(2) 黃連解毒瀉火，並以瀉心經實火見長，其抗心律不整等作用可能與此功效有關。

(3) 小檗鹼對心血管作用非常廣泛，有些藥理作用與功效之間的關係尚不清楚。

(4) 正性肌力作用

a. 小檗鹼在一定劑量範圍內，對動物離體心臟及整體心臟均顯示出正性肌力作用。

b. 小檗鹼在 0.1-3 μmol/L 的劑量範圍內，呈劑量倚賴性地增加離體豚鼠乳頭狀肌收縮力，當濃度達 300 μmol/L 時，乳頭狀肌收縮力增加 50%。

c. 小檗鹼對右心房肌也產生正性肌力作用。

d. 小檗鹼對豚鼠心乳頭狀肌的等長收縮張力的增強作用可持續達 40 分鐘。

e. 小檗鹼有抗心力衰竭作用，靜脈注射 0.1% 小檗鹼，對靜脈滴注戊巴比妥鈉引起衰竭的豚鼠心臟，可使左心室內壓變化最大速率 (dp/dt)max 上升。

f. 靜脈注射和口服小檗鹼均可使心衰模型犬心排血量增加，左室舒張末壓下

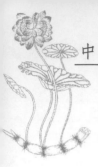

降，心率減慢。

g. 小藥鹼靜脈注射對清醒狀態大鼠也有一定的強心作用。

h. 小藥鹼促進心肌細胞外 Ca^{2+} 內流，導致細胞內 Ca^{2+} 濃度增加，其正性肌力作用的機理與增加心肌細胞內 Ca^{2+} 濃度有關。

i. 小藥鹼用量過大反而抑制心肌收縮力。

(5) 負性頻率作用

a. 小藥鹼靜脈注射，可使清醒大鼠心率先加快而後緩慢持久地減慢。

b. 小藥鹼 300 μmol/L 可使離體豚鼠右心房自發節律減慢 15%。

c. 小藥鹼對腎上腺素引起的心率加快有非競爭性拮抗作用。

2. 對心肌電生理特性的影響

(1) 對慢反應細胞 (兔竇房結、房室結細胞)，小藥鹼 0.1、1、10、30 μmol/L 能劑量倚賴性地降低動作電位 4 相去極化速率，降低自律性；降低 0 相去極化最大速率 (Vmax) 及振幅，減慢傳導；延長動作電位時程及有效不應期，消除折返沖動。小藥鹼對兔竇房結的抑制作用不被阿托品 (1 μmol/L) 所拮抗。

(2) 對快反應細胞 (右心房界嵴細胞)，小藥鹼也有延長動作電位時程和有效不應期作用，但需較高濃度，對動作電位振幅及 Vmax 的影響不明顯。犬靜脈注射小藥鹼血 1 mg/kg，繼以每分鐘 0.2 mg/kg 恆速靜脈輸入，可使心房及心室有效不應期及功能不應期延長。

3. 抗心律不整

(1) 小藥鹼：

a. 具有顯著的抗心律不整作用，對多種原因誘發的實驗性心律不整有對抗作用。

b. 可使 $CaCl_2$ 誘發的小鼠室性早搏 (VE)、室性心搏過速 (VT)、室性纖顫 (VF) 的發生率降低，增加誘發 VE、VT、VF 以及心室停搏所需烏頭鹼的用量，對 $BaCl_2$、腎上腺素誘發的大鼠室性心律不整、$CaCl_2$-ACh 誘發的小鼠心房顫動也均有對抗作用，並能提升電刺激所誘發的家兔室顫閾值。

c. 還能降低結紮冠狀動脈引起的犬缺血性心律不整 (心室早博、心室顫動) 的發生率。

(2) 藥根鹼也有抗心律不整作用。

(3) 小蘗鹼抗心律不整作用可能機制

a. 與降低心肌自律性、延長動作電位時程及有效不應期，消除折返衝動有關。

b. Quabain 誘發的心律不整與其抑制 Na^+, K^+–ATP 酶，使心肌細胞內 Na^+ 增加有關，小蘗鹼能選擇性地對抗哇巴因誘發的動物室性心律不整，顯示其抗心律不整作用可能與抑制心肌 Na^+ 內流作用有關。

c. 大劑量小蘗鹼可抑制豚鼠心乳頭狀肌緩慢內向離子電流 (Isi)，顯示 Ca^{2+} 通道阻滯作用。

4. 降血壓

(1) 小蘗鹼：

a. 靜脈給藥，對麻醉犬和清醒大鼠均能產生明顯的降血壓作用。

b. 降血壓同時伴後負荷和心率下降，而左室心肌收縮力加強，說明心率減慢及外周阻力降低是小蘗鹼降血壓作用的主要機制。

c. 利用大鼠肛尾肌標本及兔主動脈條標本，發現小蘗鹼 0.3 μ mol/L、1.0 μ mol/L、3 μ mol/L 可使去氧腎上腺素 (α 受體激動) 引起的平滑肌收縮累積量效曲線平行右移，最大效應不變，顯示小蘗鹼對 α 受體有競爭性拮抗作用，但其作用強度不如派挫臻。

(2) 藥根鹼對麻醉、清醒大鼠以及腎性高血壓大鼠亦有顯著的降血壓作用，其降血壓作用的機理也與 α 受體阻斷作用有關。

5. 抗心肌缺血

(1) 小蘗鹼腹腔注射能顯著縮小大鼠冠脈結紮後 24 小時的心肌梗死範圍，抑制血清游離脂肪酸的增高，降低梗死後病理性 Q 波的發生率，對缺血性心肌具有保護作用。

(2) 應用體外培養心肌細胞技術，發現小劑量鹽酸小蘗鹼 (10 μ g/mL) 對缺氧

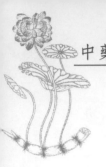

性損害心肌細胞的搏動、乳酸脫氫酶釋放、細胞存活率、細胞超微架構均有較明顯的保護作用，而大劑量 (30 μg/mL) 鹽酸小藥鹼則可加重缺氧引起的心肌細胞損害。

6. 抗腦缺血

(1) 採用鐳射多普勒流量儀動態監測軟腦膜微循環的變化，發現小藥鹼能擴張麻醉小鼠腦膜血管，增加局部血流量。

(2) 小藥鹼能提升動物缺血再灌流早期 (120 分鐘) 海馬 CA_1 區神經元內粒線體、粗面內質網和高爾基體對缺血的耐受性，減輕缺血再灌流晚期 (7 天) 海馬 CA_1 區遲發性神經元死亡程度，降低繼發性顛癇的發生率，對缺血再灌引起的腦組織損傷有明顯的保護作用。

(3) 小藥鹼抗腦缺血作用還與抗氧自由基作用及抑制缺血性損傷誘導的 $[Ca^{2+}]i$ 異常有關。

(4) 小藥鹼能顯著升高腦缺血時 SOD、GSH-Px 活力，降低丙二醛 (MDA) 含量，對缺氧 / 缺糖誘導的神經細胞內游離鈣濃度 ($[Ca^{2+}]i$) 的升高有明顯的抑制作用。

7. 抗血小板聚集

(1) 小藥鹼對 ADP、花生四烯酸 (AA)、膠原 II(CO-II) 及鈣離子載體 (A_{23187}) 誘發的家兔血小板聚集和 ATP 釋放均有不同程度的抑制作用。(以對膠原誘發的聚集和釋放作用抑制最為明顯。)

(2) 小藥鹼對正常人及血小板高聚集率患者，能使 ADP 和腎上腺素誘導的血小板聚集率降低。

(3) 小藥鹼抗血小板聚集作用與升高血小板內 cAMP 濃度及 Ca^{2+} 拮抗作用有關。

(4) 小藥鹼還有降血脂、抗缺氧、益智等作用。

(三) 綜述

1. 黃連清熱燥濕、瀉火解毒功效與其抗病原體、抗內毒素、抗發炎、解熱、鎮靜催眠、降血糖、抗潰瘍、抗腫瘤等藥理作用有關。

2. 黃連還具有顯著的心血管藥理活性，及抗腦缺血、抗血小板聚集等作用。

3. 小蘗鹼是黃連的主要有效成分。

(四) 現代應用

1. 感染性疾病

(1) 單味黃連及小蘗鹼治療細菌性痢疾。

(2) 鹽酸小蘗鹼爲治療痢疾腸炎的常用藥。

(3) 黃連酒外用滴耳治療單純性中耳炎療效滿意。

(4) 小蘗鹼口服治療衣原體或支原體引起的尿道炎，有一定療效。

(5) 小蘗鹼口服治療慢性膽囊炎。

2. 心腦血管性疾病

(1) 小蘗鹼口服治療室性早搏和房性早搏。

(2) 小蘗鹼口服治療 I-II 期高血壓病有效。

(3) 鹽酸小蘗鹼 (1200 mg/ 日) 治療動脈硬化性腦梗塞患者，療效與阿司匹林 (50 mg/ 日) 相似。

(4) 小蘗鹼口服，治療高脂血症，療程 8 周，能降低 TC、TG，提升 HDL-C，作用與多烯康 (ethyl polyenoate)、月見草油無顯著差別。

3. 糖尿病：小蘗鹼片口服治療 II 型糖尿病，降血糖作用可靠，病程短，療效好，無毒副作用。

4. 燒傷：將無菌敷料蘸黃連煎液覆蓋創面，治療 II 度燒傷。

5. 胃及十二指腸潰瘍、萎縮性胃炎：小蘗鹼口服有效。與 vincomycin、ranitidine 三聯治療幽門螺旋桿菌陽性十二指腸球部潰瘍，療效滿意。

6. 黃連複方還用於治療呼吸道感染、急性腎盂腎炎、焦慮症及失眠等。

(五) 不良反應

1. 小蘗鹼口服給藥時毒性很小，大劑量 (15 mg/kg) 靜脈注射可使麻醉兔出現心臟抑制。

2. 以 0.1% 小蘗鹼給犬靜脈恆速滴注，小劑量時興奮心臟，滴注至 180-270 分鐘時，血壓下降，心臟抑制而死亡。

3. 小鼠腹腔注射鹽酸小蘗鹼，半數致死量 (LD$_{50}$) 為 24.3 mg/kg，灌胃給藥 LD$_{50}$ 為 900 mg/kg。

4. 黃連煎液和小蘗鹼溶液在超大劑量給藥時，葡萄糖 -6- 磷酸酶缺陷大鼠紅細胞滲透脆性有所增高，黃連煎液、小蘗鹼溶液作用相似而後者略弱。黃連與黃芩、甘草配伍應用可減輕此不良反應。

5. 小蘗鹼口服治療心律不整，14 患者可出現上腹部不適，便秘或腹瀉等胃腸道症狀，肝功能、血常規及尿常規均無異常改變。

6. 口服小蘗鹼片或肌內注射小蘗鹼偶可引起過敏性反應，出現藥疹、皮炎、血小板減少症，曾有報導肌內注射出現過敏性休克。

三、苦參

◎ 基原：豆科植物苦參 *Sophora flavescens* Ait 的乾燥根。其根圓柱狀，略似諸參之根形，味極苦，故名苦參。

◎ 性味：味苦，性寒。

◎ 歸經：歸心、肝、胃、大腸、膀胱經。

◎ 主要成分：生物鹼和黃酮類。

1. 現已分離出的生物鹼多達 20 餘種。

2. 目前認為具有藥理活性的 5 種主要生物鹼是苦參鹼 (matrine)、氧化苦參鹼 (oxymatrine)、槐果鹼 (sophocarpine)、槐胺鹼 (sophoramine) 及槐定鹼 (sonhoridine)。

3. 其他生物鹼：槐醇鹼 (sophoranol)、N- 甲基野靛鹼 (N-methylytisine)、臭豆鹼 (anagyrine)、贗靛葉鹼 (baptifoline)。

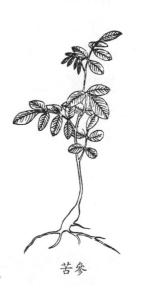

苦參

4. 根中所含總黃酮量約為 0.3%，進一步分離可得到二氫黃酮、黃酮醇和二氫黃酮醇。

5. 有多種游離氨基酸、脂肪酸、蔗糖、芥子酸十六酚等。

◎功效：清熱、燥濕、殺蟲、利尿。

◎主治：熱痢便血、黃疸、尿閉、赤白帶下、陰腫陰癢、濕疹、濕瘡、皮膚搔癢、疥癬麻風。

◎《神農本草經》：主心腹氣結，癥瘕積聚，黃疸、溺有餘瀝，逐水，除癰腫。

(一) 與苦參功效主治相關的藥理作用

1. 抗病原體

(1) 1% 苦參鹼於體外對痢疾桿菌、大腸桿菌、變形桿菌、乙型溶血性鏈球菌及金黃色葡萄球菌均有明顯的抑制作用。

(2) 柯薩奇 B_3 病毒對小鼠心肌有較強的毒性，苦參及苦參總鹼於體外對該病毒引起的細胞病變有抑制作用，於體內可抑制病毒在心肌中的增殖，延長感染小鼠存活時間。

(3) 苦參 1:3 水煎液能抑制多種皮膚真菌的生長，如毛癬菌、黃癬菌、小芽胞癬菌和紅色表皮癬菌等。

(4) 苦參醇浸膏於體外能殺滅陰道滴蟲，所需時間平均為 58 分鐘。

2. 抗發炎

(1) 苦參水煎液及苦參鹼均有顯著的抗發炎作用。

(2) 苦參注射液、氧化苦參鹼腹腔注射，均能抑制大鼠蛋清性足腫脹。

(3) 苦參鹼：

　a. 肌肉注射，可明顯對抗巴豆油誘發小鼠及大鼠耳殼腫脹性炎症，對抗角叉菜膠誘發的大鼠後肢腫脹。

　b. 腹腔注射冰醋酸誘發的毛細血管通透性增加也有顯著的抑制作用。

　c. 對大鼠棉球肉芽組織增生性炎症，或無明顯影響，或產生抑制作用，出現兩種不同報導。

(4) 苦參鹼及氧化苦參鹼對正常小鼠以及摘除腎上腺小鼠，均能抑制因巴豆油和冰醋酸誘發的炎症，顯示苦參鹼的抗發炎作用與垂體-腎上腺系統無明顯關係。

(5) 苦參鹼能降低小鼠腹腔毛細血管通透性，抑制紅細胞的溶血現象，對細胞

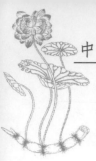

膜產生穩定作用，苦參的抗發炎作用可能與膜穩定作用有關。

3. 抗過敏

(1) 苦參有免疫抑制作用。對正常馬血清作爲過敏原所致豚鼠過敏性休克，苦參液肌內注射可降低死亡率，由對照組之 100% 降低到 61%，顯示抗 1 型過敏反應 作用。

(2) 苦參鹼對小鼠脾臟 T 細胞增殖有抑制作用，並抑制白血球介素 2 (IL-2) 的生成或釋放。

(3) 氧化苦參鹼皮下注射，可顯著抑制小鼠腹腔巨噬細胞的吞噬能力。

(4) 比較 5 種生物鹼 (苦參鹼、槐胺鹼、氧化苦參鹼、槐定鹼、槐果鹼) 的免疫抑制作用，其中苦參鹼的免疫抑制作用較強，而槐果鹼作用較弱。

4. 抗腫瘤

(1) 多種苦參生物鹼對小鼠移植性腫瘤，均顯示有抗腫瘤作用，僅在作用強度和瘤株的選擇上有所差別。

(2) 對小鼠艾氏腹水癌，苦參鹼、脫氧苦參鹼、氧化苦參鹼和苦參總生物鹼均有較顯著的抑制作用，能延長荷瘤小鼠生存時間，其中氧化苦參鹼的作用最強。

(3) 苦參對小鼠肉瘤 S_{180}、小鼠實體性子宮頸癌 (U_{14}) 也有不同程度的抑制作用。

(4) 苦參提取液作誘導分化劑，有促人紅白血病細胞株 K_{562} 向粒系和紅系分化成熟的作用。

(5) 複方苦參水溶液體外對結腸癌細胞 SW_{480} 有明顯的抑制作用，而且這種抑制作用呈現濃度和時間的倚賴性，光鏡及電鏡下可見胞核固縮，熒光染色增強，胞核碎裂，凋亡小體形成等凋亡形態學變化。

(6) 苦參及其成分抗腫瘤作用可能機制：

a. 誘導癌細胞凋亡。

b. 促進癌細胞分化。

c. 抑制癌細胞 DNA 合成。

d. 直接細胞毒作用。

5. 解熱

　(1) 苦參注射液或氧化苦參鹼

　　a. 給家兔靜脈注射，對四聯菌苗引起的體溫升高有明顯的解熱作用。

　　b. 給正常大鼠腹腔注射，可使體溫顯著降低，產生降溫作用。

6. 止瀉

　(1) 苦參主治熱痢便血。

　(2) 苦參鹼灌胃能明顯延長灌服碳末小鼠黑便排出潛伏期，延緩蓖麻油性濕糞
　　　排出時間，減少小鼠排糞量，但對小鼠小腸推進功能未見明顯影響。

(二) 其他藥理作用

1. 抗心律不整

　(1) 苦參總鹼：

　　a. 給大鼠靜脈注射，能顯著提升誘發心律不整及心臟停搏烏頭鹼用量，延遲
　　　心律不整發生的時間；使引起豚鼠室性心搏過速、心室纖顫及心臟停搏的
　　　哇巴因用量明顯高於對照組。

　　b. 對氯化鋇誘發的大鼠心律不整及氯仿、腎上腺素誘發的貓心室纖顫也有一
　　　定的對抗作用。

　(2) 苦參鹼：

　　a. 靜脈注射能顯著對抗烏頭鹼、氯化鋇、結紮冠脈所致心律不整，使心率減
　　　慢，心電圖 P-R 及 Q-T 間期明顯延長。

　　b. 能減慢離體右心房自動頻率，使左房最大驅動頻率降低，抑制烏頭鹼、哇
　　　巴因和兒茶酚胺 (腎上腺素、去甲腎上腺素、異丙腎上腺素) 誘發的心房
　　　節律失常。

　(3) 氧化苦參鹼對離體兔心房的興奮性無明顯影響，但能縮短功能不應期
　　　(FRP)，減少右心房的自動節律，並使氯化鈣引起的正性頻率降低。

　(4) 槐定鹼、槐胺鹼及槐果鹼也有抗實驗性心律不整作用，唯作用強度不如前
　　　者。

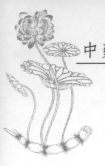

(5) 苦參鹼型生物鹼抗心律不整作用的電生理學基礎可能包括降低異位節律點自律性及消除折返衝動 (減慢傳導)。

(6) 苦參鹼及氧化苦參鹼能對抗兒茶酚胺引起的離體心房自律性增加，顯示其抗心律不整作用與 β 受體阻斷作用也有一定關係。

(7) 苦參鹼未顯示鈣拮抗作用。

(8) 苦參總黃酮也有抗實驗性心律不整作用。

2. 抗心肌缺血

(1) 苦參水煎醇沉液、苦參總鹼能減輕腦垂體後葉素引起的急性心肌缺血，抑制 ST 段下降和 T 波低平等心電圖缺血性變化。

(2) 苦參總鹼能對抗腦垂體後葉素引起的大和兔冠脈流量降低，苦參注射液能使離體兔耳灌流量明顯增加。

(3) 苦參抗心肌缺血作用可能與之擴張冠脈及外周血管，增加心肌血氧供應和降低心肌耗氧量有關。

(4) 苦參煎液、苦參總鹼、苦參鹼具有平喘作用。

(5) 苦參及苦參鹼有抗潰瘍作用。

(6) 苦參總鹼有鎮靜作用。

(7) 苦參注射液有保肝作用。

(三) 綜述

1. 苦參清熱燥濕、殺蟲等功效與其抗病原微生物、抗發炎、抗過敏、抗腫瘤、解熱、止瀉等藥理作用有關。

2. 未見與其利尿功效相關的藥理作用報導。

3. 苦參還具有顯著的抗心律不整、抗心肌缺血等作用。

4. 主要有效成分是生物鹼。

(四) 現代應用

1. 急慢性腸炎：苦參流浸膏壓制成片，治療急性菌痢。

2. 滴蟲性陰道炎：將苦參粉末與等量葡萄糖、硼酸粉及枯礬混合，陰道局部外用。

3. 皮膚病：苦參片、苦參總鹼、苦參注射液治療急慢性濕疹、藥物性剝脫性皮炎及肛門周遭皮膚炎 (外用)。

4. 心律不整：苦參總鹼肌肉注射治療。

5. 腫瘤：複方苦參注射液配合化療治療惡性腫瘤病人。

6. 肝病：用苦參素注射液治療慢性乙型肝炎。

7. 苦參注射液治療慢性 B 型肝炎，降低血清谷丙轉氨酶和總膽紅素。

(五) 不良反應

1. 苦參總鹼 0.5-1.82 g/kg 灌胃，小鼠出現間歇性抖動和痙攣，進而出現呼吸抑制，數分鐘後心跳停止。

2. 苦參總鹼小鼠

(1) 腹腔注射給藥的 LD_{50} 爲 147.2 ± 14.8 mg/kg。

(2) 灌胃給藥 LD_{50} 爲 586.2 ± 80.46 mg/kg。

3. 苦參鹼小鼠肌內注射的 LD_{50} 爲 74.15 ± 6.14 mg/kg。

4. 氧化苦參鹼小鼠肌注 LD_{50} 爲 256.74 ± 57.36 mg/kg。

5. 苦參總黃酮小鼠靜脈注射的 LD_{50} 爲 103.1 ± 7.66 mg/kg。

6. 亞急性毒性：

(1) 苦參注射液，苦參混合生物鹼靜脈注射和腹腔注射，均未顯示明顯毒性作用，小鼠體重、血象和臟器基本正常。

(2) 給犬肌內注射苦參結晶鹼 0.5 g，每日 1 次，連續 2 周，多數動物出現食量減少，體重減輕，但肝、腎功能和血象無明顯毒性改變。

四、牡丹皮

◎基原：毛茛科植物牡丹 *Paeonia suffruticosa* Andr 的乾燥根皮。

◎性味：味苦、辛，性微寒。

◎歸經：歸心、肝、腎經。

◎主要成分：

1. 牡丹酚 (丹皮酚，paeonol)、牡丹酚苷 (paeonoside)、牡丹酚原苷 (paeonolide)、

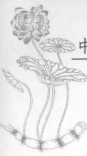

芍藥苷 (paeoniflorin)、苯甲酸芍藥苷 (benzoyl-paeoniflorin)、丹皮酚新苷 (apioaeonioside)。

2. 芍藥苷及牡丹酚原苷的含量最高，芍藥苷含量為 0.91-2.5%。

3. 沒食子酸 (gallic acid) 等。

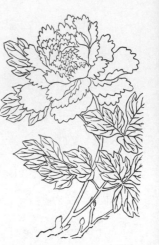

◎ 功效：清熱涼血、活血化瘀。

◎ 主治：溫毒發斑、吐血衄血、夜熱早涼、無汗骨蒸、經閉痛經、癰腫瘡毒、跌仆傷痛。

◎《本草經疏》：其味苦而微辛，其氣寒而無毒。辛以散結聚，苦寒除血熱，入血分，涼血熱之要藥也。

牡 丹

(一) 與牡丹皮功效主治相關的藥理作用

1. 抗菌

(1) 牡丹皮提取物於體外對金黃色葡萄球菌、溶血性鏈球菌、肺炎球菌、枯草桿菌、大腸桿菌、傷寒桿菌、副傷寒桿菌、痢疾桿菌、變形桿菌、綠膿桿菌、百日咳桿菌及霍亂弧菌等有一定抑制作用。

(2) 對鐵鏽色小芽胞桿菌等 10 多種皮膚眞菌也有一定抑制作用。

2. 抗發炎

(1) 牡丹皮對實驗性急性炎症及免疫性炎症有明顯對抗作用。

(2) 丹皮酚：

a. 小鼠腹腔注射，能顯著抑制由二甲苯所致耳廓腫脹。

b. 大鼠腹腔注射，對角叉菜膠、甲醛、新鮮蛋清及組織胺、5-HT 和緩激肽 (bradykinin) 等炎性物質引起的大鼠足蹠腫脹有顯著抑制作用。

c. 對腹腔注射大腸桿菌內毒素引起的腹腔毛細血管通透性升高有顯著抑制作用，並能抑制炎性細胞游走，抑制炎性組織前列腺素合成，其抗發炎作用機理與此有關。

d. 對去腎上腺大鼠仍顯示顯著的抗發炎作用，對大鼠腎上腺維生素 C 含量也無明顯影響。(因此認為丹皮酚的抗發炎作用與垂體 - 腎上腺系統無明顯關係。)

(3) 丹皮酚磺酸鈉、牡丹皮甲醇提取物等對大鼠腫脹性關節炎有明顯抑制作用。

(4) 丹皮總苷對福氏完全佐劑性關節炎大鼠的原發性炎症反應和繼發性炎症反應均有明顯的抑制作用。

3. 抗過敏及免疫調節作用

(1) 丹皮酚對實驗性 I-IV 型過敏反應均有抑制作用。

 a. 給豚鼠腹腔注射丹皮酚，連續 5 日，能對抗大鼠反向皮膚過敏反應 (RCA) 及豚鼠 Forssman 抑皮膚血管炎反應，丹皮酚還能顯著抑制由牛血清白蛋白 (BSA) 誘導的大鼠 Arthus 型足距腫脹。

 b. 丹皮酚連續給藥 8 日，能抑制二硝基氟苯 (DNFB) 引起的遲發型小鼠耳廓接觸性皮炎。

 c. 丹皮酚可增強單核巨噬細胞系統的功能，並能夠顯著增強外周血申性白血球對金黃色葡萄球菌的吞噬作用，從而增強機體非特異性免疫功能。

 d. 丹皮總苷在體外可明顯促進刀豆蛋白 A (Con-A) 誘導小鼠 T 淋巴細胞增殖反應和大鼠 T 淋巴細胞產生 IL-2，還可促進脂多糖 (LPS) 誘導 B 淋巴細胞增殖反應，以及大鼠腹腔巨噬細胞產生 IL-1。

 e. 顯示丹皮酚及總苷的促進特異性免疫功能作用。

(2) 丹皮酚對特異性免疫功能有抑制作用。

 a. 丹皮酚能降低脾細胞溶血素抗體濃度，對兔抗小鼠淋巴細胞血清 (ALS) 誘導的小鼠淋巴細胞轉化和 NK 細胞活性都有顯著的抑制作用，並對 Con-A 和 ALS 誘導的小鼠脾淋巴細胞增殖亦有明顯抑制作用。

 b. 丹皮酚腹腔注射，能顯著抑制補體經典途徑的溶血活性，但對旁路溶血活性無明顯影響。

4. 對中樞神經系統作用

(1) 牡丹皮清熱涼血，對中樞神經系統的抑制作用。

 a. 鎮靜、催眠、抗驚厥：

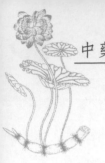

(a) 丹皮酚可使小鼠自發活動減少，加大劑量能使翻正反射消失。

(b) 給貓靜脈注射丹皮酚對電刺激腦乾網狀架構和丘腦下部引起的覺醒反應有抑制作用。

(c) 丹皮酚可抑制小腦皮質區和運動區的誘發電位。

(d) 丹皮酚對電驚厥和戊四挫驚厥均有對抗作用。

(e) 丹皮總苷灌胃可延長戊四挫、士的寧所致小鼠驚厥的潛伏期及動物存活時間。

(f) 丹皮總苷灌胃可增強苯巴比妥抗驚厥作用。

b. 鎮痛：

(a) 腹腔注射，給藥後 30-90 分鐘可提升小鼠痛閾 (熱板法)，丹皮酚磺酸鈉、丹皮酚油劑均可使醋酸引起的小鼠扭體反應次數減少。

(b) 丹皮酚磺酸鈉之鎮痛作用無明顯耐受現象和藥物倚賴性。

(c) 丹皮酚磺酸鈉之鎮痛作用不被納絡酮翻轉。

c. 解熱和降溫：

(a) 丹皮酚及丹皮酚磺酸鈉對三聯疫苗 (霍亂、傷寒、副傷寒) 引起的發熱均有解熱作用，並可使正常體溫降低。

(b) 丹皮酚的解熱和降溫作用均比丹皮酚磺酸鈉強。

5. 對心腦血管系統作用

(1) 牡丹皮清熱涼血、活血化瘀，具有多種心腦血管系統藥理作用。

a. 抑制血小板聚集：

(a) 牡丹皮提取物能顯著抑制 ADP、膠原和腎上腺素誘導的健康人血小板聚集，明顯減少血栓素 A_2 (TXA$_2$) 的生成。

(b) 丹皮酚體內和體外均能抑制凝血酶誘導的血小板聚集，並能抑制凝血酶誘導的大鼠血小板 5-HT 釋放，呈量效關係。

b. 改善血液流變學：

(a) 丹皮酚可降低大鼠全血表觀黏度、使紅細胞壓積降低，同時降低紅細胞聚集性和血小板黏附性，使紅細胞的變形能力顯著增強。

c. 抗心肌缺血：

(a) 牡丹皮水煎醇沉提取液或其粉針劑靜脈注射，可明顯改善因結紮冠脈引起的心外膜電圖缺血改變，並能降低心肌耗氧量、增加冠脈流量和降低心輸出量。

d. 抗腦缺血：

(a) 丹皮酚對大鼠反覆性短暫腦缺血再灌注所致腦損傷具有保護作用，並可降低沙土鼠腦缺血再灌注後炎性反應。

e. 抗動脈粥狀硬化：丹皮酚

(a) 可顯著抑制高脂飼料所致實驗性動脈粥狀硬化斑塊形成，但對血清膽固醇 (TC) 含量影響不明顯。

(b) 可明顯降低鵪鶉血清 TC、甘油三酯 (TG)、低密度脂蛋白 (LDL)、極低密度脂蛋白 (VLDL) 等含量，提升高密度脂蛋白 (HDL) 含量，抑制主動脈脂質斑塊形成。

(二) 其他藥理作用

1. 保肝：丹皮總苷

(1) 對 CCl_4 和氨基半乳糖所致小鼠化學性肝損傷有保護作用，可降低血清 ALT、AST，減輕肝細胞變性和壞死程度。

(2) 有促進小鼠肝臟糖原合成和提升血清蛋白含量的作用，可明顯降低肝勻漿脂質過氧化產物 MDA 的含量，提升血清和肝臟谷胱甘肽過氧化物酶活力。

2. 利尿：丹皮酚

(1) 灌胃可使大鼠尿量增加，尿中 Na^+ 和 Cl^- 的排泄隨用藥劑量的增加而增加。

(2) 還能升高血漿滲透壓，可能與其利尿作用有關。

3. 降血糖：丹皮多糖粗品灌胃給藥可使正常小鼠血糖顯著降低，加大劑量對葡萄糖誘發的小鼠高血糖也有顯著降低作用。

4. 牡丹皮還有抗腫瘤、抗早孕、降血壓、抗心律不整等作用。

(三) 綜述

1. 牡丹皮清熱涼血功效以其抗菌、抗發炎、抗過敏、鎮靜、催眠、抗驚厥、鎮痛、解熱等藥理作用為基礎。

2. 活血化瘀功效與其抗血小板聚集、改變血液流變學、抗心腦缺血、抗動脈粥狀硬化作用有關。

3. 主要有效成分是丹皮酚。

(四) 現代應用

1. 皮膚病：5% 丹皮酚霜外用治療濕疹類皮膚病和皮膚搔癢症。丹皮酚注射液肌注治療慢性濕疹、皮膚搔癢症、神經性皮炎等也有效。

2. 原發性高血壓：複方丹皮片由丹皮浸膏加入丹皮酚及珍珠粉組成。

3. 其他：含牡丹皮的大黃牡丹皮湯治療多種婦科疾病，如產後發熱、帶下、陰癢、盆腔膿腫、術後盆腔感染等，均取得了較好療效。

4. 大黃牡丹皮湯加味治肺癰、喉癰、肛門膿腫、血栓性外痔，也有一定療效。

(五) 不良反應

1. 丹皮酚花生油劑給小鼠灌胃，測得 LD_{50} 為 4.9 ± 0.47 g/kg，腹腔注射的 LD_{50} 為 735 mg/kg。

2. 丹皮酚磺酸鈉小鼠腹腔注射的 LD_{50} 為 6.9 g/kg。

3. 大鼠腹腔注射丹皮酚磺酸鈉 250 mg/kg、500 mg/kg、750 mg/kg，共 30 日，對肝腎功能均無明顯影響，各臟器無異常病理改變，大劑量組胃黏膜出現水腫，但無潰瘍發生。

五、金銀花

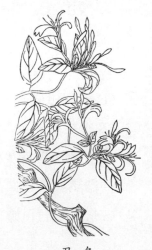

◎基原：忍冬科植物忍冬 *Lonicera japonica* Thunb. 的花蕾。因此花初開時，蕊瓣俱白，不久變為黃色，金黃與銀白色交相輝映，故名金銀花。

◎性味：味甘，性寒。

◎歸經：歸肺、胃、大腸經。

忍 冬

◎ 主要成分：

1. 以綠原酸 (chlorogenic acid) 和異綠原酸 (isochlorogenic acid) 爲主。

2. 黃酮類化合物如木犀草素 (luteolin)、木犀草素 -7- 葡萄糖苷、忍冬苷、肌醇、揮發油、皂苷等。

◎ 功效：清熱、解毒。

◎ 主治：外感發熱、瘡癰療腫、熱毒瀉痢。

◎ 《本草綱目》：一切風濕氣，及諸腫毒、癰疽、疥癬、楊梅諸惡瘡，散熱解毒。

(一) 與金銀花功效主治相關的藥理作用

1. 抗病原微生物

(1) 金銀花具有廣譜抗菌作用。

(2) 在體外對多種革蘭陽性菌如金黃色葡萄球菌、溶血性鏈球菌、肺炎球菌，革蘭陰性菌如痢疾桿菌、大腸桿菌、傷寒桿菌、百日咳桿菌、綠膿桿菌、腦膜炎雙球菌、淋球菌等有不同程度的抑制作用，對結核桿菌也等有一定的抑制作用。

(3) 於體內也有抗菌作用，能降低綠膿桿菌感染小鼠死亡率，減輕大腸桿菌引起的實驗性腹膜炎。

(4) 與連翹、青黴素等合用，抗菌作用互補或增強。

(5) 綠原酸和異綠原酸是金銀花重要的抗菌成分，黃酮類及揮發油也可能有一定抗菌活性。

(6) 金銀花水提物於體內及體外均有明顯的抗病毒活性。

(7) 體外實驗顯示金銀花能抑制流感病毒京科 68-1 株、孤兒病毒 ECHO11、單純疱疹病毒等所致細胞病變，體內給藥能提升動物抗病毒感染能力，減輕炎症反應，降低死亡率。

2. 抗內毒素：

(1) 細菌釋放的內毒素入血後可引起全身毒血症狀，出現發熱、頭痛，白血球增多等。

(2) 金銀花可減少內毒素引起的小鼠死亡數，對內毒素引起的發熱有解熱作

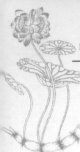
用，並加速內毒素從血中清除。

3. 抗發炎：

(1) 金銀花對角叉菜膠和新鮮雞蛋清引起的大鼠足蹠腫脹有明顯抑制作用，對大鼠巴豆油性肉芽囊腫也有抑制作用，能減少炎性滲出和肉芽增生。

4. 解熱：

(1) 金銀花及其複方製劑銀翹散、銀黃注射液等具有一定解熱作用。

5. 提升免疫功能：

(1) 金銀花能提升小鼠腹腔炎性細胞及外周血白血球的吞噬能力，增加小鼠血清溶菌酶的活性，從而提升機體的非特異性免疫功能。

(二) 其他藥理作用

1. 金銀花有效成分綠原酸類化合物有明顯的利膽作用。

2. 金銀花煎劑可降低膽固醇，減少膽固醇在腸道的吸收。

3. 綠原酸能縮短凝血及出血時間，有止血作用。

4. 金銀花醇提物對小鼠、犬、猴等均有抗早孕作用。

5. 金銀花水及醇浸液對肉瘤和艾氏腹水癌有一定的細胞毒作用。

(三) 綜述

1. 金銀花清熱解毒功效與其抗病原微生物、抗內毒素、抗發炎、解熱及提升機體免疫功能有關。

2. 綠原酸及異綠原酸是其主要有效成分。

(四) 現代應用

1. 急性上呼吸道感染：金銀花及其多種複方製劑廣泛用於治療感冒、流感、上呼吸道感染。

2. 小兒肺炎：金銀花注射液或與黃芩配伍，治療小兒肺炎。

3. 急性扁桃腺炎：金銀花注射液使體溫較快下降，局部紅腫滲出等炎症反應消退。

(五) 不良反應

1. 金銀花注射液可引起過敏性休克，銀黃注射液也可引起過敏反應，因此使用含金銀花的注射劑應注意過敏反應。

2. 金銀花水浸劑口服，未見對實驗動物呼吸、血壓、尿量等有明顯影響，顯示無明顯毒性。

3. 幼年大鼠灌服綠原酸的 LD_{50} 大於 1 g/kg，腹腔注射大於 0.25 g/kg。

六、大青葉與板藍根

◎基原：大青葉爲十字花科植物菘藍 *Isatis indigotica* Fort. 的乾燥葉。板藍根爲菘藍的根。

◎性味：味苦，性寒。

◎歸經：歸心、胃經。

◎主要成分：

1. 大青葉主要成分有菘藍苷 (大青素 B，isatan B)、靛藍 (Indigo)、靛玉紅 (Indirubin)、色胺酮 (tryptanthrin)，及揮發油等。靛藍 (Indigo) 爲菘藍苷的水解產物。

2. 板藍根主要成分有靛藍、靛玉紅，但不及大青葉含量高，另含多糖等。

◎功效：清熱解毒、涼血消斑。

◎主治：熱毒入血、發斑神昏、咽喉腫痛、丹毒口瘡。

◎《本草正》：治溫疫熱毒發狂，風熱斑疹，癰瘍腫痛，除煩渴。(止鼻衄、吐血，凡以熱兼毒者，皆宜葉搗汁用之。)

(一) 與大青葉、板藍根功效主治相關的藥理作用

1. 抗病原微生物

(1) 大青葉對多種細菌如金黃色葡萄球菌、肺炎球菌、鏈球菌、白喉桿菌，以及傷寒桿菌、大腸桿菌、流感桿菌、痢疾桿菌等均有抑制作用。還能抑制乙型腦炎病毒、腮腺炎病毒及鉤端螺旋體等。

(2) 色胺酮對多種致病性皮膚真菌有抑制作用。

(3) 板藍根對細菌、病毒、鉤端螺旋體、真菌等多種病原微生物有抑制作用。

(4) 板藍根抗病毒作用比較顯著，於體外或體內對多種病毒均有抑制作用，如

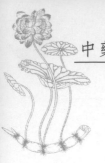

能抑制流感病毒增殖，延緩流感病毒、腺病毒對入胚腎原代單層上皮細胞的損傷作用。

(5) 板藍根注射液於體外對出血熱腎病綜合徵病毒有殺滅作用。

(6) 板藍根穴位注射對 B 型肝炎病毒表面抗原攜帶者，可促進 HBsAg、HBeAg 轉陰。靛藍、靛玉紅可能是其抗病原微生物的有效成分。

2. 提升機體免疫功能

(1) 板藍根多糖腹腔注射能明顯提升小鼠免疫功能

  a. 增加正常小鼠脾臟重量，並可對抗氫化可的松 (hydrocortisol) 所致脾臟萎縮，但對胸腺無明顯影響。

  b. 增加正常小鼠外周血白血球、淋巴細胞數及 ANAE 陽性淋巴細胞數，並可對抗氫化可的鬆的抑制作用。

  c. 提高網狀內皮系統的吞噬能力，促進炭粒廓清。

  d. 促進溶血素抗體生成。

  e. 增強二硝基氟苯誘導的小鼠遲發型過敏反應等。

3. 保肝

(1) 大青葉與板藍根具有顯著的保肝作用。

(2) 靛藍混懸液灌胃對四氯化碳引起的動物肝損傷有明顯保護作用。

(3) 板藍根穴位注射對 B 型肝炎病毒表面抗原攜帶者，可促進 HB-sAg、HB-eAg 轉陰。

(二) 其他藥理作用

1. 板藍根注射液及靛玉紅有抗白血病作用。

2. 板藍根多糖灌胃，對實驗性高脂血症大鼠有降低膽固醇和甘油三酯作用。

(三) 綜述

1. 大青葉與板藍根清熱解毒、涼血消斑功效，主要與其抗病原微生物、提升機體免疫功能、保肝等藥理作用有關。

2. 靛藍、靛玉紅是其主要有效成分。

(四) 現代應用

1. 上呼吸道感染：大青葉和板藍根是治療上呼吸道感染的常用中藥。板藍根對病毒性感冒尤為常用，退熱效果顯著。

2. 扁桃腺炎、咽炎：板藍根沖劑治療慢性濾泡性咽炎、乾燥性咽炎、慢性扁桃腺炎。

3. 急性傳染性肝炎：大青葉煎劑、板藍根各種製劑均為常用，能明顯緩解症狀，促進肝功能好轉。

4. 流行性乙型腦炎及流行性腦脊髓膜炎：大青葉、板藍根，或與其他清熱藥配伍應用，可使體溫下降、症狀改善。

5. 大青葉與板藍根及各種板藍根製劑：常用於帶狀疱疹、單純疱疹、疱疹性口腔炎等病毒感染性疾病。

七、穿心蓮

◎基原：爵床科一年生草本植物穿心蓮 *Andrographis paniculata* (Burm. F.) Nees 的全草。此草花似蓮，生於莖之頂端，莖有髓貫穿莖之中心，故以形態名之，稱作穿心蓮。

◎性味：味苦，性寒。

◎歸經：歸肺、胃、大腸、小腸經。

◎主要成分：為內酯、內酯苷及黃酮類化合物。

◎功效：清熱、解毒、燥濕。

◎主治：發熱頭痛、肺熱喘咳、咽喉腫痛，以及濕熱瀉痢、熱淋、濕疹。

(一) 與穿心蓮功效主治相關的藥理作用

1. 抗病原微生物

　(1) 穿心蓮常用於腸炎痢疾以及呼吸道感染，有明顯的臨床療效，但抗菌作用的實驗研究至今尚未有明確的結果。

　(2) 臨床用於治療痢疾，穿心蓮內酯的作用比黃酮成分效果顯著，但穿心蓮內酯於體外未見其具有抗痢疾桿菌、肺炎桿菌、金黃色葡萄球菌等作用。

　(3) 穿心蓮抗感染作用可能與其提升機體非特異性免疫功能、解熱、抗發炎等

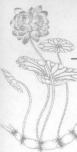

其他作用有關。

2. 抗發炎

(1) 穿心蓮內酯甲、乙、丙、丁素單體物，對化學藥物引起的小鼠耳腫脹、大鼠足蹠腫脹等急性滲出性炎症有顯著的對抗作用，並能降低毛細血管通透性，但對肉芽組織增生無明顯影響，其中穿心蓮丁素作用最強。

(2) 穿心蓮抗發炎作用可能與興奮垂體 - 腎上腺皮質系統功能有關。

3. 對免疫功能影響

(1) 含穿心蓮內酯及黃酮類化合物的穿心蓮注射液肌肉注射，能明顯增強小鼠腹腔巨噬細胞及外周血中性粒細胞吞噬金黃色葡萄球菌及白色念珠菌的能力，並能提升外周血溶菌酶活性，顯示增強機體非特異性免疫功能作用。

(2) 穿心蓮內酯灌胃給藥能抑制網狀內皮系統的吞噬功能，使小鼠胸腺萎縮，顯示免疫抑制作用。

(3) 不同給藥途徑似乎對穿心蓮的作用有較大影響。

(4) 對特異性免疫功能，不同製劑的作用也不相同。

4. 解熱

(1) 穿心蓮甲、乙、丙、丁素對家兔因傷寒、副傷寒菌苗引起的發熱有顯著的解熱作用，對 2,4- 二硝基酚引起的大鼠發熱也有解熱作用，且丁素作用最明顯。

5. 抗腫瘤

(1) 穿心蓮內酯及某些衍生物，對多種實驗性移植性腫瘤有抑制作用，穿心蓮黃酮本身雖無抗腫瘤作用，但能增強環磷醯胺的抗腫瘤作用。

6. 抗蛇毒

(1) 穿心蓮有抗蛇毒作用，其乙醇提取物能延長中毒小鼠呼吸衰竭和死亡發生的時間。

(二) 其他藥理作用

1. 抗血小板聚集：穿心蓮水提物能抑制 ADP 誘導的血小板聚集，有效成分是黃酮部分，內酯部分無明顯活性。

2. 抗心肌缺血：犬冠脈左前降支阻斷後再灌注致心肌損傷，穿心蓮提取物靜脈注射對此有明顯保護作用，能降低心肌細胞內 Na^+、Ca^{2+} 含量，增加 K^+、Mg^{2+} 含量及 K^+/Na^+ 比值，減少心律不整的發生率。(穿心蓮抗心肌缺血再灌注損傷作用可能與其抗氧化作用有關。)

3. 保肝利膽：穿心蓮內酯對多種實驗性化學性肝損傷有保護作用，降低血清 ALT 和 AST。穿心蓮內酯能明顯促進大鼠及豚鼠膽汁分泌，增加膽酸和膽鹽的排泄。

4. 終止妊娠：穿心蓮各種提取物靜脈注射、腹腔注射、宮內注射，均能終止妊娠，此一作用可能與其抗孕激素及直接損傷胎盤絨毛滋養層細胞有關。

(三) 綜述

1. 穿心蓮清熱解毒、燥濕功效以其抗菌、抗發炎、增強免疫、解熱及抗蛇毒等藥理作用爲基礎。

2. 主要有效成分是穿心蓮內酯。

(四) 現代應用

1. 腸道感染：

(1) 穿心蓮常用於治療急性腸炎痢疾，療效明顯。

(2) 製劑有穿心蓮總內酯片、穿心蓮乙素片及穿心蓮甲素注射液等。

2. 呼吸道感染：

(1) 穿心蓮多種製劑是治療上呼吸道感染的常用中藥。

(2) 穿心蓮甲素注射液對急性扁桃腺炎、肺炎也有一定療效。

(3) 穿琥寧注射液 (脫水穿心蓮內酯琥珀酸半酯) 對病毒性肺炎及上呼吸道感染療效顯著。

3. 絨毛膜上皮癌及惡性葡萄胎：

(1) 穿心蓮注射對絨毛膜上皮癌及惡性葡萄胎有一定療效。

4. 濕疹及蕁麻疹：

(1) 穿心蓮內酯注射液治療濕疹、頑固性蕁麻疹有效，也用於治療神經性皮炎、帶狀疱疹等皮膚病。

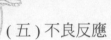
（五）不良反應

1. 穿心蓮味苦，口服可引起胃部不適、食慾減退等症狀。

2. 穿心蓮內酯大劑量口服，連續 4 日，可引起血清 ALT 升高，停藥後可恢復正常。

3. 穿心蓮總內酯灌胃給藥的 LD_{50} 為 13.4 g/kg，穿心蓮甲、乙、丙、丁素灌胃給藥的 LD_{50} 均超過 20 g/kg，毒性較低。

4. 穿唬寧注射液靜脈注射的 LD_{50} 為 0.60 g/kg。

八、牛黃

◎ 基原：牛科動物黃牛 ***Bos taurus domesticus*** Gmelin 的膽囊結石。由牛膽汁或豬膽汁經提取加工而成的稱人工牛黃，用作天然牛黃的代用品。

◎ 性味：味苦，性涼。

◎ 歸經：歸肝、心經。

◎ 主要成分：

1. 天然牛黃的主要成分是膽酸、去氧膽酸、膽紅素、牛磺酸、膽固醇、麥角固醇、卵磷脂等，其中膽紅素含量高達 40% 以上。

2. 牛黃還含有 2 種平滑肌收縮物質 (smooth muscle contraction substance, SMS)。

◎ 功效：清熱解毒、熄風止痙、化痰開竅。

◎ 主治：溫熱病及小兒驚風、壯熱神昏、痙攣抽搐；痰熱阻閉心竅所致神昏；熱毒鬱結所致咽喉腫痛、口舌生瘡、癰疽療毒等証。

◎ 《神農本草經》：主驚癇寒熱，熱盛狂痙。《名醫別錄》：療小兒百病，諸癇熱，口不開，大人狂痴，又墮胎。

（一）與牛黃功效主治相關的藥理作用

1. 抗病毒

   (1) 牛黃對乙腦病毒有直接滅活作用，天然牛黃作用比人工牛黃作用強，含膽紅素製劑比不含者作用強。

2. 抗發炎

(1) 牛黃對實驗性急性和慢性炎症均有抑制作用，能減輕二甲苯致小鼠耳腫脹及蛋清致大鼠足距腫脹，且能降低醋酸所致小鼠腹腔毛細血管通透性增加，抑制多形核細胞游走。對大鼠甲醛濾紙性肉芽組織增生及小鼠棉球肉芽腫均有較強的抑制作用。

3. 解熱

(1) 牛黃具有解熱和降溫作用，能降低酵母和 2,4- 二硝基酚所致發熱大鼠體溫，且能降低正常大鼠體溫。

(2) 牛磺酸是牛黃解熱作用的有效成分之一，關於其解熱作用機理：認為牛磺酸可能是一種發熱反應的抑制性介質等。

4. 鎮靜抗驚厥

(1) 天然牛黃口服能減少小鼠的自主活動，對抗咖啡因引起的中樞興奮，並能協同戊巴比妥鈉的催眠作用，延長小鼠睡眠時間。

(2) 天然牛黃可對抗咖啡因、印防己毒 (picrotoxin)、戊四氮 (pentylentetrazol) 等引起的小鼠驚厥，延長驚厥潛伏期。

(3) 牛黃對士的寧 (strychnine) 性驚厥無明顯對抗作用，顯示牛黃作用部位不在脊髓而在腦幹和皮層。

(4) 牛磺酸是牛黃中樞抑制作用的有效成分，對皮層、腦幹、脊髓均有一定抑制作用，目前認為牛磺酸可能是一種中樞抑制性氨基酸。

5. 降血壓：

(1) 牛黃口服對自發性高血壓大鼠及腎性高血壓大鼠，均可產生顯著而持久的降血壓作用。

(2) 去氧膽酸、膽紅素、牛磺酸、SMS 等也有不同程度的降血壓作用。

(3) 牛黃及其成分降血壓作用機制：擴張血管、抗腎上腺素作用有關，也可能是中樞性降血壓作用。

6. 鎮咳、祛痰、平喘：牛黃、膽酸、去氧膽酸鈉等有一定鎮咳、祛痰、平喘作用。

(二) 其他藥理作用

1. 強心：牛黃、牛膽酸、牛磺酸等均能明顯加強離體蛙心、豚鼠心、貓心乳頭

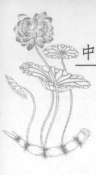

狀肌收縮力，而膽紅素卻抑制心臟。牛磺酸可能是牛黃強心的主要有效成分。

2. 利膽解痙：牛黃利膽作用顯著，其水提液灌胃可使大鼠膽汁分泌增加，並鬆弛奧狄氏括約肌。牛黃水提液及去氧膽酸鈉等可對抗乙醯膽鹼所致離體腸管收縮，顯示解痙作用。但牛黃中還存在兩種收縮胃腸平滑肌的酸性肽類物質，即 SMC-S2 和 SMC-F。

3. 牛黃尚有抑制血小板聚集、促進紅細胞生成、保肝、鎮痛及抑制腫瘤等作用。

(三) 綜述

1. 牛黃清熱解毒、熄風止痙、化痰開竅功效與其抗病毒、抗發炎、解熱、鎮靜抗驚厥、降血壓、鎮咳祛痰等藥理作用有關。

(四) 現代應用

1. 高熱驚厥：治療小兒高熱驚厥、急性感染性疾病高熱驚厥、乙型腦炎、肝性腦病及肺性腦病昏迷驚厥等。牛黃製劑也用於中風昏迷。

2. 急性呼吸道感染：牛黃製劑常用於治療流感、上呼吸道感染及肺炎等。

(五) 不良反應

1. 常用牛黃製劑牛黃解毒片、牛黃解毒丸、牛黃上清丸等均有一些不良反應，如過敏反應、消化道出血、血小板減少等，使用時應注意。

2. 天然牛黃小鼠灌胃 LD_{50} 超過 15 g/kg，腹腔注射 LD_{50} 為 675.8 ± 152.1 mg/kg。

3. 小鼠口服膽酸、去氧膽酸的 LD_{50} 分別為 1.52 g/kg 和 1.06 g/kg。

九、魚腥草

◎基原：三白草科植物蕺菜 *Houttuynia cordata* Thunb. 的全草。

◎性味：味辛，性微寒。

◎歸經：歸肺經。

◎主要成分：揮發油及黃酮。

1. 揮發油成分含癸醯乙醛 (魚腥草素，decanoylacetaldehyde) 及月桂醛 (lauraldehyde) 等，魚腥草的特殊氣味與癸醯乙醛有關。(癸醯乙醛性質不穩定，易聚合，人工合成了其亞硫酸氫鈉加成物，即合成魚腥草素。)

2. 黃酮類有槲皮素 (quercetin)、異槲皮素、槲皮苷等。

3. 大量鉀鹽、綠原酸等。

◎ 功效：清熱解毒、消癰排膿、利尿通淋。

◎ 主治：肺癰咳吐膿血、肺熱咳嗽、熱毒瘡瘍、熱淋等。

◎《本草經疏》：治痰熱壅肺，發肺癰爲吐膿血之要藥。

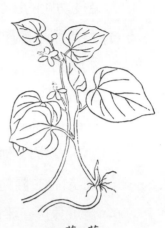

蕺菜

(一) 與魚腥草功效主治相關的藥理作用

1. 抗病原微生物

(1) 魚腥草具有廣譜抗菌作用。

(2) 魚腥草在體外對多種革蘭陽性菌如金黃色葡萄球菌、溶血性鏈球菌、肺炎球菌、白喉桿菌；革蘭陰性菌如變形桿菌、痢疾桿菌、豬霍亂弧菌等有不同程度的抑制作用。

(3) 魚腥草對結核桿菌等也有一定的抑制作用。

(4) 魚腥草素是魚腥草中具有抗菌活性的主要成分。

(5) 合成魚腥草素：

a. 對金黃色葡萄球菌，包括耐青黴素菌株，以及肺炎球菌、甲型鏈球菌、流感桿菌抑制作用較強，卡他球菌、傷寒桿菌其次，而對痢疾桿菌、大腸桿菌、綠膿桿菌等，則抑制作用不明顯。

b. 不僅體外具有抗結核桿菌作用，而且體內給藥能明顯延長感染結核菌小鼠的存活時間。

c. 抗真菌作用，於體外能抑制白色念珠菌、多種致病性皮膚癬菌的生長。

(6) 魚腥草還有明顯的抗流感病毒京科 68-1 株、孤兒病毒 ECHO11 活性，且對鉤端螺旋體也有一定抑制作用。

2. 抗發炎

(1) 魚腥草煎劑對大鼠甲醛性足距腫脹有抑制作用。

(2) 魚腥草素是其抗發炎有效成分之一，能抑制巴豆油和二甲苯引起的小鼠耳腫脹及皮膚毛細血管通透性增加，以及醋酸引起的小鼠腹腔毛細血管通透

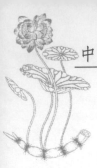

性增加。

(3) 黃酮成分槲皮素、槲皮苷等也具有抗發炎活性。

3. 對免疫功能的影響

(1) 魚腥草水煎劑於體外能明顯增強人外周血中性粒細胞吞噬金黃色葡萄球菌的能力。

(2) 魚腥草注射液皮下注射，能明顯增加大鼠外周血 ANAE (α-naphthyl acetate esterase) 陽性淋巴細胞百分率。

(3) 魚腥草提取物霧化吸入，能顯著增加大鼠肺巨噬細胞的吞噬率，以及外周血 ANAE 陽性淋巴細胞百分率。

(4) 合成魚腥草素可提升慢性氣管炎病患全血白血球對白色葡萄球菌的吞噬能力，及血清備解素濃度。

(5) 魚腥草清熱解毒、消癰排膿功效與提升機體非特異性免疫功能有關。

(6) 魚腥草又具有抗過敏作用。

　a. 魚腥草揮發油於體外能抑制卵白蛋白致敏豚鼠離體回腸收縮的幅度，連續皮下注射 4 日，對噴霧卵白蛋白所致豚鼠過敏性哮喘有明顯的對抗作用。

　b. 對慢反應物質 (slow reacting substance-A, SRS-A) 引起的豚鼠離體回腸收縮、豚鼠肺溢流增加，也有抑制作用。

　c. 魚腥草油還能抑制組織胺、乙醯膽鹼引起的過敏反應。

　d. 抗過敏作用可能包括：抑制過敏介質釋放、對抗過敏介質作用、直接鬆弛平滑肌。

(二) 其他藥理作用

1. 魚腥草及合成魚腥草素還有不同程度的抗內毒素、抗癌、利尿作用。

(三) 綜述

1. 魚腥草清熱解毒、消癰排膿、利尿排淋功效，主要與其抗病原微生物、抗發炎、對免疫功能影響等藥理作用有關。

2. 主要有效成分是魚腥草素。

(四) 現代應用

1. 急性呼吸道感染：魚腥草對急性支氣管炎、支氣管肺炎、大葉性肺炎、肺膿瘍等均有較好療效。

2. 婦科炎症及不孕症：魚腥草水液、合成魚腥草素對子宮頸炎、盆腔炎等有一定療效。

3. 常用於治療外科術後感染、皮膚病、細菌性痢疾等。

(五) 不良反應

1. 魚腥草口服毒性較小，但有魚腥臭味，有刺激性，肌內注射可引起疼痛，陰道給藥可引起黏膜充血。

2. 魚腥草煎劑小鼠腹腔注射的 LD_{50} 為 51.04 g/kg。

3. 合成魚腥草素的毒性較粗製劑大，給小鼠灌胃的 LD_{50} 是 1.6 g/kg。

4. 靜脈注射低劑量合成魚腥草素 75-90 mg/kg，連續給藥 7 日，雖未引起小鼠死亡，但給藥初期，小鼠出現運動失調、痙攣，繼續給藥症狀消失。

5. 犬每日口服 80 mg/kg 或 160 mg/kg，連續 30 日，對食慾、血象及肝腎功能均無明顯影響，但可引起流涎和嘔吐。

十、知母

◎基原：百合科植物知母 *Anemmhena asphodeloides* Bge. 的乾燥根莖。

◎性味：味苦、甘，性寒。

◎歸經：歸肺、胃、腎經。

◎主要成分：

1. 根莖主含多種甾體皂苷(約含6%)。其中含有知母皂苷(timosaponin)A-I、A-II、A-III、A-IV、B-I 及 B-II。皂苷元主要為菝葜皂苷元 (sarsasaponin)。

2. 黃酮類，如芒果苷 (mangiferin)、異芒果苷 (isonmangiferin) 和知母聚糖 (anemarens)A、B、C、D。

◎功效：清熱瀉火、生津潤燥。

◎主治：外感熱病、高熱煩渴、肺熱燥咳、骨蒸潮熱、內熱消渴、腸燥便秘等。

◎《神農本草經》：主消渴熱中。《本草綱目》：知母之辛苦寒涼，下則潤腎燥而滋陰，上則清肺金而瀉火。《本草新編》：知母瀉腎中之熱，亦瀉胃中之熱。

(一) 與知母功效主治相關的藥理作用

1. 抗病原微生物

   (1) 體外試驗，知母對傷寒桿菌、痢疾桿菌、白喉桿菌、金黃色葡萄球菌、肺炎雙球菌等有一定抑制作用。

   (2) 知母乙醇、乙醚等提取物對結核桿菌 H37RV 有較強的抑制作用，而皂苷無作用。

   (3) 對於小鼠實驗性結核桿菌感染，飼以含知母的飼料可使肺部病變有所減輕。

   (4) 芒果苷是其抗結核桿菌的有效成分之一。

   (5) 知母對某些致病性皮膚真菌及白色念珠菌也有不同程度的抑制作用。

   (6) 異芒果苷及芒果苷均具有顯著的抗單純疱疹病毒作用，可阻止 HSV-1 在細胞內的複製。

2. 解熱

   (1) 知母皮下注射對大腸桿菌所致的家兔高熱有明顯的預防和治療作用。其解熱特點是慢而持久。

   (2) 解熱機理與抑制產熱過程有關，透過抑制與產熱有關的細胞膜上 Na^+,K^--ATP 酶，使產熱減少。

   (3) 整體試驗中給予甲狀腺素可致大鼠肝、腎及小腸黏膜 Na^+,K^--ATP 酶顯著升高，同時灌服菝葜皂苷元 25 mg/ 隻，可使其恢復正常濃度。

   (4) 由於鈉幫浦在腸黏膜上皮及腎曲小管中均能促進水分吸收，鈉幫浦活性過高可引起產熱增加，大便乾結，尿短赤等而與陰虛內熱証相符，故認為知母滋陰清熱功效與其抑制鈉活性，使產熱減少有關。

   (5) 知母解熱的主要有效成分是菝葜皂苷元、知母皂苷。

3. 抗發炎

   (1) 知母所含芒果苷有顯著抗發炎作用，50 mg/kg 灌胃或腹腔注射，對角叉菜膠所致大鼠足蹠水腫及棉球肉芽腫有顯著抑制作用。

4. 對交感神經和 β 受體功能的影響

(1) 臨床上陰虛病患多有多巴胺 -β- 羥化酶活性增強、β 受體 -cAMP 系統功能偏亢的現象。

(2) 知母及其皂苷元

a. 能使血、腦、腎上腺中多巴胺 -β- 羥化酶活性降低，NA 合成和釋放減少。

b. 能抑制過快的 β 受體蛋白質合成，下調過多的 β 受體。

c. 能使陰虛模型動物腦、腎中自受體功能下降，血中 cAMP 含量減少。

d. 從而導致交感神經和 β 受體功能降低。

(3) 知母還能調節失調的 β 受體和 M 受體功能，使之恢復正常。

5. 降血糖

(1) 知母水提物和多糖對正常家兔有降血糖作用，對四氧嘧啶 (alloxan) 糖尿病家兔和小鼠及胰島素抗血清所致糖尿病鼠有更明顯的降血糖作用，並可使小鼠尿中酮體減少。

(2) 知母對正常大鼠葡萄糖氧化元促進作用，但能促進橫膈、脂肪組織對葡萄糖的攝取，使橫膈中糖原含量增加，但肝糖原含量下降。

(3) 知母降血糖的有效成分爲知母聚糖 A、B、C、D，以 B 活性最強。

(二) 其他藥理作用

1. 改善學習記憶

(1) 知母和知母皂苷元能透過提升衰老早期小鼠腦內相對減慢的 M- 受體的合成，從而提升腦 M- 受體數量，改善其學習記憶能力。

(2) 知母皂苷元也能促進老年大鼠學習記憶能力。但對東莨菪鹼所致青年小鼠記憶障礙卻無明顯影響，對腦膽鹼酯酶 (ChE) 活力也無明顯影響。(其改善學習記憶能力作用不是透過興奮 M 受體或抑制 cholinesterase (ChE) 活力。)

2. 對腎上腺皮質激素的影響

(1) 知母能保護腎上腺皮質，減輕糖皮質激素的副作用。

(2) 知母能使同服地塞米鬆 (dexamethasone) 的家兔血漿中皮質酮含量明顯上

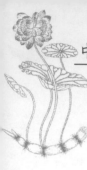

升，其作用機理與抑制腎上腺皮質激素在肝中的分解代謝有關。

(3) 知母對豚鼠垂體和腎上腺組織形態無明顯影響，但可減輕或部分逆轉長期給予皮質激素所致垂體、腎上腺的組織形態學變化。

(4) 知母也能拮抗正常人服用地塞米松所致血皮質醇分泌尖峰的抑制，對腎病綜合徵病患可明顯減輕激素所致盈月臉、興奮失眠等副作用，但不影響療效。

3. 抗癌

(1) 知母皂苷對人肝癌移植裸鼠模型有一定的抑制作用，其作用主要不在於對腫瘤的直接抑制，而是對宿主代謝的調節和糾正。

(2) 由於惡性腫瘤與細胞膜鈉幫浦密切相關，腫瘤細胞和宿主細胞中鈉幫浦活性均明顯增高，知母能顯著抑制 Na^+,K^+–ATP 酶，有助於癌瘤生長的抑制和宿主的存活，也有助於減少機體能量消耗。

(3) 知母成分芒果苷有明顯鎮靜、利膽作用。

(4) 異芒果苷有明顯鎮咳、祛痰、強心、利尿作用。

(三) 綜述

1. 與知母清熱瀉火功效相關的藥理作用為抗病原微生物、解熱、抗發炎、對交感神經和 β 受體功能的調節等作用。主要有效成分是知母皂苷及皂苷元。

2. 與知母生津潤燥功效相關的藥理作用為降血糖等作用。主要有效成分為知母聚糖。

3. 知母改善學習記憶、對腎上腺皮質及腎上腺皮質激素的調節、抗癌等作用，則是其現代研究進展。

(四) 現代應用

1. 急性傳染病、感染性疾病：用知母配伍石膏 (白虎湯) 等治療流行性出血熱、肺炎、流行性腦膜炎、乙型腦炎、鈎端螺旋體病。

2. 糖尿病：常與天花粉、麥冬等配伍，用於糖尿病的治療。

3. 肺結核潮熱或肺熱咳嗽：可單用知母。

4. 前列腺肥大症：可與黃柏等配伍應用。

十一、梔子

◎ 基原：茜草科植物梔子 *Gadenia jasminoides* Ellis. 的乾燥成熟果實。此植物入夏開花，花狀似古時盛酒用的酒器—卮，故從木，作梔。

◎ 性味：味苦，性寒。

◎ 歸經：歸心、肺、三焦經。

◎ 主要成分：

1. 苷類，如梔子苷 (gadenoside)、去羥梔子苷 (京尼平苷，geniposide) 及其水解產物京尼平 (genipin) 等。

2. β- 谷甾醇、藏紅花苷、梔子素、藏紅花酸、熊果酸等成分。

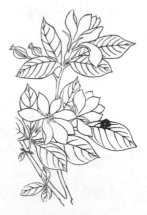

梔 子

◎ 功效：瀉火除煩、清熱利尿、涼血解毒。

◎ 主治：熱病心煩、黃疸尿赤、血淋澀痛、血熱吐衄、目赤腫痛、火毒瘡瘍；外治扭挫傷痛。

◎ 朱震亨：本品能瀉三焦火，清胃脘血，治熱煩心痛，解熱鬱，行結氣。《藥性論》：梔子能利五淋，主中惡，通小便，解五種黃病，明目。治時疾，除熱及消渴、口乾、目赤腫痛。

(一) 與梔子功效主治相關的藥理作用

1. 抗病原體

(1) 對金黃色葡萄球菌、卡他球菌、淋球菌、腦膜炎雙球菌及毛癬菌、黃癬菌、小芽抱癬菌等多種皮膚真菌均有不同程度的抑制作用。

(2) 對乙肝病毒 -DNA 聚合酶也有抑制作用。

(3) 腹部感染日本血吸蟲尾蚴小鼠，以梔子煎液和青蒿素混合液灌胃治療，能使小鼠減蟲率明顯高於單用青蒿素組，肝臟未發現蟲卵結節，多數蟲體滯留在肝臟，蟲體活動力差，有死蟲。

2. 抗發炎

(1) 梔子水提物對二甲苯所致小鼠耳殼腫脹、醋酸所致小鼠腹腔毛細血管通透性增高、甲醛及角叉菜膠所致大鼠足腫脹、大鼠棉球肉芽組織增生均有明

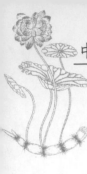

顯的抑制作用。

(2) 梔子乙醇、甲醇、乙酸乙酯提取物和京尼平苷對二甲苯所致小鼠耳殼腫脹也有明顯抑制作用。

(3) 梔子甲醇、乙酸乙酯提取物還對甲醛所致大鼠亞急性足腫脹有明顯的抑制作用，另對外傷所致小鼠和家兔實驗性軟組織損傷有明顯治療效果。

3. 鎮靜、鎮痛

(1) 梔子醇提物腹腔注射或灌胃能減少小鼠自發活動，延長環己烯巴比妥鈉睡眠時間，表明有鎮靜作用。

(2) 梔子所含成分熊果酸是其鎮靜作用有效成分之一。

(3) 梔子醇提物及京尼平苷對醋酸誘發的小鼠扭體反應有明顯的抑制作用，表明有鎮痛作用。

4. 降溫和解熱

(1) 梔子醇提物能使正常大鼠、小鼠體溫顯著下降，作用持久。其中熊果酸是降溫有效成分之一。

(2) 梔子生品或炮製品的醇提物對酵母所致發熱大鼠有明顯解熱作用，其生品作用較強。

5. 利膽、保肝

(1) 具有顯著利膽作用。

a. 梔子水煎液口服能使小鼠膽囊收縮。

b. 浸出液能抑制結紮膽管的家兔血中膽紅素的生成，降低血中膽紅素含量。

c. 醇提物和藏紅花苷、藏紅花酸、梔子苷、梔子素、京尼平苷均可促進膽汁分泌。

d. 人口服梔子煎劑後，經膽囊 X 光片可見膽囊收縮，容積縮小，也表明梔子促進膽汁排泄。

(2) 具有顯著保肝作用。

a. 梔子不同炮製品對四氯化碳所致小鼠急性肝損傷有明顯保護作用，以生品作用爲強，炒炭無效。

b. 梔子水煎液對半乳糖胺引起的大鼠暴發性肝炎有明顯的保護作用，可降低死亡率。

c. 對異硫氰酸 α- 奈酯 (ANIT) 所致大鼠急性黃疸模型，可使血清膽紅素、ALT 和 AST 均明顯降低。

d. 梔子正丁醇提取物對 ANIT 所致肝組織灶性壞死、膽管周遭炎相片狀壞死等病理變化有明顯保護作用。

(二) 其他藥理作用

1. 對胰腺的影響

(1) 梔子及其提取物能促進大鼠胰腺分泌，降低胰酶活性，對胰腺細胞膜、粒線體膜、溶酶體膜均有穩定作用，能使胰腺細胞膜架構、功能趨於正常。

a. 促進胰腺分泌以京尼平作用最強。

b. 降低胰酶活性以京尼平苷作用最顯著。

2. 對胃腸運動及胃液分泌的影響

(1) 低濃度梔子乙醇提取液能興奮大鼠、兔小腸運動，高濃度則抑制。

(2) 靜脈注射京尼平苷和京尼平能抑制大鼠自發性胃蠕動及毛果芸香鹼誘發的胃收縮，但作用短暫。

(3) 幽門結紮大鼠十二指腸內給藥，京尼平可減少胃液分泌，降低總酸度。

3. 降血壓

(1) 梔子煎劑和醇提物

a. 對麻醉或正常清醒的貓、大鼠灌胃或腹腔注射均有較持久的降血壓作用。

b. 切斷兩側迷走神經或給予阿托品後，其降血壓作用顯著減弱或完全消失。

c. 故認為其降血壓作用部位在中樞，主要透過增強延腦副交感神經中樞緊張度而發揮降血壓效應。

(2) 梔子還有抑制心肌收縮力、防治動脈粥狀硬化等作用。

(三) 綜述

1. 與梔子瀉火除煩功效相關的藥理作用為鎮靜、鎮痛、降溫和解熱等作用。熊果酸是其鎮靜、降溫的主要有效成分之一。

2. 與梔子清熱利尿、涼血解毒功效相關的藥理作用爲抗病原體、抗發炎、利膽、保肝等作用。京尼平苷是其利膽主要有效成分之一。

3. 梔子對胰腺的影響、對胃腸運動及胃液分泌的影響、降血壓等作用，則是其現代研究進展。

（四）現代應用

1. 急性黃疸型肝炎。

2. 扭挫傷：生梔子粉用蛋清和面粉調敷患處，或用溫水調成糊狀，加少許酒精調敷均有效。

3. 急性卡他性結膜炎：用梔子泡水當茶飲。

（五）不良反應

1. 梔子醇提物對小鼠腹腔注射的 LD_{50} 爲 17.1 g/kg，灌胃爲 107.4 g/kg。

2. 大劑量梔子及其有效成分對肝臟有一定毒性作用。

3. 山梔乙醇提取物 4 g/kg 或京尼平苷 250 mg/kg 給大鼠灌胃，每日 1 次，共 4 日，肝微粒體酶 P_{450} 含量以及對硝基苯甲醚脫甲基酶活性明顯下降，給藥組大鼠肝臟呈灰綠色。

十二、青蒿

◎ 基原：菊科植物黃花蒿 *Artemisia annua* L. 或青蒿 *A. apiacea* Hance 的乾燥地上部分。

◎ 性味：味苦、辛，性寒。

◎ 歸經：歸肝、膽經。

◎ 主要成分：

1. 主要含倍半萜類的青蒿素 (artemisinin)，青蒿甲、乙、丙、丁、戊素 (artemisinin I、II、III、IV、V)，青蒿酸 (artemisic acid)，青蒿酸甲酯 (methyl areannuate)，青蒿醇 (artemisinol) 等。

2. 黃酮香豆素類成分及揮發性成分。

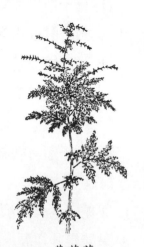

黃花蒿

◎功效：清熱、解暑、除蒸、截瘧。

◎主治：暑邪發熱、陰虛發熱、夜熱早涼、骨蒸勞熱、瘧疾寒熱、濕熱黃疸等。

◎《本草新編》：專解骨蒸勞熱，尤能瀉暑熱之火。《本草綱目》：青蒿治瘧疾寒熱。

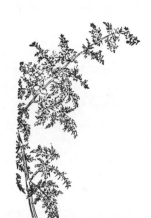

青　蒿

(一) 與青蒿功效主治相關的藥理作用

1. 抗病原微生物

 (1) 青蒿水煎液對葡萄球菌、卡他球菌、炭疽桿菌、白喉桿菌有較強的抑菌作用，對金黃色葡萄球菌、痢疾桿菌、綠膿桿菌、結核桿菌等也有一定的抑菌作用。

 (2) 青蒿酸乳劑對枯草桿菌、金黃色葡萄球菌、白色葡萄球菌有一定的抑菌作用。

 (3) 青蒿酯鈉對金黃色葡萄球菌、福氏痢疾桿菌、大腸桿菌、卡他球菌、甲型和乙型副傷寒桿菌及鐵銹色小孢子癬菌、絮狀表皮癬菌均有一定的抑菌作用。

 (4) 1%青蒿揮發油對多種皮膚癬菌有抑殺作用。

 (5) 青蒿素對流行性出血熱病毒、流感病毒有抑制作用。

 (6) 青蒿中的谷甾醇和豆甾醇也有一定的抗病毒的效果。

 (7) 青蒿素、青蒿醇提物可降低大腸桿菌內毒素休克小鼠的死亡率。

2. 抗發炎

 (1) 青蒿水提物對大鼠、小鼠蛋清性、酵母性關節腫脹和二甲苯所致小鼠耳殼腫脹有明顯的抑制作用。莨菪亭是其抗發炎成分之一。

3. 解熱、鎮痛

 (1) 青蒿水提物、乙酸乙酯提取物、正丁醇提取物均有明顯的解熱作用，能使實驗性發熱動物的體溫下降，青蒿水提物還可使正常動物的體溫下降。

 (2) 在花前期採的青蒿解熱作用強，顯示青蒿的解熱活性物質在花前期含量較高。

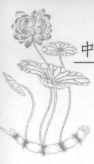

(3) 對化學刺激法和熱刺激法引起的疼痛反應，青蒿水提物有明顯的抑制作用。

4. 對免疫功能的影響

(1) 青蒿素對正常動物的網狀內皮系統吞噬功能、淋巴細胞轉化率及血漿 cAMP 含量均無影響。

(2) 對皮質激素所致免疫功能低下的動物，青蒿素可使降低的淋巴細胞轉化率增高，又可使升高的血漿 cAMP 降低。

(3) 在高瘧原蟲血症時，又可使低下的血漿 cAMP 升高。

(4) 青蒿琥酯 (artesunate) 可促進 Ts 細胞增殖，抑制 Th 細胞產生，阻止白血球介素和各類炎症介質的釋放，從而起到免疫調節作用。

5. 抗瘧原蟲

(1) 青蒿素 (artemisinin)

a. 是青蒿的抗瘧有效成分，具有高效、速效、低毒等特點。

b. 衍生物蒿甲醚、青蒿酯鈉也具有良好抗瘧作用，對鼠瘧、猴瘧和入瘧均有明顯的抑制作用。

c. 體內試驗證明，青蒿素對瘧原蟲紅細胞內期有直接殺滅作用，但對紅細胞前期和外期無影響。

d. 抗瘧機理主要是影響瘧原蟲的膜架構，首先是抑制瘧原蟲表膜、粒線體膜，其次是核膜、內質網膜。對核內染色質也有一定的影響。

e. 作用模式主要是影響了表膜 – 粒線體的功能，阻斷以宿主紅細胞漿為營養的供給。

f. 獨有的過氧基是產生抗瘧作用的必要基團。

g. 對血吸蟲成蟲具有明顯的殺滅作用。

(二) 其他藥理作用

1. 對心血管系統的影響：離體兔心灌注青蒿素，能減慢心率、抑制心肌收縮力、減少冠脈流量。兔靜脈注射青蒿素，有降血壓作用。

2. 抗癌：青蒿琥酯對小鼠肝癌、肉瘤 S_{180} 有抑制作用，青蒿酸和青蒿 B 衍生物對小鼠白血病細胞、人肝癌細胞 SMMC-7721 有明顯的殺傷作用，對人胃癌細胞 SGC-7901 clone 形成有非常明顯的抑制作用。

(三) 綜述

1. 與青蒿清熱、解暑、除蒸功效相關的藥理作用為抗病原微生物、抗內毒素、抗發炎、解熱、鎮痛、免疫調節等作用。

2. 與青蒿截瘧功效相關的藥理作用為抗瘧原蟲作用。

3. 青蒿主要有效成分是青蒿素。

(四) 現代應用

1. 瘧疾：青蒿素製劑及青蒿素治療間日瘧、惡性瘧有良好療效，特別是對抗氯喹瘧疾和腦型惡性瘧療效突出。在療效、低毒優於氯喹 (chloroquine) 和其他抗瘧藥。缺點是復發率高。

2. 高熱：青蒿水煎液對各種發熱均有一定的療效。

3. 皮膚真菌病和神經性皮炎：青蒿油搽劑外用，對手、足、體、股癬和神經性皮炎均有效。

4. 青蒿及其有效成分對慢性支氣管炎、鼻衄、口腔黏膜扁平苔癬、盤形紅斑性狼瘡、尿滯留等均有一定的治療效果。

(五) 不良反應

1. 青蒿毒性低，其浸膏片口服少數病患可出現噁心、嘔吐、腹痛、腹瀉等消化道症狀。

2. 青蒿油乳劑給小鼠灌胃的 LD_{50} 為 2.10 g/kg。

3. 青蒿素給小鼠灌胃的 LD_{50} 為 5.10 g/kg。

4. 青蒿琥酯能誘發孕鼠骨髓細胞微核，抑制骨髓造血，而且能透過胎盤屏障損傷胎肝有核細胞。

5. 靜脈注射青蒿琥酯的 LD_{50} 小鼠為 0.77 g/kg，大鼠為 0.55 g/kg。青蒿酯鈉還有明顯的胚胎毒作用。

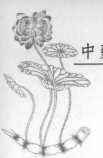

第四章　祛風濕藥

第一節　祛風濕藥之簡介

◎ 以祛除風濕、解除痺痛爲主要功效的藥物，稱祛風濕藥。

◎ 均能祛風、散寒、除濕，部分藥能舒筋活絡、止痛、強筋骨。

◎ 可分爲祛風濕散寒藥、祛風濕清熱藥和祛風濕強筋骨藥三類。

◎ 臨床主要用於治療痺證。

◎ 痺證：

1. 病因：

   (1) 機體正氣不足時感受風寒濕邪，流注經絡關節。

   (2) 感受風濕熱之邪，或風寒濕邪外侵，鬱久化熱，以致風濕熱邪痺阻經絡關節。

   (3) 痰濁瘀血、脾失運化、七情鬱結、氣滯血瘀、阻止脈絡。

   (4) 痺證的發病部位主要在肌肉、經絡、關節。

2. 主要臨床表現：骨、關節、韌帶、滑囊、筋膜疼痛，關節腫脹、變形、運動障礙等。

3. 臨床特徵類似現代醫學的結締組織疾病、自身免疫性疾病、骨與骨關節病及軟組織疾病等，如風濕熱、風濕性關節炎、類風濕性關節炎、硬皮病、系統性紅斑狼瘡、強直性脊柱炎、慢性纖維組織炎等。

4. 機體免疫功能異常、內分泌功能紊亂以及感染是該類疾病的主要發病因素。

第二節　祛風濕藥主要的藥理作用

一、抗發炎

◎ 對多種實驗性急慢性炎症模型均有不同程度的抑制作用。

◎ 秦艽、獨活、雷公藤、五加皮、防己、豨薟草、臭梧桐和有效成分：

1. 明顯抑制角叉菜膠、雞蛋清、甲醛所致大鼠急性足腫脹和二甲苯所致小鼠急

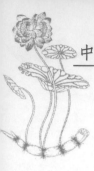

性耳廓腫脹，使腫脹度減輕。

2. 抑制醋酸所致小鼠腹腔毛細血管通透性增高和組織胺所致大鼠毛細血管通透性增加，從而使炎性滲出減少。

◎五加皮、雷公藤：

1. 顯著抑制大鼠炎性棉球肉芽的增生，使肉芽重量減輕。

◎雷公藤、五加皮、防己：

1. 對佐劑性關節炎有明顯抑制作用。

◎具抗發炎作用的主要有效成分：秦艽鹼甲、清風藤鹼、粉防己鹼、甲氧基歐芹酚、雷公藤總苷、雷公藤內酯。

◎秦艽、五加皮和雷公藤及其有效成分的抗發炎作用與興奮腦下垂體 - 腎上腺皮質系統功能有關。

◎秦艽鹼甲的抗發炎作用在切除腦下垂體或用麻醉藥抑制中樞後消失：可能透過興奮下視丘 – 腦下垂體，使 ACTH 分泌增多，從而增強腎上腺皮質功能，使腎上腺皮質激素合成釋放增加而產生抗發炎作用。

◎粉防己鹼：

1. 直接作用於腎上腺，產生促皮質激素樣作用。

2. 抑制炎症白細胞磷脂酶 A_2 (phospholipase A_2) 的活性，從而減少炎症介質的產生和釋放。

◎雷公藤內酯、雷公藤甲素可明顯抑制紅細胞膜破裂，雷公藤紅素抑制細胞釋放 PGE_2，均與其抗發炎作用有關。

二、鎮痛

◎川烏、青風藤、獨活、秦艽、五加皮、防己：

1. 可提高動物熱刺激、電刺激、化學刺激所致的痛閾。

2. 可減少 1% 醋酸所致小鼠扭體次數。

◎青風藤鹼和烏頭鹼的鎮痛部位在中樞神經系統，可能與去甲腎上腺素能系統或阿片能系統有關。

三、對免疫功能的影響

◎雷公藤、五加皮、獨活、豨薟草、青風藤對機體免疫功能有明顯抑制作用。

◎雷公藤成分雷公藤總苷、雷公藤甲素、雷公藤紅素、雷公藤內酯等，對非特異性免疫功能及特異性免疫功能均有明顯抑制作用。

   1. 雷公藤甲素能抑制 NK 細胞活性，並能抑制抗體形成細胞的產生。

   2. 雷公藤總苷可部分抑制非同種移植時抗宿主反應。

   3. 雷公藤使類風濕性關節炎病患血清中 IgG、IgA 和 IgM 濃度明顯下降。

◎粉防己鹼能顯著抑制 PHA、ConA 等誘導的人外周血淋巴細胞轉化，也能抑制抗體形成，其免疫抑制作用可能與鈣通道阻滯有關。

◎對免疫功能有促進作用成分：細柱五加總皂苷和多糖可提升小鼠網狀內皮系統的吞噬功能和小鼠血清抗體滴度。

四、綜述

◎與祛除風濕、解除痹痛功效相關的藥理作用：抗發炎、鎮痛、抑制機體免疫功能，從而改善痹證的臨床症狀，延緩病程的發展。

第三節　常見祛風濕藥之各論

一、秦艽

◎基原：龍膽科植物秦艽 *Gentiana macrophylla* Pall.、麻花秦艽 *G. straminea* Maxim.、粗莖秦艽 *G. crassicaulis* Duthie *ex* Burk 或小秦艽 *G. dahurica* Fisch. 的乾燥根。艽具相互交錯之意。秦艽根常數條交糾纏繞，如繩索狀，並以秦地所產者為佳，因名秦艽。

◎性味：味辛、苦，性平。

◎歸經：歸胃、肝、膽經。

◎主要成分：

   1. 龍膽苦苷 (gentiopicroside)，在提取過程中遇氨轉變成生物鹼，有秦艽鹼甲 (即

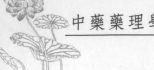

龍膽鹼 gentianine)、秦艽鹼乙 (即龍膽次鹼 gentianiaine)、秦艽鹼丙 (gentianal)。

2. 揮發油和糖類。

◎ 功效：具有袪風濕、清濕熱、止痺痛之功效。

◎ 主治：風濕痺痛、筋脈拘攣、骨節酸痛、骨蒸潮熱、小兒疳積發熱等。

◎ 《神農本草經》：主寒熱邪氣，寒濕風痺肢節痛，下水利小便。《名醫別錄》：療風，無問久新，通身攣急。

(一) 與秦艽功效主治相關的藥理作用

　1. 抗發炎

　　(1) 秦艽水提取物、醇提取物灌胃給藥：

　　a. 明顯抑制角叉菜膠所致大鼠足蹠腫脹。

　　b. 明顯抑制巴豆油引起的小鼠耳腫脹。

　　c. 醇提物比水提物作用稍強。

　　(2) 粗莖秦艽的抗發炎作用較強。

　　(3) 抗發炎的主要有效成分為秦艽鹼甲，90 mg/kg 腹腔注射對大鼠甲醛性關節炎的抑制作用強度與水楊酸鈉 200 mg/kg 相似。

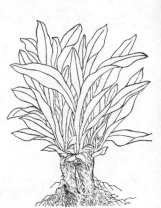

秦　艽

　　(4) 染料滲出法研究顯示，大鼠腹腔注射秦艽鹼甲能明顯降低因注射蛋清而引起的毛細血管通透性增高。

　　(5) 秦艽鹼甲：

　　a. 能使大鼠腎上腺內維生素 C 含量明顯下降，維生素 C 為合成腎上腺皮質激素的前體之一，其含量的下降說明皮質激素的合成增多。

　　b. 對於切除腦下垂體或戊巴比妥鈉麻醉的大鼠則該作用消失。表明秦艽鹼甲抗發炎作用是透過興奮下視丘 – 腦下垂體，使 ACTH 分泌增多，從而增強腎上腺皮質功能實現的。

　　c. 側鏈上的雙鍵是抗發炎作用必要的架構，加氫飽和後則無抗發炎作用。

　2. 鎮痛

　　(1) 秦艽水提物和醇提物口服給藥：

a. 明顯抑制腹腔注射醋酸所致小鼠扭體反應，且隨劑量增加，鎮痛作用增強，最高抑制率達 54.9%。

(2) 秦艽及秦艽鹼甲：

a. 可明顯降低熱板或光熱刺激所致小鼠和大鼠的疼痛反應，使痛閾提升，但作用持續時間短暫。

b. 與延胡索和草烏配伍可增強其鎮痛作用。

3. 抗過敏

(1) 秦艽鹼甲能明顯減輕豚鼠因組織胺噴霧引起的哮喘、抽搐，對組織胺所致的豚鼠休克有保護作用，並能對抗組織胺和乙醯膽鹼引起的豚鼠離體回腸收縮作用。

4. 鎮靜、解熱

(1) 秦艽鹼甲於小劑量時，有鎮靜作用，能顯著延長戊巴比妥鈉所致大鼠、小鼠的睡眠時間。

(2) 但秦艽鹼甲於較大劑量時，可引起小鼠中樞興奮，最後導致麻痺而死亡。

(3) 秦艽鹼甲對酵母所致大鼠發熱有解熱作用。

5. 抗菌

(1) 秦艽醇浸液對弗氏痢疾桿菌、流感桿菌、金黃色葡萄球菌、志賀氏痢疾桿菌、肺炎桿菌、副傷寒桿菌、霍亂弧菌、炭疽桿菌等有抑制作用。

(2) 秦艽水浸液 (1:3) 在試管內對董色毛癬菌及同心性毛癬菌等皮膚真菌有不同程度的抑制作用。

6. 利尿

(1) 秦艽水煎劑家兔灌胃給藥有一定利尿作用，並能促進尿酸排泄。

(二) 其他藥理作用

1. 升高血糖

(1) 秦艽鹼甲對大鼠腹腔給藥，30 分鐘後血糖顯著升高，作用維持約 3 小時，同時肝糖原顯著降低。

(2) 切除雙側腎上腺後給秦艽鹼甲，動物不出現血糖升高作用 (說明秦艽鹼甲

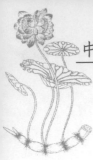

是透過促進腎上腺素的釋放而產生升高血糖的作用)。

2. 降血壓

(1) 秦艽鹼甲對麻醉犬、兔靜脈注射有降血壓作用，持續時間較短，同時心率減慢。

(2) 阿托品及切除迷走神經對其無明顯影響，故秦艽鹼甲的作用與迷走神經無關。

3. 保肝、利膽

(1) 龍膽苦苷 30-60 mg/kg 連續給藥 5 天，對小鼠 CCl_4 肝損傷模型和脂多糖 / 芽抱桿菌 (LPS/BCG) 肝損傷模型均有保護作用，可使血清 ALT 和 AST 降低。

(2) 在 LPS/BCG 模型中，腫瘤壞死因子 (TNF) 隨 ALT 活性增強而濃度增加，龍膽苦苷治療後，血清中 TNF 濃度顯著下降，可能為其抗肝損傷作用的原因之一。

(3) 龍膽苦苷有利膽作用。

(三) 綜述

1. 與秦艽祛風濕、清濕熱、止痺痛功效相關的藥理作用為抗發炎、鎮痛、抗過敏、鎮靜、解熱、抗菌、利尿等作用。

2. 主要有效成分是秦艽鹼甲等生物鹼。

(四) 現代應用

1. 風濕性關節炎和類風濕性關節炎：

(1) 含秦艽鹼甲可減輕疼痛、腫脹。

(2) 臨床常與威靈仙、桑枝、羌活等配伍應用。

2. 流行性腦脊髓膜炎。

3. 肩關節周圍炎。

4. 小兒急性黃疸型傳染性肝炎。

(五) 不良反應

1. 秦艽鹼甲：

(1) 小鼠口服 LD_{50} 爲 480 ± 6.7 mg/kg，腹腔注射 LD_{50} 爲 350 ± 12.3 mg/kg。

(2) 大鼠灌胃 420-520 mg/kg，犬灌服 2240 mg/kg 或靜脈注射 80 mg/kg，貓和猴灌服 100 mg/kg，每日 1 次，連續 3 日，均未發現明顯不良反應。

(3) 口服治療風濕性關節炎，病患出現噁心、嘔吐、心悸、心率減慢等反應。

二、獨活

◎ 基原：傘形科植物重葉毛當歸 *Angelica pubescens* Maxim. f. ***biserrata*** Shan et Yuan 的乾燥根。南北朝・陶弘景謂：此草一莖直上，不爲風搖，故曰獨活。又謂：此草得風不搖，無風自動，故一名獨搖草。

◎ 性味：味辛、苦，性微溫。

◎ 歸經：歸腎、膀胱經。

◎ 主要成分：

1. 香豆素：東莨菪素 (scopoletin)、二氫鷗山芹醇 (columbianetin)、二氫歐山芹醇乙酸酯 (colunmbianetin)、花椒毒素 (xanthotoxin)、甲氧基歐芹酚 (osthol)、二氫歐山芹素 (columbianadin)、歐芹酚甲醚等。

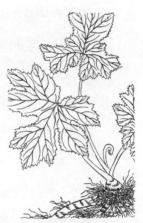

獨活

2. 揮發油：主要成分有 α-菠烯 (α-pinene) 和 L-檸檬酸烯。

3. γ-氨基丁酸、當歸酸等。

◎ 功效：祛風除濕、通痺止痛。

◎ 主治：風寒濕痺、腰膝疼痛、少陰伏風頭痛。

◎《本草求眞》：獨活……凡因風於足少陰腎經，伏而不出，發爲頭痛，則能善搜而治矣，以故兩足濕痺，不能動履，非此莫瘳，風毒齒痛，頭眩目暈，非此莫攻。《本草正義》：獨活氣味雄烈，芳香四溢，故能宣通百脈，調和經絡。

(一) 與獨活功效主治相關的藥理作用

1. 抗發炎

(1) 甲氧基歐芹酚腹腔給藥可抑制角叉菜膠所致大鼠足腫脹，抑制率爲 63.3%。

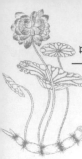

(2) 甲氧基歐芹酚 50 mg/kg 抑制作用強於 10 mg/kg 消炎痛 (indomethacin)。

2. 鎮痛、鎮靜

　(1) 小鼠熱板法實驗證明獨活煎劑可明顯提升痛閾。(甲氧基歐芹酚腹腔注射可減輕小鼠扭體反應，疼痛抑制百分率為 61.2%。)

　(2) 獨活煎劑、醇浸膏均表現為鎮靜作用，可使小鼠、大鼠自主活動減少，也可對抗士的寧所致蛙的驚厥作用。(當歸酸、傘形花內酯有明顯鎮靜作用，為其鎮靜作用主要有效成分。)

3. 抑制血小板聚集和抗血栓形成

　(1) 獨活醇提物 0.4 g/kg：

　　a. 可明顯抑制大鼠動靜脈環路血栓的形成，使血栓重量減輕，抑制率為 38.4%。

　　b. 可抑制大鼠體外血栓形成，使血栓重量減輕，血栓長度縮短，並延長特異性血栓形成時間。

　(2) 獨活水浸出物、乙醇浸出物、甲醇浸出物對 ADP 誘導的大鼠及家兔血小板聚集有明顯抑制作用。

　　a. 其有效成分為二氫歐山芹醇、二氫歐山芹醇乙酸酯、二氫歐山芹素、歐芹酚甲醚，其抑制率分別在 20-50% 範圍內。

　(3) 獨活抑制血小板聚集的作用是其抗血栓形成的主要關鍵。

(二) 其他藥理作用

　1. 對心血管系統作用

　(1) 歐芹酚甲醚具擴血管、降血壓作用，可使貓動脈血壓降低 30%，持續 1-2 小時。

　(2) γ - 氨基丁酸可對抗多種實驗性心律不整，延遲室性心動過速的發生，降低室性心搏過速的發生率和縮短持續時間。

　(3) 心室肌灌注 γ - 氨基丁酸後 5 分鐘，心室肌動作電位的振幅減少，動作電位時程縮短。

　(4) 獨活能抑制血管緊張素 II(angiotensin II) 受體和 α - 腎上腺素受體，可能與其降血壓和抗心律不整作用有關。

2. 抗腫瘤

(1) 東莨菪素對化學物質所致大鼠乳腺腫瘤有抑制作用。

(2) 花椒毒素、佛手柑內酯等對艾氏腹水癌細胞有殺滅作用。

3. 解痙作用：

(1) 獨活揮發油對離體豚鼠回腸有解痙作用，可明顯抑制組織胺和乙醯膽鹼所致腸肌痙攣，並且有劑量倚賴性。

(2) 獨活揮發油對在體和離體大鼠子宮痙攣也有解痙作用。

4. 抗潰瘍、抗菌和提升機體免疫功能的作用。

(三) 綜述

1. 與獨活祛風除濕、通痹止痛功效相關的藥理作用為抗發炎、鎮痛、鎮靜作用。

2. 舒筋活血、宣通百脈功效與其抑制血小板聚集、抗血栓形成作用有關。

(四) 現代應用

1. 風濕性關節炎：獨活寄生湯加減治療風濕性。

2. 坐骨神經痛和三叉神經痛：

(1) 獨活寄生湯及其加減方治療。

(2) 循經按摩配合獨活寄生湯可治療三叉神經痛。

3. 腰椎間盤突出症及腰椎骨質疏鬆症。

4. 慢性支氣管炎：獨活紅糖水煎服，治療慢性支氣管炎，有鎮咳平喘作用。

5. 銀屑病。

(五) 不良反應

1. 大鼠肌注花椒毒素的 LD_{50} 為 160 mg/kg。

2. 花椒毒素 200-300 mg/kg 可引起豚鼠肝細胞混濁、脂肪性變及急性出血性壞死、腎臟嚴重充血壞死。

3. 獨活煎劑治療氣管炎時，病患曾出現舌麻木、噁心、嘔吐、胃不適等不良反應。

4. 獨活中香豆素類化合物為 "光活性物質" ，進入機體後受到日光或紫外線照

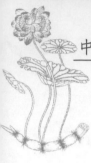

射，可使受照射處皮膚發生日光性皮炎，發生紅腫，色素增加，表皮增濃現象。

三、防己

◎ 基原：防己科植物粉防己 *Stephania tetrandra* Moore 的乾燥根。

◎ 性味：味苦、辛，性寒。

◎ 歸經：歸膀胱、肺經。

◎ 主要成分：

1. 粉防己根含十餘種生物鹼，含量在 2.5% 以上，有粉防己鹼 (漢防己甲素，tetrandrine)、防己諾林鹼 (漢防己乙素，demethyltetrandrine)、漢防己丙素、輪環藤酚鹼 (cyclanoline) 等。

2. 防己尚含有黃酮苷、酚類、有機酸類等。

◎ 功效：具有利水消腫、祛風止痛之功效。

◎ 主治：用於水腫、香港腳、小便不利、濕疹瘡毒、風濕痹痛等。

◎《本草求真》：辛苦大寒、性險而健、善走下行，長於除濕、通竅、利道，能瀉下焦血分濕熱，乃療風水要藥。

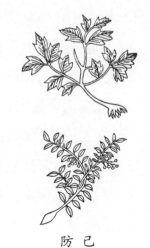

防　己

(一) 與防己功效主治相關的藥理作用

1. 抗發炎

　(1) 粉防己鹼、防己諾林鹼皮下注射能明顯減輕大鼠甲醛性關節腫脹，並對家兔耳殼燒傷所致炎性水腫有抑制作用。

　(2) 靜脈注射粉防己鹼可使大鼠背部氣囊角叉菜膠性炎症血管通透性降低，同時中性白細胞的游出和 β- 葡萄糖醛酸酶釋放顯著減少。

　　a. 體外實驗證明，粉防己鹼能抑制中性白細胞的黏附、游走、趨化、吞噬功能。

　　b. 可降低大鼠腎上腺中維生素 C 含量，也降低末梢血中嗜酸性白細胞數，切除腦下垂體後仍有此作用，但切除腎上腺後則上述作用消失，說明粉防己鹼直接作用於腎上腺，使腎上腺皮質功能增強而發揮抗發炎作用。

(3) 粉防己鹼可透過抑制炎症白細胞磷脂 A_2 (PLA_2) 的活性，從而減少炎症介質 (prostaglandins、leukotrienes)、血小板活化因子、氧自由基等的產生和釋放。但可被鈣和鈣調素 (calmodulin) 逆轉。

2. 免疫抑制和抗過敏

(1) 粉防己鹼對細胞免疫和體液免疫均有抑制作用。

(2) 體外實驗中，粉防己鹼能顯著抑制 PHA、ConA 等誘導的人外周血淋巴細胞轉化，對人外周血淋巴細胞培養呈現很強的抑制作用，也能抑制抗體的生成，說明粉防己鹼有免疫抑制作用。

(3) 家兔皮下注射粉防己鹼，能明顯降低蛋清所致過敏性休克的發生率，減輕病理損傷。

(4) 粉防己鹼對慢反應物質 (SRS-A) 引起的豚鼠離體氣管條的收縮及組織胺、乙醯膽鹼引起的豚鼠喘息反應均有明顯抑制作用，並能抑制天花粉等誘導的大鼠肥大細胞脫顆粒，阻止肥大細胞釋放組織胺。

(5) 粉防己鹼之免疫抑制作用和抗過敏作用，與鈣離子通道的阻滯有關。

3. 鎮痛

(1) 熱板法證明防己水煎劑有鎮痛作用，給藥後 1.5 小時作用明顯，可使痛閾提高 59%，作用維持 4 小時，與川烏合用可使作用持續時間延長至 24 小時以上。

(2) 漢防己總鹼及粉防己鹼、漢防己乙素、漢防己丙素均有鎮痛作用，其中總鹼的作用最強，為嗎啡的 13%。而由刺激小鼠甩尾試驗證明，粉防己鹼的作用強於乙素、丙素。

(二) 其他藥理作用

1. 抑制心臟和抗心律不整：

(1) 粉防己鹼在貓右心室乳頭肌或豚鼠左心房標本上，均可引起心肌收縮力下降，左心室內壓最大變化速率也下降。

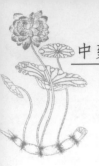

(2) 粉防己鹼對麻醉犬靜脈注射，可明顯降低心肌收縮性能和幫浦功能，減慢心率，作用與戊脈安相似。

(3) 粉防己鹼能對抗烏頭鹼、哇巴因、氯仿等所致動物心律不整，對竇房傳導功能和自律性有抑制作用。

(4) 粉防己鹼的負性肌力作用與抗心律不整作用，乃因抑制了心肌細胞外鈣內流和細胞內鈣釋放所致。

2. 降血壓：

(1) 粉防己鹼對麻醉貓、家兔灌胃和注射給藥均有顯著降血壓作用，並伴有心率減慢。

(2) 粉防己鹼之降血壓作用主要是透過擴張血管，為選擇性阻滯慢通道鈣內流所致。

3. 抗心肌缺血：

(1) 粉防己鹼擴張冠狀動脈，增加冠脈血流量，可對抗腦下垂體後葉素引起的大鼠冠脈痙攣，使冠狀動脈結紮犬的心臟損傷程度減輕，損傷範圍減小，使梗塞區心肌釋放入血的肌酸磷酸激酶顯著減少，表現出明顯的抗心肌缺血作用。

(2) 粉防己鹼之擴張冠脈的作用為對血管的直接作用。

4. 抗肝纖維化

(1) 粉防己鹼對 CCl_4 誘導的大鼠肝纖維化有良好的防治作用，可顯著改善肝功能，減輕肝臟病理性損傷，治療組大鼠血清轉氨酶活性降低，血清前膠原、血清及肝透明質酸酶含量降低，肝內膠原沈積減少。

(2) 粉防己鹼防治肝纖維化的機理在於抑制儲脂細胞的增殖及轉化，減少膠原在肝組織中沈積。

5. 防治矽肺

(1) 粉防己鹼可使大鼠實驗性矽肺模型肺內陽性物明顯減少，肺泡間隔蛋白多糖螢光強度減弱。

(2) 矽結內膠原纖維及蛋白多糖鬆解斷裂，矽結節中心填充物減少。

(3) 矽肺組織膠原積聚是由石英粉塵引起膠原基因的表達增強所致，粉防己鹼直接或間接抑制膠原基因的轉錄，從而減少病變組織中膠原蛋白的合成。

6. 抗腫瘤

(1) 粉防己鹼於體外實驗，對 L_{7712} 和 S_{180} 癌細胞 DNA、RNA 合成有很強的直接抑制作用。

(2) 粉防己鹼對人體肝癌細胞的抑制作用具有劑量倚賴關係，並可增強其他抗癌藥的作用，明顯提高柔紅霉素及高三尖杉酯鹼對耐藥白血病細胞的細胞毒作用。

7. 其他

(1) 粉防己鹼還具有肌肉鬆弛、抗菌、抗阿米巴原蟲等作用。

(三) 綜述

1. 利水消腫、祛風止痛之功效，主要與其抗發炎、鎮痛、免疫抑制和抗過敏等藥理作用有關。

2. 還具有抗心律不整、降血壓、抗心肌缺血、抗肝纖維化、防治矽肺、抗腫瘤等作用。

3. 粉防己鹼是其主要有效成分。

(四) 現代應用

1. 高血壓病。

2. 心絞痛。

3. 矽肺。

4. 神經性疼痛：粉防己鹼對腰散神經根炎、椎間盤合並骶神經根炎、三叉神經痛等均有療效。

5. 慢性肝病及肝纖維化：肝纖維化病人口服粉防己鹼，肝臟 I、III 型膠原纖維明顯減輕。

(五) 不良反應

1. 粉防己鹼：

(1) 靜脈注射小鼠的 LD_{50} 為 37.5 ± 3.6 mg/kg。

(2) 腹腔注射小鼠的 LD_{50} 爲 280 mg/kg。

2. 漢防己乙素：

(1) 皮下注射的 LD_{50} 爲 397 mg/kg。

(2) 大鼠 20 mg/kg 連續給藥 21 天，大部分動物的肝、腎和腎上腺均出現不同程度的細胞變性、壞死。

3. 粉防己鹼：

(1) 靜脈注射可引起注射部位疼痛，大劑量出現血紅蛋白尿、頭暈、噁心、呼吸緊迫。

(2) 連續服用 7-8 個月，個別病患出現指甲、面部、口腔黏膜、下肢紫褐色斑。可出現肝功異常、食慾下降等症狀。

四、五加皮

◎基原：五加科植物細柱五加 *Acanthopanax gracilistylus* W. W. Smith 的乾燥根皮。此植物五色分絢，且一枝五葉，故名五加。

◎性味：味辛、苦，性溫。

◎歸經：歸肝、腎經。

◎主要成分：

1. 刺五加糖苷 B_1 (eleuthexoside B_1)、紫丁香苷 (syringin)、五加苷 A、B、C、D(acanthoside)。

2. 維生素 A、維生素 B 和多糖。

◎功效：祛風濕、補肝腎、強筋骨。

◎主治：風濕痺痛、筋骨酸軟、小兒行遲、體虛乏力等。

◎《本草綱目》：治風濕痿痺、壯筋骨。《日華子本草》：明目、下氣，治中風骨節攣急，補五勞七傷。

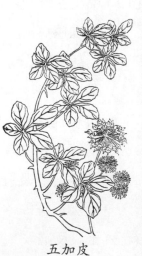

五加皮

(一) 與五加皮功能主治相關的藥理作用

1. 抗發炎

(1) 細柱五加皮水煎醇沉液、正丁醇提取物能明顯抑制角叉菜膠所致大鼠足腫脹，連續給藥一周也能明顯抑制小鼠棉球肉芽組織增生。

(2) 短梗五加醇提物對角叉菜膠、雞蛋清和甲醛所致大鼠足腫脹，巴豆油所致小鼠氣囊腫滲出和棉球肉芽增生均有明顯抑制作用。

(3) 短梗五加醇提物能明顯抑制大鼠佐劑性關節腫脹和免疫複合物介導的變態反應性炎症反應。

(4) 五加皮的抗發炎作用爲減少炎症介質的釋放，抑制其致炎作用。

2. 對免疫功能的影響

(1) 細柱五加皮水煎醇沉液對免疫功能有抑制作用，可明顯降低小鼠腹腔巨噬細胞的吞噬百分率和吞噬指數，明顯抑制小鼠脾臟抗體形成細胞。

(2) 乳鼠半心移植試驗證明細柱五加皮有一定抗排斥作用，可使移植心肌平均存活時間顯著延長。

(3) 五加皮總皂苷和多糖：

a. 提升機體免疫功能的作用。

b. 灌胃給藥能促進小鼠網狀內皮系統吞噬功能，使血清碳末廓清率明顯提升。

c. 增加小鼠血清抗體的濃度，提升體液免疫功能。

3. 鎮靜、鎮痛

(1) 細柱五加皮醇浸膏對閾下戊巴比妥鈉產生協同作用，使小鼠睡眠時間明顯延長。

(2) 正丁醇提取物及短梗五加醇提物均能提升痛閾，具有明顯鎮痛作用。

4. 抗鎘致突變作用及抗應激 (stress) 作用

(1) 鎘是重金屬誘導劑，對生殖細胞有強的致突變作用，可以誘發小鼠精子畸形和骨髓細胞微核增加。

(2) 五加皮水提取物小鼠連續灌胃給藥 5 周，可降低鎘誘發的精子畸形和骨髓細胞微核增加。

(3) 細柱五加總皂苷可明顯延長小鼠游泳時間、熱應激存活時間和常壓耐缺氧時間。

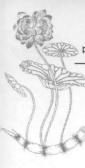

5. 促進核酸合成

   (1) 細柱五加水提醇沉物可增加幼年小鼠肝脾細胞 DNA 合成。

   (2) 五加皮多糖對 CCl_4 中毒性肝損傷小鼠肝細胞的 DNA 合成有促進作用。

6. 性激素樣作用

   (1) 細柱五加多糖有性激素樣作用，連續給藥 7 天能促進未成年大鼠副性器官的發育，使睪丸、前列腺、精囊腺的重量增加。

   (2) 紅毛五加水提物也可以促進幼鼠睪丸發育。

(二) 其他藥理作用

1. 降血糖：細柱五加浸膏對四氧嘧啶所致高血糖大鼠有降血糖作用。

2. 抗潰瘍：五加皮惦酸對大鼠消炎痛型、幽門結紮型、乙醇性潰瘍模型具有良好的防治作用。

3. 減肥：五加皮水提液對高脂飼料形成的大鼠肥胖模型有減肥作用，使體重和 BMI 降低。

4. 五加皮還具有抗腫瘤、增強學習記憶功能、抑制血小板聚集等作用。

(三) 綜述

1. 五加皮的抗發炎、鎮痛、抑制免疫功能作用與其祛風除濕功效相關。

2. 五加皮的促進 DNA 合成、性激素樣作用、抗應激作用與其益肝腎、強筋骨功效相關。

(四) 現代應用

1. 風濕性關節炎和類風濕性關節炎：可單用五加皮泡酒服用，亦可用五加皮散(配木瓜、松節等)。

2. 關節痛：配馬錢子、威靈仙、透骨草等外敷患處使用，如宣痺止痛膏。

3. 小兒行遲：配木瓜、牛膝同用，共奏補肝腎、強筋骨之功。

4. 浮腫：用五加皮飲可達消腫之作用。

(五) 不良反應

1. 細柱五加總皂苷灌胃 20 g/kg 未見明顯毒性反應。

2. 刺五加總苷小鼠皮下注射 LD_{50} 為 4.75 g/kg。

3. 無梗五加乙醇提取物腹腔注射 LD_{50} 為 13 g/kg。

4. 細柱五加大劑量可出現中樞抑制，下肢軟弱無力。

5. 北五加有一定毒性，中毒可致嚴重心律不整，並引起中毒性視神經炎及多發性神經炎。

五、雷公藤

◎ 基原：衛矛科植物雷公藤 *Triptreygium wilferdii* Hook. f 的根。

◎ 性味：味苦、辛，性寒，有大毒。

◎ 歸經：歸心、肝經。

◎ 主要成分：

1. 生物鹼：雷公藤春鹼 (wilfortrine)、雷公藤晉鹼 (wilforgine) 和雷公藤辛鹼 (neowilforine)。

2. 二萜類：雷公藤甲素 (triptolide)、雷公藤乙素 (tripdioliote)、雷公藤丙素 (tripterolide)、雷公藤內酯 (triptophenolide)。

3. 三萜類：雷公藤內酯甲 (wilformide)、雷公藤紅素 (triptophenolide) 等。

4. 倍半萜類：雷藤鹼 (wilfornide) 等。

◎ 功效：具有祛風濕、止痺痛之功效。

◎ 主治：臨床用於治療風濕性關節炎和類風濕性關節炎。

(一) 與雷公藤功效主治相關的藥理作用

1. 對免疫功能的影響

(1) 雷公藤水煎劑可使大鼠脾臟、胸腺萎縮，淋巴組織內淋巴細胞減少並廣泛壞死，病變以 B 淋巴細胞分佈的部位最為明顯。(急性毒性實驗)

(2) 雷公藤中多種成分均有免疫抑制作用。

a. 雷公藤甲素：對單向混合淋巴細胞反應 (MLR)、遲發型超敏反應 (DTH)、體外誘導的抑制性 T 細胞 (Ts 細胞) 活性、T 淋巴細胞亞群均表現抑制作用。

b. 雷公藤紅素

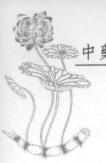

(a) 能抑制 ConA、PHA (phytohemagglutinin)、PWM (pokeweed mitogen) 及 LPS (lipopolysaccharide) 誘導的小鼠脾細胞和淋巴細胞的增生。

(b) 腹腔注射可明顯減輕小鼠胸腺重量，降低脾臟溶血空斑形成細胞數，同時能提升血清補體含量。

(c) 抑制免疫功能的可能機理：抑制白細胞介素 -1 (IL-1)、白細胞介素 -2 (IL-2) 活性和抑制細胞釋放 PGE_2 有關。

  c. 雷公藤春鹼和雷公藤新鹼：

(a) 能顯著降低小鼠碳粒廓清速度，對網狀內皮系統的吞噬功能有抑制作用。

(b) 80 mg/kg 對免疫功能的影響與環磷醯胺 10 mg/kg 相似。

(3) 雷公藤對免疫功能有抑制效應，用於預防移植物排斥反應。

(4) 雷公藤總生物鹼及總二萜內酯對小鼠心肌移植的存活時間有顯著延長作用，能顯著延長小鼠尾皮移植的存活時間。

2. 抗發炎

(1) 雷公藤水煎劑：

  a. 腹腔注射對大鼠甲醛性足腫脹、棉球肉芽組織增生有抑制作用。

  b. 可抑制組織胺引起的大鼠毛細血管通透性增加。

(2) 雷公藤

  a. 對大鼠角叉菜膠足腫脹、棉球肉芽腫及大鼠佐劑性關節炎均有明顯抑制作用。

  b. 大鼠腹腔巨噬細胞產生的 IL-1 的生成減少。

(3) 雷公藤乙酸乙酯提取物雷公藤總苷：

  a. 灌胃給藥對各種急慢性實驗性關節炎有較好的抗發炎作用。

  b. 尿中 17- 烴皮質類固醇可顯著升高。

  c. 說明有增強腎上腺皮質功能的作用。

(4) 雷公藤多苷可減少致敏豚鼠支氣管—肺泡灌流液中炎性細胞、嗜酸性細胞總數及其分類計數，說明有明顯抗發炎作用。

(5) 雷公藤甲素、雷公藤內酯：

　　a. 對巴豆油誘發的小鼠耳腫脹有明顯抑制作用。

　　b. 對醋酸所致小鼠腹腔毛細血管通透性增高有抑制作用。

(6) 雷公藤紅素對大鼠實驗性棉球肉芽腫有明顯抑制作用，呈一定量效關係。

(7) 雷公藤抗發炎作用機理：抑制細胞釋放 PGE_2、降低細胞對 PGE_2 及酵母多糖的反應性。

3. 對血管和血液系統的作用

(1) 雷公藤乙酸乙酯提取物連續給藥 7 天：

　　a. 可使致炎 2 周和 4 周佐劑性關節炎大鼠全血和血漿黏度降低、紅細胞壓積減少及纖維蛋白原含量明顯降低。

　　b. 可使血小板最大聚集率明顯下降。

(2) 雷公藤多苷：

　　a. 可使主動脈內皮損傷大鼠內膜增生減輕。

　　b. 可使血管內皮損傷後血漿內源性類洋地黃因子含量明顯減少，血管內皮損傷局部炎症細胞減少。(球囊導管所致胸、腹主動脈內皮損傷模型)

(3) 雷公藤可促進細胞外基質成分合成，抑制整合素活性，並能輕度提升鈣倚賴性粘連分子活性。(血管內皮細胞體外實驗)

(4) 提示雷公藤能透過多種機制調控血管的新生過程。

4. 殺蟲抗菌

(1) 雷公藤水煎劑、醇浸劑及醚提取物能殺蟲、蛆、蠅、蠶等。

(2) 雷公藤對金黃色葡萄球菌、607 分支桿菌、枯草桿菌、無核桿菌均有明顯的抑制作用，對革蘭陰性細菌也有抑制作用。

(3) 雷公藤對真菌 (如白色念珠菌) 抑制作用最強。

(二) 其他藥理作用

1. 對生殖系統的影響 (抗生育作用)

(1) 雷公藤總苷：

　　a. 雄性大鼠灌服 10 mg/kg，8 周後全部動物失去生育能力。

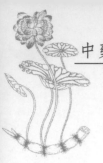

b. 作用的靶細胞主要是精母細胞和精子細胞，能降低初級精母細胞核內 DNA 含量。

c. 可在精子細胞成熟過程中干擾其圓形向鐮刀形轉變。

(2) 雷藤氯內酯醇：

a. 主要作用於附睪精子。

b. 使變態期精子細胞組蛋白 – 精核細胞取代反應受阻，進而導致附睪精子核蛋白異常。

(3) 使用雷公藤的女性病患出現閉經，發生率及持續時間與用藥劑量成正比。

(4) 男性病患的精子濃度和活性指數達不育濃度。

(5) 雷公藤的抗生育作用與棉酚有相似之處。

(6) 這類作用是可逆的，停止給藥後 6-8 個月生育功能可以恢復。

2. 抗腫瘤

(1) 雷公藤甲素、雷公藤乙素和雷公藤內酯有抗癌作用

a. 雷公藤甲素和雷公藤乙素腹腔注射對小鼠淋巴細胞白血病 (L_{1210})、P_{388} 及 L_{615} 白血病瘤株均有抑制作用。

b. 雷公藤內酯腹腔注射可明顯延長網織細胞白血病小鼠存活期。

(2) 雷公藤的抗腫瘤作用可能與其具有烷化作用有關。

(三) 綜述

1. 雷公藤的免疫抑制、抗發炎、改善血液流變學作用與其祛風濕、止痺痛之功效有關。

2. 殺蟲解毒功效則是其直接對病原體抑制作用的結果。

(四) 現代應用

1. 類風濕性關節炎。

2. 腎小球腎炎和腎病綜合徵。

3. 結締組織病：

(1) 雷公藤單用或配小劑量激素可用於紅斑狼瘡、硬皮病、多發性肌炎及血管炎的治療。

(2) 雷公藤治療系統性紅斑狼瘡和多發性硬化病，臨床症狀和免疫功能都有明顯改善。

4. 銀屑病、神經性皮炎、濕疹和過敏性紫癜：

(1) 雷公藤總鹼：

a. 治銀屑病，早期皮疹不濃、病程短者見效快。

b. 治療神經性皮炎。

(2) 雷公藤多苷治療濕疹。

(3) 雷公藤總苷治療過敏性紫癜。

5. 慢性支氣管炎和小兒喘息型支氣管炎：雷公藤多苷。

(五) 不良反應

1. 雷公藤毒性較大，對機體多個器官和系統均呈現毒副作用。

2. 雷公藤多苷小鼠：

(1) 灌胃的 LD_{50} 為 159.7 mg/kg。

(2) 腹腔注射的 LD_{50} 為 93.99 mg/kg。

(3) 靜脈注射的 LD_{50} 為 0.8 mg/kg。

3. 雷公藤微囊大鼠 35 mg/kg、犬 15 mg/kg 連續灌胃給藥 3 個月，大鼠血糖、血尿素氮及犬的鹼性磷酸 活性顯著提升，犬血總蛋白及白蛋白含量顯著下降，病理組織學檢查也表明大鼠及犬的心、肝、腎等多種臟器有明顯損害。上述毒性停藥後基本可恢復。

4. 臨床的毒副作用：

(1) 消化系統：噁心嘔吐、食慾減退、腹脹腹瀉及便秘便血。

(2) 神經系統：頭暈、乏力、嗜睡等。

(3) 血液系統：白細胞及血小板減少，個別發生粒細胞缺乏和再生障礙性貧血。

(4) 生殖系統：可使男性病患表現為少精、弱精或無精，進而造成不育，育齡女性可以出現月經紊亂或閉經。

(5) 心血管系統：心悸、胸悶，甚至引起心律不整，嚴重中毒時可使血壓急劇下降，甚至出現心源性休克而死亡。

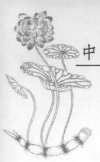

(6) 少數病患出現腎功能損害、肌甘清除率下降，嚴重可致急性腎功能衰竭而死亡。

(7) 部分病患可出現過敏反應。

第五章 利水滲濕藥

第一節 利水滲濕藥之簡介

◎ 以通利水道、滲泄水濕為主要作用的藥物，稱利水滲濕藥。

◎ 功效：具有利水消腫、利尿通淋、利濕退黃等功效。

◎ 主治：主要用於小便不利、水腫、淋證、黃疸、濕瘡、泄瀉、帶下、濕溫、濕痺等水濕內停所致的各種病證。

◎ 藥性：味多甘、淡。

◎ 此類藥物大體分為利水消腫藥、利尿通淋藥、利濕退黃藥三類。

◎ 水液自胃的受納，脾的轉輸，肺的通調而下歸於腎，透過腎陽氣化而釐清濁，清者上升複歸於肺而為津，濁者下出膀胱而為尿。

◎ 若外邪侵襲，飲食起居失常或勞倦內傷，均可導致肺不通調，脾失轉輸，腎失開合，終至膀胱氣化無權，三焦水道失暢，水濕停聚。

◎ 水濕致病，或泛濫於全身而水腫；或侵犯脾胃而為濕阻；或同其他外邪(如濕熱)相夾雜，濕熱熏蒸而發黃。

◎ 從現代醫學角度看，水濕所致的各種症狀，應包括泌尿系統感染或結石、消化系統功能低下、變態回應性疾患、腎臟病變、代謝異常、慢性支氣管炎時的痰液積留，及胸水、腹水等體腔內的異常液體和各種原因所致的水腫等疾病。

第二節 利水滲濕藥主要的藥理作用

一、利尿作用

◎ 茯苓、豬苓、澤瀉、玉米鬚、半邊蓮、車前子、通草、木通、萹蓄、瞿麥、金錢草、茵陳等均具有不同程度的利尿作用。

1. 豬苓、澤瀉的利尿作用較強。

2. 利尿作用機理：

(1) 豬苓、澤瀉抑制腎小管對鈉離子的重吸收。

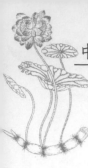

(2) 茯苓素抗醛固酮。

(3) 澤瀉增加心鈉素 (atrial natriuretic factor，ANF) 的含量等。

3. 影響利尿作用的因素較多，如藥物的採收季節、實驗動物的種類、給藥途徑、炮製方法等。

二、抗病原微生物作用

◎抗菌作用：茯苓、豬苓、茵陳、金錢草、木通、萹蓄、半邊蓮。

◎抗眞菌作用：車前子、茵陳、地膚子、萹蓄、木通。

◎抗病毒作用：茵陳。

三、利膽保肝作用

◎利膽作用：茵陳、半邊蓮、玉米鬚、金錢草。

◎保肝作用：澤瀉、茵陳、豬苓、垂盆草。

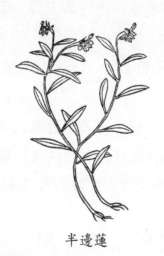

半邊蓮

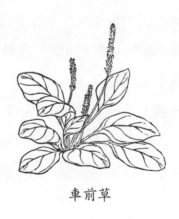

車前草

四、抗腫瘤、增強免疫功能

◎茯苓多糖和豬苓多糖具有顯著的抗腫瘤作用。

◎茯苓多糖和豬苓多糖能抑制多種實驗性移植性腫瘤的生長。

◎茯苓多糖和豬苓多糖能提升機體的非特異性及特異性免疫功能。

五、綜述

◎ 與利水滲濕藥的利水消腫、利尿通淋、利濕退黃等功效相關的藥理作用爲利尿、
抗病原微生物、利膽保肝、抗腫瘤及增強免疫功能。

第三節 常見利水滲濕藥之各論

一、茯苓

◎ 基原：多孔菌科眞菌茯苓 *Poria cocos* (Schw.) Wolf 的乾燥菌核。茯苓潛於松根
之下，通神而能致靈，故名茯靈，今作茯苓。

◎ 性味：味甘、淡，性平。

◎ 歸經：歸心、肺、脾、腎經。

◎ 主要成分：

1. 含有 β-茯苓聚糖 (β-pachyman)，約占乾重的 93%。

2. 三萜類：茯苓酸 (tumulosic acid)、茯苓素 (poriatin)、茯苓醇。

◎ 功效：有利水滲濕、健脾寧心功效。

◎ 主治：用於水腫尿少、痰飲眩悸、脾虛食少、便溏泄瀉、
心神不寧、驚悸失眠等病證。

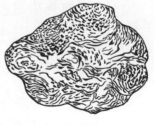

◎ 《神農本草經》：主胸脅逆氣、憂恚、驚邪恐悸、心下
結痛、寒熱、煩滿、咳逆、口焦舌乾、利小便。

茯 苓

(一) 與茯苓功效主治相關的藥理作用

1. 利尿作用

(1) 茯苓利尿作用受動物種屬、給藥途徑等因素影響。

(2) 對健康人利尿作用不明顯，但對腎性和心性水腫病患利尿作用顯著。

(3) 茯苓素：

a. 是茯苓利尿作用的有效成分。

b. 具有和醛固酮及其拮抗劑相似的結構，可與大鼠腎小管細胞漿膜的醛固酮
受體結合，拮抗醛固酮活性，提升尿中 Na^+/K^+ 比值，產生利尿作用。

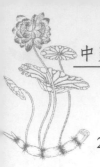

c. 可能是一種醛固酮受體拮抗劑。

2. 免疫調節作用

(1) 茯苓多糖：

a. 具有顯著增強機體免疫功能的作用。

b. 對機體非特異性免疫功能：

(a) 能增加免疫器官胸腺、脾臟、淋巴結的重量。

(b) 增強正常小鼠腹腔巨噬細胞的吞噬功能，並能對抗免疫抑制劑醋酸可的松對巨噬細胞吞噬功能的抑制作用，對抗 ^{60}Co 照射引起小鼠外周血白細胞的減少。

c. 對機體特異性免疫功能：

(a) 可使玫瑰花結形成率及 PHA 誘發的淋巴細胞轉化率升高。

(b) 使小鼠脾臟抗體分泌細胞數明顯增多。

d. 增強機體免疫功能的作用機理：可能與誘導產生 IL-2 有關。

(2) 茯苓素：

a. 對免疫功能具有調節作用。

b. 能增強小鼠腹腔巨噬細胞的吞噬作用，從而提高機體的非特異性免疫功能。

c. 但對 PHA、LPS 和 ConA 誘導的淋巴細胞轉化及對小鼠血清抗體及脾細胞抗體產生能力均有顯著抑制作用。

d. 對 IL-2 的產生呈劑量倚賴性的抑制作用，可能是其免疫抑制作用的機理之一。

3. 抗肝硬化

(1) 茯苓醇：

a. 採用複合因素 (皮下注射 CCl_4、高脂低蛋白膳食、飲酒) 刺激建立大鼠肝硬化模型，在肝硬化形成後，皮下注射 5 mL/kg(含茯苓醇 75 mg)，連續 3 周，給藥組實驗動物肝硬化明顯減輕、肝內膠原含量降低、尿羥脯氨酸排出量增多。

b. 具有促進實驗性肝硬化動物肝臟膠原蛋白降解，促進肝內纖維組織重吸收作用。

4. 對胃腸功能的影響

(1) 茯苓對家兔離體腸管有直接鬆弛作用。

(2) 對大鼠幽門結紮所形成的潰瘍有預防作用，並能降低胃酸含量。

(二) 其他藥理作用

1. 抗腫瘤

(1) 茯苓多糖：

a. 對體外培養的小鼠腹水型肉瘤 S_{180} 細胞和人慢性骨髓性白血病 K_{562} 細胞增殖有顯著抑制作用。

b. 抗腫瘤作用機制：提升宿主的免疫系統功能，及直接的細胞毒作用 (如改變腫瘤細胞膜磷脂生化特性)。

(2) 茯苓素：

a. 延長艾氏腹水癌小鼠存活時間。

b. 對體外培養的小鼠白血病 L_{1210} 細胞的增殖有顯著抑制作用。

c. 抗腫瘤作用機制：抑制腫瘤細胞的核甘轉運而抑制腫瘤細胞 DNA 合成，提升巨噬細胞產生腫瘤壞死因子 (TNF) 的能力，增強殺傷腫瘤細胞作用。

2. 其他

(1) 抗中毒性耳損害：豚鼠灌服茯苓煎劑，連續 10 天，可明顯減輕肌內注射卡那霉素所致的耳損害。

(2) 還具有抗菌、鎮靜，促進造血功能等藥理作用。

(三) 綜述

1. 與茯苓利水滲濕、健脾寧心功效相關的藥理作用為利尿、免疫調節、抗肝硬化、對胃腸功能的影響、鎮靜等作用。

2. 主要有效成分是茯苓素、茯苓多糖等。

3. 茯苓抗腫瘤、抗中毒性耳損害等作用，則是茯苓藥理作用的現代研究進展。

(四) 現代應用

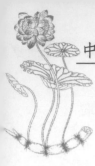

1. 水腫：茯苓餅乾 (每片含茯苓 3.5 g，每次 8 片，每日 3 次，一周爲一療程) 治療心性水腫、腎性水腫及非特異性水腫。

2. 嬰幼兒腹瀉：單味茯苓粉 (每次用茯苓粉 0.5 g，每日 3 次) 治療由輪狀病毒感染所致嬰幼兒秋冬季腹瀉。

3. 精神分裂症：茯苓水煎劑 (每日 60 g 茯苓水煎服，3 個月) 治療慢性精神分裂症。

二、豬苓

◎基原：多孔菌科眞菌豬苓 *Polyporus umbellatus* (Pers.) Fries 的乾燥菌核。此菌核爲不規則形，外皮棕黑，形如豬糞，故名豬苓。

◎性味：味甘、淡，性平。

◎歸經：歸腎、膀胱經。

◎主要成分：

1. 豬苓多糖 (glucan)、豬苓酸 A (polyprorenic acid A)、豬苓酸 C (polyprorenic acid C)、角甾醇 (ergosterol)。

◎功效：具有利水滲濕功效。

◎主治：用於小便不利、水腫、泄瀉、淋濁、帶下等。

◎《本草綱目》：豬苓開奏理，治淋腫腳氣，白濁帶下，妊娠子淋胎腫，小便不利。

(一) 與豬苓功效主治相關的藥理作用

1. 利尿

   (1) 健康人服豬苓煎劑 8 g (4 次)，6 小時尿量與尿中氯化物增加，具有顯著的利尿作用。

   (2) 豬苓水煎劑或流浸膏給雄性家兔灌胃，6 小時內總尿量無明顯增加，但尿中氯化物增加。

   (3) 利尿作用機制：主要是與抑制腎小管對水及電解質，特別是鈉、鉀、氯的重吸收有關。

2. 增強免疫功能

(1) 豬苓水提取物或醇提水溶部分，均能明顯增強小鼠網狀內皮系統吞噬功能。

(2) 豬苓多糖：

　　a. 是豬苓增強免疫功能作用的主要有效成分。

　　b. 能提升荷瘤小鼠及化療小鼠腹腔巨噬細胞吞噬能力。

　　c. 能直接促進小鼠免疫細胞 (B 細胞) 的有絲分裂，明顯促進小鼠 T 細胞對 ConA 和 B 細胞對細菌脂多糖 (LPS) 的增殖反應。

　　d. 增強小鼠異型脾細胞誘導的遲發型超敏反應，並明顯增強小鼠異型脾細胞激活的細胞毒 T 細胞對靶細胞的殺傷活性。

(二) 其他藥理作用

1. 抗腫瘤

(1) 豬苓醇提水溶部分腹腔注射對小鼠肉瘤 S_{180} 抑制率為 62%，對小鼠肝癌抑制率為 37-54%。

(2) 豬苓多糖：

　　a. 為豬苓抗腫瘤作用有效成分。

　　b. 對小鼠移植性肉瘤 S_{180} 具有明顯的抑制作用。

　　c. 能降低 N- 丁基 -N (4- 羥丁基) 亞硝胺 (BBN) 誘發的大鼠膀胱癌發生率，並使每鼠腫瘤數、腫瘤直徑和惡性程度均顯著降低。

　　d. 抑制腫瘤的作用機制：與抑制腫瘤細胞的 DNA 合成，增強機體免疫功能等作用有關。

2. 保肝

(1) 豬苓多糖能減輕 CCl_4 對小鼠肝臟損傷，表現為肝組織病理損傷減輕、血清谷丙轉氨酶活力下降，防止肝 6- 磷酸葡萄糖磷酸酶和結合磷酸酯活力降低。

(2) 豬苓多糖對 D- 半乳糖胺誘發小鼠肝損傷也具有預防和治療作用。

3. 其他

(1) 豬苓還具有抗菌、抗輻射、抗誘變等藥理作用。

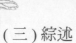

（三）綜述

1. 與豬苓利水滲濕、開腠理等功效相關的藥理作用爲利尿、增強免疫功能、抗菌等作用。

2. 豬苓的抗腫瘤、保肝等作用，則是豬苓的現代研究進展。

（四）現代應用

1. 各種類型肝炎：

(1) 目前臨床常以豬苓多糖合併乙肝疫苗治療慢性 B 型肝炎。

(2) 豬苓多糖與干擾素，或卡介苗合用，治療非 A 非 B 型。

2. 銀屑病。

3. 惡性腫瘤。

（五）不良反應

1. 豬苓多糖注射液可引起藥物性皮炎、血管神經性水腫、過敏性休克等過敏反應。

2. 豬苓多糖可致系統性紅斑性狼瘡。

三、澤瀉

◎ 基原：澤瀉科植物澤瀉 *Alisma orientalis* (Sam.) Juzep. 的乾燥塊莖。

◎ 性味：味甘，性寒。

◎ 歸經：歸腎、膀胱經。

◎ 主要成分：

1. 澤瀉萜醇 A (alisol A)，澤瀉萜醇 B (alisol B)，澤瀉萜醇 A、B、C 的醋酸酯，表澤瀉萜醇 A (epi-alisol A)，澤瀉醇 (alismol)，澤瀉素 (alismin) 等。

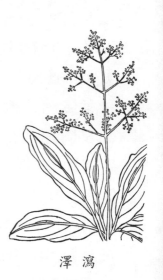

澤 瀉

◎ 功效：具有利小便、清濕熱功效。

◎ 主治：用於小便不利、水腫脹滿、泄瀉尿少、痰飲眩暈、熱淋澀痛等。

◎《名醫別錄》：澤瀉補虛損五勞，除五臟痞滿、起陰氣、止泄精、消渴、淋瀝、逐膀胱三焦停水。

(一) 與澤瀉功效主治相關的藥理作用

1. 利尿

(1) 澤瀉水煎劑

a. 給家兔灌胃或澤瀉流浸膏兔腹腔注射，均可使尿量增加。

b. 50% 澤瀉水煎液給大鼠灌胃後 1 小時，利尿作用達到尖峰。

(2) 澤瀉利尿作用的強弱因採集季節、藥用部位及炮製方法的不同而異。

a. 冬季採集者作用強，春季採集者作用稍差。

b. 澤瀉鬚 (冬季產的) 稍有利尿作用，澤瀉草根則無利尿作用。

c. 生澤瀉及酒製、麩製澤瀉均有一定的利尿作用，而鹽澤瀉則無利尿作用。

(3) 澤瀉的利尿作用機理：

a. 直接作用於腎小管的集合管 (collecting tube)，抑制 K^+ 的分泌，同時抑制 Na^+ 的重吸收。

b. 增加血漿心鈉素 (ANF，從心房組織釋放的一種低分子多肽，具有排鈉利尿作用) 的含量。

c. 抑制腎臟 Na^+,K^+–ATP 酶的活性，減少 Na^+ 重吸收。

2. 抗實驗性腎結石

(1) 澤瀉水提液能明顯抑制乙二醇與活性維生素 D_3 誘導的大鼠實驗性腎結石的形成。

(2) 此作用是透過明顯降低腎鈣含量和減少腎小管內草酸鈣結晶形成。

3. 抗發炎

(1) 澤瀉水煎劑能明顯減輕二甲苯引起的小鼠耳廓腫脹，抑制大鼠棉球肉芽組織增生而呈現對急慢性炎症均有抑制作用。

(2) 此抗發炎作用機制可能是直接作用，不是透過興奮垂體 - 腎上腺皮質系統間接發揮作用。

(二) 其他藥理作用

1. 降血脂

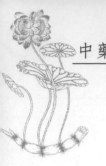

(1) 澤瀉的多種粗製劑 (粗提液、醇浸膏，醇浸膏的乙酸乙酯提取物，乙酸乙酯浸膏) 有降低實驗性高脂血症動物 (家兔、大鼠) 的血清膽固醇、甘油三酯和低密度脂蛋白 (LDL) 的作用。

(2) 澤瀉的不同萜醇類化合物對實驗性高脂血症大鼠血清膽固醇含量有顯著降低作用，其中以澤瀉萜醇 A 醋酸酯的降低膽固醇的作用最爲顯著，澤瀉萜醇 C、澤瀉萜醇 B 的醋酸酯、澤瀉萜醇 A 也有顯著作用。

(3) 澤瀉提取物降低膽固醇的作用機制：降低小腸膽固醇的吸收率，抑制小腸膽固醇的酯化。

2. 抗動脈粥狀硬化

(1) 澤瀉提取物：

a. 能使實驗性動脈粥狀硬化家兔的動脈內膜斑塊明顯變薄。

b. 內膜下泡沫細胞層數和數量明顯減少。

c. 血管平滑肌細胞增生及炎細胞浸潤減輕。

d. 表明澤瀉具有抗實驗性動脈粥狀硬化作用。

(2) 澤瀉抗動脈粥狀硬化的機理：

a. 與降血脂、升高高密度脂蛋白 (HDL)，調節 PGI_2/TXA_2 的動態平衡，抗氧化，抑制動脈壁內鈣異常升高，及改善血液流變性等多種作用有關。

3. 抗脂肪肝作用

(1) 澤瀉的水提物可使低蛋白飼料所致動物實驗性脂肪肝的肝內脂肪含量明顯降低。

(2) 澤瀉粉可抑制大鼠肝脂肪的蓄積。

(3) 澤瀉提取物對 CCl_4 引起的大鼠損傷性脂肪肝有保護作用。

(4) 澤瀉所含膽鹼、卵磷脂、不飽和脂肪酸是其抗脂肪肝的有效成分。

4. 抗血小板聚集和抗血栓

(1) 澤瀉的水提液在體外對 ADP 誘導的血小板聚集均有抑制作用。

(2) 澤瀉可使正常大鼠和實驗性動脈粥狀硬化家兔的血栓長度明顯縮短，血栓乾重明顯減輕。

5. 降血壓

(1) 澤瀉醇口服或腹腔給藥對腎型高血壓和原發性高血壓大鼠均有持久的降血壓作用。

6. 其他

(1) 澤瀉還具有降血糖、鬆弛離體家兔主動脈平滑肌、提升纖維溶解酶活性等作用。

(三) 綜述

1. 與澤瀉利小便、清濕熱功效相關的藥理作用爲利尿、抗實驗性腎結石和抗發炎等作用。

2. 澤瀉的降血脂、抗動脈粥狀硬化、抗脂肪肝、抑制血小板聚集、抗血栓形成和降血壓等作用，則是澤瀉藥理作用的現代研究進展。

(四) 現代應用

1. 高血脂症：對 IIa、IIb、IV 和 V 型高脂蛋白血症均有一定療效。

2. 美尼爾氏病。

(五) 不良反應

1. 澤瀉煎劑小鼠腹腔注射的 LD_{50} 爲 36.36 g/kg、靜脈注射醇提取物的 LD_{50} 爲 1.27 g/kg。以 4 g/kg 灌胃未見死亡。

2. 澤瀉含有刺激性物質，內服可引起胃腸炎，貼於皮膚引起發泡。

四、茵陳

◎ 基原：菊科植物濱蒿 *Artemisia scoparia* Waldst. et kit 及茵陳蒿 *A. capillaris* Thunb. 的乾燥地上部分。春季採收的習稱 "綿茵陳"，秋季採割的稱 "茵陳蒿"。茵陳蒿類，經多不死，更因舊苗而生，故名。

◎ 性味：味苦、辛，性微寒。

◎ 歸經：歸脾、胃、肝、膽經。

◎ 主要成分：

1. 香豆素類，如 6,7- 二甲氧基香豆素 (6,7-dimethoxycoumarin)。

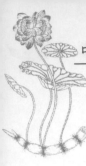

2. 色原酮類，如茵陳色原酮 (capillarisin)。

3. 黃酮類，如茵陳黃酮 (areapillin)、薊黃素 (cirsimanitin)。

4. 香豆酸及其他有機酸類，如茵陳香豆酸 A、茵陳香豆酸 B (capillartemisin A、B)、綠原酸 (chlorogenic acid) 和揮發油類如茵陳二炔、茵陳二炔酮、β- 菠烯等化學成分。

5. 從濱蒿中提得對羥基苯乙酮。

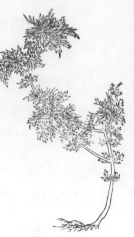

茵陳蒿

◎ 功效：具有清濕熱、退黃疸之功效。

◎ 主治：黃疸尿少、濕瘡搔癢等。

◎ 《神農本草經》：主風濕寒熱邪氣、熱結黃疸。《醫學入門》：消遍身瘡疥。

(一) 與茵陳功效主治相關的藥理作用

1. 利膽

(1) 茵陳水煎劑、熱水提取物、水浸劑、去揮發油水浸劑、揮發油、醇提取物，無論對正常實驗動物 (如慢性膽囊造瘻犬、急性膽道插管大鼠)，還是對 CCl₄ 所致肝損傷大鼠，均有促進膽汁分泌和排泄作用。

(2) 茵陳水煎液口服，連續 5 日，可使膽石症病患膽汁流量明顯增加，膽汁中膽固醇含量降低，可預防膽固醇結石的形成。

(3) 茵陳利膽作用的有效成分：

a. 茵陳香豆酸 (A、B)、6,7- 二甲氧基香豆素、茵陳色原酮、茵陳黃酮、茵陳二炔、茵陳二炔酮、茵陳炔內酯、綠原酸、咖啡酸及對羥基苯乙酮等。

b. 均能使膽汁流量增加，膽汁排泄加速，同時能擴張膽管、收縮膽囊，只是作用強度上有所不同。

c. 對羥基苯乙酮等還能增加大鼠膽汁中的膽酸、膽固醇等成分的分泌量。

2. 保肝

(1) 茵陳煎劑對 CCl₄ 所致動物實驗性肝損傷有保護作用，能減輕肝細胞腫脹、氣球樣變、脂肪變和壞死程度，降低血清轉氨酶活性。

(2) 茵陳色原酮、6,7- 二甲氧基香豆素、茵陳黃酮，均有保肝作用。

(3) 茵陳煎劑：

　a. 能使小鼠肝臟微粒體中的 P_{450} 含量增加。

　b. 能使異戊巴比妥鈉誘導的睡眠時間縮短，使安替比林消除半衰期明顯縮短。

　c. 說明茵陳具有誘導肝藥酶的作用。

(4) 茵陳還能抑制白葡萄糖醛酸酶活性，減少葡萄糖醛酸的分解，增強肝臟的解毒功能。

(5) 茵陳中的鋅、錳等微量元素含量相當高。

　a. 鋅參與 200 多種酶的合成。

　b. 鋅、錳等元素能直接參與機體的核酸、糖、脂肪、蛋白質代謝。

(6) 茵陳的保肝作用機理：誘導肝藥酶、增強肝臟的解毒功能、保護肝細胞膜的完整、促進肝細胞的再生。

(7) 茵陳蒿湯對 CCl_4 等所致實驗性肝損傷均有保護作用。

3. 抗病原微生物

(1) 茵陳蒿有較強的抗病原微生物作用，在體外對金黃色葡萄球菌有明顯的抑制作用，對痢疾桿菌、溶血性鏈球菌、肺炎雙球菌、白喉桿菌、牛型及人型結核桿菌、大腸桿菌、傷寒桿菌、綠膿桿菌、枯草桿菌、病原性絲狀體，以及黃麴霉菌。

(2) 雜色麴霉菌等皮膚眞菌有一定的抑制作用。

(3) 茵陳抗菌活性成分：茵陳炔酮、對羥基苯乙酮和其他揮發油成分。

(4) 茵陳蒿乙醇提取物對流感病毒有抑制作用。

4. 降血脂與抗動脈粥狀硬化

(1) 茵陳煎劑對家兔實驗性高膽固醇血症，具有降低膽固醇和 β - 脂蛋白的作用。

(2) 茵陳煎劑能使高膽固醇血症家兔的主動脈壁中膽固醇含量明顯降低，動脈壁粥樣硬化斑塊病變減輕，內臟脂肪減少。

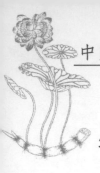

(3) 上述表明茵陳具有降血脂和抗動脈粥狀硬化作用。

5. 解熱、鎮痛、抗發炎

(1) 茵陳水煎劑和茵陳醇提物

a. 對傷寒混合菌苗所致家兔體溫升高均有明顯解熱作用。

b. 茵陳醇提物的解熱作用起效快、作用強。

(2) 6,7- 二甲氧基香豆素對鮮啤酒酵母、2,4- 二硝基苯酚致熱大鼠和傷寒混合菌苗致熱家兔均有明顯的解熱作用。

(3) 6,7- 二甲基七葉苷元：

a. 在熱板法和醋酸扭體法鎮痛實驗中，對小鼠有一定程度的鎮痛作用。

b. 對角叉菜膠所致大鼠足趾關節腫脹程度有抑制作用。

(二) 其他藥理作用

1. 抗腫瘤

(1) 茵陳水煎劑：

a. 對小鼠艾氏腹水癌細胞和移植 Meth A 細胞有抑殺作用，能延長荷瘤小鼠的存活時間。

b. 對致癌劑黃麴霉毒素 B_1 (AFB$_1$) 的致突變作用有顯著抑制，並呈劑量效應關係。

c. 對亞硝酸鈉和 N- 甲基卡胺誘導的 SD 大鼠食道上皮的增生性病變和骨髓微核突變有抑制作用。

(2) 茵陳色原酮和薊黃素具有顯著抑制 Hela 細胞和 Ehrlich 腹水癌細胞增殖作用。

2. 對心血管系統的影響

(1) 茵陳水浸液、煎劑、醇提取物對離體蟾蜍心臟有抑制作用。

(2) 茵陳水煎劑、乙醇浸液及揮發油、6,7- 二甲氧基香豆素均有降血壓作用。

3. 其他

(1) 茵陳還具有利尿、興奮平滑肌、殺滅蛔蟲、增強免疫功能等藥理作用。

(三)綜述

1. 與茵陳清濕熱、退黃疸功效相關的藥理作用為利膽、保肝、抗病原微生物、降血脂,及解熱、鎮痛、抗發炎等作用。

2. 茵陳具有的抗腫瘤、對心血管系統的影響,則是茵陳藥理作用的現代研究進展。

(四)現代應用

1. 高膽固醇血症。

2. 膽石症。

3. 膽道蛔蟲症。

4. 痤瘡。

(五)不良反應

1. 茵陳二炔酮小鼠灌胃的 LD_{50} 為 6.98 mg/kg。

2. 小鼠灌胃 6,7- 二甲氧基香豆素的 LD_{50} 為 497 mg/kg,死亡前有陣發性驚厥。

3. 對羥基苯乙酮小鼠腹腔注射的 LD_{50} 為 0.5 g/kg,口服 LD_{50} 為 2.2 g/kg。

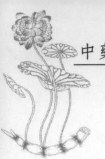

第六章 芳香化濕藥

第一節 芳香化濕藥之簡介

◎以氣味芳香，具有化濕運脾作用的藥物，稱芳香化濕藥。

◎功效：具有疏暢氣機、宣化濕濁、健脾醒胃等功效。

◎主治：主要用於濕阻中焦證，此外，濕溫、暑濕等證，也可選用。

◎藥性：辛香溫燥，多入脾、胃、肺、大腸經。

◎濕性重濁黏滯，脾惡濕而喜燥，濕濁內阻中焦，則脾胃運化失常。

◎脾為濕困，可出現脘腹痞滿、嘔吐泛酸、大便溏薄、食少體倦、口甘多涎、舌苔白膩等證。

◎從現代醫學角度看，濕阻中焦證與消化系統疾病如急慢性胃腸炎、痢疾、胃腸過敏、潰瘍病、胃無力或胃下垂、胃腸神經官能症、消化不良等疾病相似。

第二節 芳香化濕藥主要的藥理作用

一、調整胃腸運動功能

◎均含有揮發油，具有健胃驅風作用，故有刺激或調整胃腸運動功能的作用。

　1. 佩蘭、白豆蔻能提升腸道緊張度。

　2. 砂仁有促進腸管推進運動作用。

　3. 對乙醯膽鹼、氯化鋇等引起的動物離體腸肌痙攣，厚朴、蒼朮、砂仁等則有程度不等的解痙作用。

二、促進消化液分泌

◎厚朴、廣藿香、白豆蔻、草豆蔻、草果等均含有揮發油，且透過刺激嗅覺、味覺感受器，或溫和地刺激局部黏膜，可反射性地增加消化腺分泌。

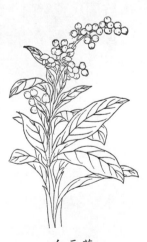

白豆蔻

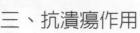

三、抗潰瘍作用

◎蒼朮、厚朴、砂仁作用機制：

1. 增強胃黏膜保護作用：

   (1) 從蒼朮中提取的氨基己糖具有促進胃黏膜修復作用。

   (2) 關蒼朮提取物還能增加氨基己糖在胃液和黏膜中的含量。

   (3) 砂仁能促進胃黏膜細胞釋放前列腺素，保護胃黏膜免遭許多外源性原素的損傷。

2. 抑制胃酸分泌過多：

   (1) 厚朴酚能明顯對抗四膚胃泌素及氨甲酚膽鹼所致胃酸分泌增多。

   (2) 茅蒼朮所含回一枝葉醇有抗 H_2 受體作用，能抑制胃酸分泌，並對抗皮質激素對胃酸分泌的刺激作用。

四、抗病原微生物

◎厚朴酚、蒼朮提取物、廣藿香酮對金黃色葡萄球菌、溶血性鏈球菌、肺炎球菌、百日咳桿菌、大腸桿菌、枯草桿菌、變形桿菌、痢疾桿菌、綠膿桿菌等具有抑制或殺滅作用。其中尤以厚朴抗菌力強，抗菌譜廣。

◎蒼朮對黃麴霉菌及其他致病性真菌，藿香的乙醚及乙醇浸出液對白色念珠菌、許蘭氏黃癬菌、趾間及足距毛癬菌等多種致病性真菌有抑制作用。

◎厚朴、蒼朮、廣霍香、砂仁、白豆蔻對腮腺炎病毒、流感病毒等有抑制作用。

五、綜述

◎疏暢氣機、宣化濕濁、健脾醒胃等功效相關的藥理作用為調整胃腸運動功能、促進消化液分泌、抗潰瘍、抗病原微生物。

◎主要有效成分是揮發油。

◎本類藥的藥理作用多與所含揮發性成分有關，因此入藥不宜久煎。

第三節　常見芳香化濕藥之各論

一、厚朴

◎基原：木蘭科植物厚朴 *Magnolia officinalis* Rehd. et Wils.、凹葉厚朴 *M. officinalis* Rehd. et Wils. var. *biloba* Rehd. et Wils. 的乾燥幹皮、根皮及枝皮。《說文解字》：朴木皮也。因其樹皮較厚，故名厚朴。

◎性味：味苦、辛，性溫。

◎歸經：歸脾、胃、肺、大腸經。

◎主要成分：

1. 木脂素類：厚朴酚 (magnonol)、四氫厚朴酚 (tetrahydromagnonol)、異厚朴酚 (isomagnonol) 及和厚朴酚 (honokiol) 等。

2. 生物鹼類：木蘭箭毒鹼 (magnocurarine)。

3. 揮發油：β- 桉葉醇 (machilol)。

◎功效：具有燥濕、消積、行氣、平喘的功效。

◎主治：濕滯傷中、脘痞吐瀉、食積氣滯、腹脹便秘、痰飲喘咳等。

◎《名醫別錄》：消痰下氣，療霍亂及腹痛脹滿。《藥性論》：主療積年冷氣，腹內雷鳴，虛吼，宿食不消，除痰飲，去結水……消化水穀，止痛。大溫胃氣，嘔吐酸水，主心腹滿。

(一) 與厚朴功效主治相關的藥理作用

1. 調整胃腸運動功能

　　(1) 厚朴煎劑對兔離體腸肌有興奮作用。

　　　a. 在一定劑量範圍內對小鼠離體腸管產生興奮作用。

　　　b. 加大劑量則產生抑制作用。

　　　c. 對豚鼠離體腸管的作用與小鼠基本一致，但興奮作用不明顯，而抑制作用更顯著。

　　(2) 厚朴酚對組織胺所致十二指腸痙攣有一定的抑制作用。

2. 促進消化液分泌

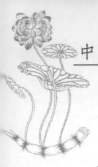

(1) 厚朴所含揮發油，透過刺激嗅覺、味覺感受器，或溫和地刺激局部黏膜，能反射性地增加消化腺分泌。

3. 抗潰瘍

(1) 生品厚朴煎劑、薑炙厚朴煎劑、厚朴酚及和厚朴酚對大鼠幽門結紮型潰瘍及應激型潰瘍均有明顯抑制作用。

(2) 厚朴乙醇提取物尙對大鼠 HCl- 乙醇所致潰瘍有顯著抑制作用。

(3) 厚朴酚還能明顯對抗因應激，或靜脈注射胃泌素、氨甲酚膽鹼所致胃酸分泌增多。

(4) 厚朴抗潰瘍作用與其抑制胃酸分泌過多有關。

4. 保肝

(1) 厚朴對小鼠實驗性病毒性肝炎有一定保護作用，可減輕細胞變性壞死等實質性病理損害。(厚朴酚爲抗肝炎病毒的有效成分。)

(2) 厚朴酚

a. 對急性實驗性肝損傷，具有降血清 ALT 作用。

b. 能對抗免疫性肝纖維化損傷，能明顯防止肝纖維化及肝硬變的形成，並能提升免疫性肝纖維化大鼠血漿 SOD 活性，降低 LPO 含量。

5. 抗菌、抗病毒

(1)《名醫別錄》指出厚朴能 "殺三蟲"。

(2) 厚朴酚：

a. 對革蘭陽性菌、耐酸性菌、類酵母菌和絲狀眞菌均有顯著的抗菌活性。

b. 對各種變形鏈球菌及乳酸桿菌均有抑制作用。

c. 對引起人類惡性膿瘡和絨毛狀膜塊疾病的炭疽桿菌有明顯抗菌活性。

(3) 厚朴的酚性成分、乙醚及甲醇提取物，對牙病中致齲齒的變形鏈球菌有十分顯著的抗菌作用，能抑制該菌在牙平滑面上的附著。

(4) 厚朴酚、和厚朴酚及其代謝產物四氫厚朴酚、四氫和厚朴酚，由於聯苯環上的烴基及烯丙基可產生抗菌活性，均有極強的抗菌作用。

(5) 厚朴中所含新木脂素對 Epstein-Barr 病毒激活有抑制作用。

6. 抗發炎鎮痛

　(1) 厚朴乙醇提取物：

　　a. 對醋酸引起的小鼠腹腔毛細血管通透性升高、二甲苯所致耳殼腫脹、角叉菜膠引起的足腫脹均有明顯的抑制作用。

　　b. 對小鼠醋酸所致扭體反應及熱痛刺激甩尾反應也呈現抑制作用。

　　c. 表明具有較好的抗發炎和鎮痛作用。

(二) 其他藥理作用

1. 中樞抑制和肌肉鬆弛

　(1) 厚朴酚、和厚朴酚及厚朴乙醚提取物：

　　a. 有明顯的中樞抑制作用。

　　b. 小鼠腹腔注射可明顯減少自主活動。

　　c. 可對抗甲基苯丙胺或阿朴嗎啡所致的中樞興奮。

　(2) 厚朴提取物對腦幹網狀架構激活系統及下視丘前部的覺醒中樞有抑制作用。

　(3) 厚朴酚能顯著抑制中樞興奮性氨基酸谷氨酸的作用而產生脊髓抑制。

　(4) 厚朴酚及和厚朴酚具有中樞性肌肉鬆弛作用，能明顯抑制脊髓反射，作用可被大劑量的士的寧 (strychnine) 所拮抗，屬於非箭毒樣的肌肉鬆弛劑。

　(5) 厚朴鹼：

　　a. 靜脈注射能阻斷動物神經運動終板的傳遞功能，使橫紋肌鬆弛，且無快速耐受現象，此作用與靜脈注射箭毒鹼相似。

　　b. 靜脈注射新斯的明 (neostigmine) 可對抗其肌肉鬆弛效應。

　　c. 厚朴鹼可能屬非去極化型骨骼肌鬆弛劑，具有筒箭毒鹼樣肌肉鬆弛作用。

2. 抑制血小板聚集

　(1) 厚朴酚與和厚朴酚：

　　a. 能明顯抑制膠原、花生四烯酸所誘導的家兔血小板血漿的聚集，並抑制 ATP 釋放。

　　b. 與抑制血栓烷素 A_2 (TXA_2) 的合成及細胞內的 Ca^{2+} 流動有關。

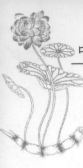

3. 降血壓、鬆弛血管平滑肌

   (1) 低於肌肉鬆弛劑量的厚朴鹼注射給藥

    a. 有明顯的降低血壓作用。

    b. 不被抗組織胺藥異丙臻所對抗。

    c. 表明並非由於組織胺釋放所致。

   (2) 厚朴酚及和厚朴酚

    a. 能對抗 K^+、Ca^{2+}、去甲腎上腺素等所引起的大鼠主動脈條收縮。

    b. 可能與鈣通道阻滯作用有關。

4. 其他

   (1) 厚朴提取物尚有抗過敏、抗腫瘤作用。

(三) 綜述

1. 與厚朴燥濕、消積、行氣功效相關的藥理作用為調整胃腸運動、促進消化液分泌、抗潰瘍、保肝、抗菌、抗病毒、抗發炎、鎮痛等作用。

2. 主要有效成分是以厚朴酚為代表的木脂素類成分。

3. 厚朴的中樞抑制、肌肉鬆弛、鈣通道阻滯、抑制血小板聚集、降血壓等作用，則是其藥理作用的現代研究進展。

(四) 現代應用

1. 細菌性痢疾。

2. 防治齲齒：

   (1) 用厚朴酚凝膠 (厚朴酚結晶、分子量為 400 的聚乙二醇、木糖醇，以烴乙基纖維素為基質，加適量調味劑)。

   (2) 厚朴牙膏亦有預防齲齒發生的作用。

3. 肌強直：用厚朴 9-15 g，加水分煎 2 次，頓服。

(五) 不良反應

1. 厚朴酚凝膠預防齲齒，用藥週期 1 年左右，未見明顯不良回應發生。

2. 厚朴中有毒成分主要是木蘭箭毒鹼，其在腸中吸收緩慢，吸收後即經腎臟排泄，血中濃度較低，故口服毒性較小。

3. 厚朴煎劑、木蘭箭毒鹼給小鼠腹腔注射的 LD$_{50}$ 分別為 6.12 g/kg 和 45.55 mg/kg。

4. 厚朴在一般肌肉鬆弛劑量下，對實驗動物心電圖無影響，大劑量可致呼吸肌麻痺而死亡。

二、蒼朮

◎基原：菊科植物茅蒼朮 *Atractylodes lancea* (Thunb.) DC. 及北蒼朮 *A. chinensis* (DC.) Koidz. 的乾燥根莖。

◎性味：味辛、苦，性溫。

◎歸經：歸脾、胃經。

◎主要成分：揮發油

1. 蒼朮醇 (atractylol)，為 β- 桉葉醇 (β-eudesmol) 和茅朮醇 (hinesol) 的混合物。

2. 蒼朮酮 (atractylone)、蒼朮素 (atractylodin)。

3. 茅蒼朮根莖：5-9%，北蒼朮根莖：1.5%。

◎功效：具有燥濕健脾、袪風濕的功效。

◎主治：濕阻中焦、風寒濕痹、腳膝腫痛、酸軟無力、雀目夜盲等。

◎《珍珠囊》：能健胃安脾，諸濕腫非此不能除。《本草綱目》：治濕痰留飲⋯⋯及脾濕下流，濁瀝帶下，滑瀉腸風。《新修本草》：利小便。

(一) 與蒼朮功效主治相關的藥理作用

1. 調整胃腸運動功能

　　(1) 蒼朮煎劑、蒼朮醇提物在一定劑量範圍內：

　　　a. 能明顯緩解乙醯膽鹼所致家兔離體小腸痙攣。

　　　b. 對腎上腺素所致小腸運動抑制，則有一定的對抗作用。

　　(2) 蒼朮醇提物：

　　　a. 對抗乙醯膽鹼、氯化鋇所致大鼠離體胃平滑肌痙攣。

　　　b. 對正常大鼠胃平滑肌則有輕度興奮作用。

　　(3) 蒼朮丙酮提取物、β- 桉葉醇及茅朮醇：

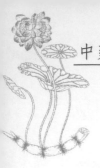

a. 對氨甲醯膽鹼、Ca^{2+} 及電刺激所致大鼠在體小腸收縮加強，均有明顯對抗作用。

(4) 蒼朮丙酮提取物對小鼠碳末推進運動則有明顯促進作用。

2. 抗潰瘍作用

(1) 茅蒼朮及北蒼朮：

a. 對幽門結紮型潰瘍、幽門結紮 - 阿司匹林潰瘍、應激性潰瘍有較強的抑制作用。

b. 均能顯著抑制潰瘍動物的胃液量、總酸度、總消化能力及胃黏膜損害。

(2) 蒼朮抗潰瘍作用機理：

a. 抑制胃酸分泌

(a) 北蒼朮中的蒼朮醇能抑制甾體激素的釋放，減輕甾體激素對胃酸分泌的刺激。

(b) 茅蒼朮所含 β- 桉葉醇有抗 H_2 受體作用，能抑制胃酸分泌，並對抗皮質激素對胃酸分泌的刺激作用。

b. 增強胃黏膜保護作用

(a) 北蒼朮可使胃黏膜組織血流量增加。

(b) 氨基己糖具有促進胃黏膜修復作用。

(c) 關蒼朮 (*A. japonica*) 還能明顯增加氨基己糖在胃液和黏膜中的含量，從而增強胃黏膜保護作用。

3. 保肝

(1) 蒼朮及 β- 桉葉醇、茅朮醇、蒼朮酮對 CCl_4 及 D- 氨基半乳糖誘發的培養鼠肝細胞損害均有顯著的預防作用。

(2) 蒼朮煎劑對小鼠肝臟蛋白質合成有明顯促進作用。

4. 抑菌

(1) 蒼朮提取物能降低細菌耐藥性的產生。

(二) 其他藥理作用

1. 對血糖的影響

(1) 蒼朮煎劑灌胃給藥或醇浸劑皮下給藥：

　a. 可使正常家兔血糖水準升高。

　b. 對四氧嘧啶性糖尿病家兔則有降血糖作用。

(2) 蒼朮水提物灌胃可使鏈脲霉素 (streptozotocin, STZ) 誘發的大鼠高血糖水準降低。

(3) 蒼朮有效成分和腺嘌呤核苷酸在同一粒線體上起競爭性抑制作用，從而抑制細胞內氧化磷酸化作用，干擾能量的轉移過程。

2. 抗缺氧

(1) 對氰化鉀所致小鼠缺氧模型，蒼朮丙酮提取物 750 mg/kg 灌胃，

　a. 能明顯延長小鼠的存活時間。

　b. 降低小鼠相對死亡率。

　c. 抗缺氧的主要活性成分為 β - 桉葉醇。

3. 中樞抑制

(1) 茅蒼朮、北蒼朮、β - 桉葉醇、茅朮醇對小鼠有鎮靜作用，能抑制小鼠自發活動。

(2) 茅蒼朮提取物和揮發油，小劑量使脊髓反射亢進，較大劑量則呈抑制作用，終致呼吸麻痺而死。

(3) 茅蒼朮和北蒼朮的提取物：

　a. 能增強巴比妥睡眠作用。

　b. 藥理活性成分：β - 桉油醇和茅朮醇。

4. 抗腫瘤

(1) 蒼朮揮發油、茅朮醇、β - 桉葉醇 100 mg/mL 在體外對食管癌細胞有抑制作用，其中茅朮醇作用較強。

5. 促進骨鉻鈣化

(1) 蒼朮中含有與鈣磷吸收有關的維生素 D。

(2) 揮發油具有促進骨鉻鈣化作用。

6. 對心血管系統的影響

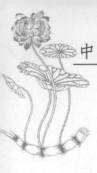

(1) 蒼朮對蟾蜍心臟有輕度抑制作用，對蟾蜍後肢血管有輕度擴張作用。

(2) 蒼朮浸膏小劑量靜脈注射，可使家兔血壓輕度上升，大劑量則使血壓下降。

(三) 綜述

1. 與蒼朮燥濕健脾功效相關的藥理作用爲調整胃腸運動功能、抗潰瘍、保肝、抑菌等。

2. 蒼朮主要有效成分是以 β - 桉葉醇及茅朮醇爲代表的揮發油。

3. 蒼朮對血糖影響、抗缺氧、中樞抑制、抗腫瘤、促進骨骼鈣化及對心血管系統影響等作用，則是現代研究進展。

(四) 現代應用

1. 小兒腹瀉。

2. 佝僂病。

3. 防水痘、腮腺炎、感冒。

4. 皮膚搔癢症。

(五) 不良反應

1. 小鼠灌胃北蒼朮揮發油的 LD_{50} 爲 4.71 mL/kg。

三、廣藿香

◎ 基原：唇形科植物廣藿香 ***Pogostemon cablin*** (Blanco) Benth. 的乾燥地上部分。

◎ 性味：味辛，性微溫。

◎ 歸經：歸脾、胃、肺經。

◎ 主要成分：

1. 揮發油約 1.5%：

(1) 廣藿香醇 (patchouli alcohol)，約占 52-57%。

(2) 廣藿香酮 (pogostone)。

2. 苯甲醛、丁香油酚、桂皮醛、廣藿香吡啶。

3. 多種倍半萜及黃酮類成分。

◎功效：具有芳香化濁、開胃止嘔、發表解暑功效。

◎主治：濕濁中阻、脘痞嘔吐、暑濕倦怠、胸悶不舒、寒濕閉暑、腹痛吐瀉、鼻淵頭痛等。

◎《本草圖經》：治脾胃吐逆，爲最要之藥。《名醫別錄》：去惡氣，止霍亂、心痛。《本草正義》：能袪除陰霉濕邪，而助脾胃正氣，爲濕困脾陽，倦怠無力，飲食不好，舌苔濁垢者最捷之藥。

(一)與廣藿香功效主治相關的藥理作用

　　1. 促進胃液分泌

　　　(1) 揮發油：可刺激胃黏膜，促進胃液分泌，增強消化能力。

　　2. 抗病原微生物

　　　(1) 抗菌作用：

　　　　a.廣藿香酮可抑制金黃色葡萄球菌、肺炎雙球菌、溶血性鏈球菌、大腸桿菌、痢疾桿菌、綠膿桿菌。

　　　　b.藿香煎劑、水浸出液、醚浸出液、醇浸出液對許蘭氏黃癬菌、趾間及足距毛癬菌等多種致病性眞菌有抑制作用，煎劑抗菌作用弱於後者。

　　　(2) 藿香黃酮類物質有抗病毒作用，可抑制消化道、上呼吸道鼻病毒生長繁殖。

　　　(3) 藿香煎劑對鉤端螺旋體有低濃度抑制，高濃度殺減作用。

(二)其他藥理作用

　　1. 細胞毒活性：

　　　(1) 新的二萜類成分，具有細胞毒活性。

　　　(2) 衍生化的產物也具有類似活性。

　　　(3) 在體外能非特異性地作用於多種人癌細胞鏈。

(三)綜述

　　1. 與廣藿香芳香化濁、開胃止嘔、發表解暑功效相關的藥理作用爲促進消化液分泌、抗病原微生物等作用。

　　2. 主要有效成分是廣藿香酮、廣藿香醇及黃酮類成分。

3. 細胞毒活性則是廣藿香的現代研究進展，主要有效成分是二萜類成分。

(四) 現代應用

1. 藿香正氣散 (丸、水、膠囊) 治療急慢性胃腸炎、消化不良、胃腸過敏、夏日感冒。

2. 藿香配伍用藥治療早孕及霉菌性陰道炎具有一定療效。

3. 單用藿香煎湯，時時漱口，可去口臭。

第七章 化痰、止咳、平喘藥

第一節 化痰、止咳、平喘藥之簡介

◎ 以袪痰，緩解或制止咳嗽、喘息爲主要作用的藥物，稱化痰、止咳、平喘藥。

◎ 功效：具有宣肺袪痰、止咳平喘功效。

◎ 主治：主要用於痰多咳嗽、痰飲喘息及與痰飲有關的癭瘤(甲狀腺腫大)、瘰癧(頸部淋巴結腫大)證。

◎ 藥性：或溫、或寒，多入肺、心、脾、胃、大腸經。

◎ 痰飲：

1. 定義：水液代謝障礙所形成的病理產物(廣義)。飲清澈停留於局部；痰稠濁在臟腑經絡。

2. 《金匱要略》：水走腸間，謂之痰飲；飲後水流在脅下，謂之懸飲；飲水流行歸於四肢，謂之溢飲；積於胸膈之間，謂之支飲。

3. 肺主宣降，通調水道，敷布津液，貯痰之器；脾主運化水液，生痰之源；腎陽主水液蒸化；三焦爲水液通行之道路。

4. 痰飲之形成及臨床表現

   (1) 肺、脾、腎氣化失常→水濕停聚→痰飲

   (2) 肺→咳、喘、吐痰。

   (3) 心→胸悶、心悸、驚悸、神昏、譫妄癲狂。

   (4) 胃→噁心、嘔吐、胸悶。

   (5) 腸→腸鳴、下利、腹滿、食少。←痰飲

   (6) 經絡筋骨→瘰癧、麻木、半身不遂。

   (7) 肌膚→水腫←溢飲

   (8) 胸脅→胸脅脹滿、咳唾引痛。←懸飲

   (9) 膈上→咳喘，不能平臥。←支飲

◎ 痰證：

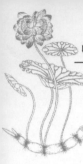

1. 概念：指水液凝聚而質稠，停於身體各部所引起的病證。

2. 成因：

(1) 陰虛火炎，上迫於肺，肺氣熱則煎熬津液，凝結成痰。

(2) 情志失調，五志化火，津液受灼而痰凝。

(3) 脾胃虛弱，或飲啖過度，致使脾失健運，水液壅滯成痰。

(4) 腎虛水泛，久而成痰。

(5) 外感六淫，使肺脾升降之機失常，水液內聚成痰。

3. 臨床表現：咳喘胸悶、喉中痰鳴、咯痰、嘔吐痰涎、脘痞納呆、噁心、眩暈、神昏癲狂、肢體麻木、半身不遂、瘰癧癭瘤、痰核乳癖、喉有異物感、舌苔白膩或黃膩、脈滑等。

◎ 飲證：

1. 概念：指水飲質地清稀，停滯於胃腸、心肺、胸脅等處所致的證候。

2. 成因：直接由外邪侵襲，影響臟腑對水液的氣化，以致水液停聚而產生；因中陽素虛，或複因飲食不慎、外邪內侵，以致水液轉輸、敷布發生障礙，從而停聚為病。

◎ 飲留胃腸證：

1. 概念：指寒飲留滯胃腸所表現的證候。金匱要略稱此為狹義之痰飲。

2. 臨床表現：脘腹脹滿、胃中有振水聲、嘔吐清涎、腸間水聲瀝瀝、頭目眩暈、口淡不渴，舌苔白滑，脈沉滑。

3. 辨證要點：本證多因飲食不節，恣飲無度，或勞倦內傷，脾胃受損，中陽不振，脾失健運，水停為飲，留滯胃腸而成。

4. 審證要點：胃腸有水聲，脘腹脹滿。

◎ 飲停於肺證：

1. 概念：指寒飲壅阻於肺，肺失肅降所表現的證候。金匱要略稱此為支飲。屬內科肺脹病。本證多因脾腎陽虛，伏飲內停，遇寒則發，纏綿難愈。

2. 臨床表現：咳喘上逆，胸悶短氣，倚息不得平臥，喉中痰鳴，痰多清稀如水或呈泡沫狀，甚則心悸浮腫，舌淡苔白滑，脈弦或緊。

3. 辨證要點：喘咳、吐清稀泡沫痰。

◎ 飲停胸脅證：

1. 概念：指水飲停於胸脅，氣機受阻，表現爲胸脅飽脹，咳唾引痛爲主症的證
   候，又稱爲"懸飲"。本證多因中陽素虛，氣不化水，水停爲飲，或因外邪
   侵襲，肺失通調，水液營運輸布障礙，停聚爲飲，流注脅間而成。

2. 臨床表現：胸脅脹悶疼痛，咳唾痛甚，肋間飽滿，氣息短促，或眩暈，身體
   轉側或呼吸時胸脅部牽引作痛，舌苔白滑，脈沉弦。

3. 審證要點：胸脅脹悶疼痛、咳唾引痛。

◎ 中醫對痰的認識：

1. 廣義的痰：

   (1) 指停積於臟腑經絡之間各種各樣的痰證，如痰濁滯於皮膚經絡可生瘰癧癭
       瘤。常見於現代醫學中的皮下腫塊、慢性淋巴結炎、單純性甲狀腺腫疾病。

   (2) 痰痹阻胸，則胸痛、胸悶、心悸，見於冠心病、心絞痛、高血壓、心力衰竭。

   (3) 痰迷心竅，則心神不寧，昏迷、瞻妄、精神錯亂，見於腦血管意外、癲癇、
       精神分裂症。

2. 狹義的痰：

   (1) 指呼吸道咳出的痰，多見於上呼吸道感染、急慢性支氣管炎、肺氣腫、支
       氣管擴張肺部疾患。

   (2) 一般咳嗽有痰者爲多，痰多又易引起咳喘。

   (3) 痰、咳、喘三者關係密切，互爲因果。

第二節 化痰、止咳、平喘藥主要的藥理作用

◎ 祛痰藥多能止咳，止咳、平喘藥又多兼有化痰作用。這類藥物的功效與其相應
的選擇性藥理作用通常難以明確區分。

一、祛痰作用

◎ 桔梗、川貝母、前胡、紫菀、皂莢、天南星、款冬花、葶藶、滿山紅的煎劑或

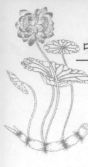

流浸膏均有祛痰作用，都能增加呼吸道的分泌量，一般在給藥 1 小時後作用達到高峰，其中以桔梗、前胡、皂莢作用最強，而款冬花較弱。

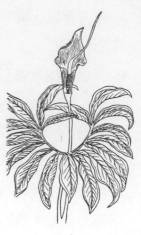

◎ 家兔口服天南星煎劑後，增加呼吸道分泌的作用可持續 4 小時以上。

◎ 以上藥物除蘿菜含蘿菜素，滿山紅含杜鵑素外，其餘藥物的祛痰作用多與所含皂苷有關。

◎ 皂苷能刺激胃或咽喉黏膜，反射性地引起輕度噁心，增加支氣管腺體的分泌，從而稀釋痰液而發揮祛痰作用。

天南星

◎ 杜鵑素祛痰作用：

1. 促進氣管黏液分泌，纖毛運動，增強呼吸道清除異物的功能。

2. 溶解黏痰，使呼吸道分泌物中酸性黏多糖纖維斷裂，同時降低唾液酸的含量，使痰液黏稠度下降，易於咯出。

二、止咳作用

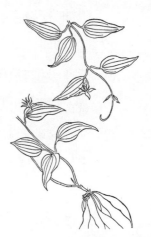

◎ 半夏、苦杏仁、桔梗、款冬花、貝母、百部、滿山紅、紫菀均有不同程度的鎮咳作用。

◎ 半夏、苦杏仁、百部的鎮咳作用部位可能在中樞神經系統。

三、平喘作用

◎ 浙貝母、蘿菜、苦杏仁、款冬花、批把葉有一定的擴張支氣管作用。

百 部

◎ 中藥的平喘作用機理是多方面的：

1. 浙貝鹼能擴張家兔、貓支氣管平滑肌，直接抑制支氣管痙攣以緩解哮喘症狀。

2. 款冬花醚提物可能與興奮神經節有關。

3. 桔梗皂苷、款冬花醚提物能抑制組織胺所致豚鼠支氣管痙攣，其作用可能與抗過敏有關。

表 2：化痰、止咳、平喘藥之主要藥理作用

藥物	祛痰	止咳	平喘	其他作用
半夏	+	+		鎮吐、抗腫瘤、抗早孕、抗心律不整、抗潰瘍、降血脂
桔梗	+	+		抗發炎、抗潰瘍、解熱、鎮靜、鎮痛、降血糖、降血脂
川貝母	+	+		抑菌、鬆弛胃腸道、抗潰瘍、升高血糖、降血壓
浙貝母	+	+	+	興奮子宮、收縮腸肌、降血壓、鎮靜、鎮痛
苦杏仁	+	+	+	抗發炎、鎮痛、抗腫瘤、抑制胃蛋白活性、促進免疫
款冬花	+	+	+	升壓、抑制血小板聚集
紫菀	+	+		抗菌、抗病毒、抗腫瘤
前胡	+			抗發炎、抗過敏、抗心律不整、擴張血管、抑制血小板聚集
蘘荷	+	+	+	抗菌
天南星	+			鎮靜、鎮痛、抗驚厥、抗腫瘤

第三節 常見化痰、止咳、平喘藥之各論

一、桔梗

◎ 基原：桔梗科植物桔梗 *Platycodon grandiflorum* (Jacq) A. DC 的乾燥根。桔梗的根狀似胡蘿蔔，呈長紡錘形。上端膨大，有蘆頭，下端漸細，根形如桔，故名桔梗。

◎ 性味：味苦、辛，性平。

◎ 歸經：歸肺經。

◎ 主要成分：

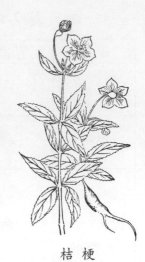

桔梗

1. 皂苷：迄今已分得 18 種，主要為桔梗皂苷 (platycodin)。【苷元為三萜酸的混合物：有桔梗皂苷元 (platycodigenin)、遠志酸 (platycogenic acid)、桔梗酸 A、B、C (platycogenic acid A、B、C)】。

2. 桔梗聚糖 (platycodonin)、白樺脂醇 (betulin)、α-菠菜甾醇 (α-spinasterol)、α-菠菜甾醇-β-D－葡萄糖苷 (α-spinasteryl-β-D-glycoside)、多種氨基酸和微量元素。

◎ 功效：宣肺、利咽、祛痰、排膿。

◎ 主治：咳嗽痰多、咽喉腫痛、音啞、肺癰吐膿、胸滿脅痛、瘡瘍膿腫等。

◎《珍珠囊》：其用有四：止咽痛，兼除鼻塞；利膈氣，乃治肺癰；一為諸藥之舟楫；一為肺部之引經。《本草匯言》：主利肺氣，通咽喉，寬中理氣，開鬱行痰之要藥也。

(一) 與桔梗功效主治相關的藥理作用

1. 祛痰與鎮咳

(1) 麻醉犬灌服桔梗煎劑 1 g/kg 後，能顯著增加呼吸道黏液的分泌量，其強度與氯化銨 (ammonium chloride) 相似。

(2) 對麻醉貓有明顯的祛痰作用，可持續 7 小時以上。

(3) 桔梗的根、根皮、莖、葉、花、果均有顯著的祛痰作用。

(4) 豚鼠多次灌服粗製桔梗皂苷 80 mg/kg，具祛痰效果。

(5) 桔梗的祛痰作用主要是其所含的皂苷經口服刺激胃黏膜，反射性地增加支氣管黏膜分泌，使痰液稀釋而被排出。

(6) 桔梗水提物 750 mg/kg 腹腔注射，對機械刺激豚鼠氣管黏膜引起的咳嗽，鎮咳效果達 60%。

(7) 桔梗皂苷亦有鎮咳作用，其鎮咳 ED_{50} 為 6.4 mg/kg，大約是 LD_{50} 的 1/4。

(8) 野生桔梗與二年栽培品的祛痰、鎮咳作用無明顯差別。

2. 抗發炎

(1) 桔梗皂苷：

a. 灌胃對角叉菜膠及醋酸所致的大鼠足腫脹，有較強的抗發炎作用。

b. 每日給大鼠灌胃 50 mg/kg、100 mg/kg，連續 7 日，對棉球肉芽腫有顯著抑制作用，對大鼠佐劑性關節炎也有效。

c. 明顯抑制過敏性休克小鼠毛細血管通透性。

(2) 桔梗水提物：

a. 可增強巨噬細胞的吞噬功能，增強中性白血球的殺菌力，提升溶菌酶的活性。

b. 對小鼠腹腔巨噬細胞 NO 的釋放有調節作用，可能是其抗發炎作用的機理之一。

◎ NO 可由巨噬細胞產生，在炎症中有多向性的作用，一方面能擴張血管，另一方面又可抑制血小板、肥大細胞、白血球介導的炎症反應。

3. 降血糖和降血脂

(1) 桔梗水或乙醇提取物：

a. 對正常和四氧嘧啶 (alloxan) 性糖尿病家兔，均可使血糖下降，降低的肝糖原在用藥後恢復。

b. 能抑制食物性血糖升高。

c. 醇提取物的作用較水提取物強。

(2) 桔梗皂苷：

a. 可降低大鼠肝內膽固醇的含量。

b. 增加膽固醇和膽酸的排泄。

4. 鎮靜、鎮痛、解熱

(1) 桔梗皂苷：

a. 小鼠灌胃能抑制小鼠自發活動。

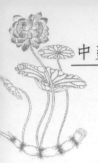

b. 延長環己巴比妥鈉的睡眠時間，呈明顯的鎮靜作用。

c. 對小鼠醋酸性扭體反應及尾壓法呈鎮痛作用。

d. 對正常小鼠及傷寒、副傷寒疫苗所致的發熱小鼠，均有顯著的解熱作用。

5. 擴張血管、減慢心率

(1) 桔梗皂苷：

a. 麻醉犬動脈內注射 100-400 μg，能顯著降低後肢血管和冠狀動脈的阻力，增加血流量，其擴張血管作用優於罌粟鹼。

b. 靜脈注射 4 mg/kg 時，可增加冠脈和後肢血管血流量，並伴有暫時性低血壓。

c. 大鼠靜脈注射 0.5-5 mg/kg，可見暫時性血壓下降、心率減慢和呼吸抑制，隨著劑量增大，持續時間延長。

d. 對離體豚鼠心房可使收縮力減弱，心率減慢，但能對抗 ACh 引起的心房抑制。

6. 抗潰瘍

(1) 桔梗皂苷：

a. 能抑制大鼠胃液分泌和抗消化性潰瘍作用。

b. 100 mg/kg 幾乎能完全抑制大鼠幽門結紮所致的胃液分泌。

c. 大鼠十二指腸注入 25 mg/kg，可防止大鼠消化性潰瘍的形成，與皮下注射 10 mg/kg atropine 作用相當。

d. 對大鼠醋酸所致的慢性潰瘍有明顯療效，每日 25 mg/kg 組的療效比甘草提取物 FM100 每日 200 mg/kg 組為高。

(二) 綜述

1. 宣肺、利咽、祛痰、排膿功效與其祛痰、鎮咳、抗發炎藥理作用相關。

2. 主要活性成分是桔梗皂苷。

3. 現代研究：桔梗及桔梗皂苷皆具有降血糖、降血脂、鎮靜、鎮痛、解熱、擴張血管、減慢心率、抗潰瘍作用。

(三) 現代應用

1. 肺炎：桔梗 15 g、魚腥草 36 g，煎成 200 mL，1 次服 30 mL，每日 3-4 次。

2. 急性扁桃腺炎：桔梗 10 g、生地黃 30 g、麥門冬 12 g、甘草 5 g，水煎服，每日 1 劑。

3. 聲帶小結：生炒桔梗、生煨訶子各 58 g，生炙甘草 2 g，生地黃 6 g，水煎服，每日 1 劑。

(四) 不良反應

1. 小鼠灌服桔梗煎劑的 LD_{50} 為 24 g/kg。

2. 兔灌服煎劑 40 g/kg，於 24 小時內 5 隻全部死亡，當劑量為 20 g/kg 時，全部存活。

3. 桔梗皂苷的 LD_{50}：

   a. 小鼠、大鼠灌胃分別為 420 mg/kg 和大於 800 mg/kg，腹腔注射分別為 22.3 mg/kg 和 14.1 mg/kg。

   b. 豚鼠腹腔注射為 23.1 mg/kg。

4. 桔梗口服一般無毒副反應，偶見噁心、嘔吐，重者可見四肢出汗、乏力、心煩。

5. 桔梗皂苷有很強的溶血作用，故不能注射給藥。

二、半夏

◎基原：天南星科植物半夏 *Pinella ternata* (Thunb) Breit. 的乾燥塊莖。其生長旺期一般在農曆五月中旬，當夏之半，故名半夏。

◎性味：味辛，性溫，有毒。

◎歸經：歸脾、胃、肺經。

◎主要成分：

1. 揮發油，β-谷甾醇 (β-sitosterol)、膽鹼 (choline)、胡蘿蔔苷 (daucosterol)、葡萄糖醛酸苷 (glucuronide)、黑尿酸 (homogentisic acid)、甲硫氨酸、2,4-二羥基苯甲醛葡萄糖苷、左旋麻黃鹼 (L-ephedrine)、胡蘆巴鹼 (trigonelline)。

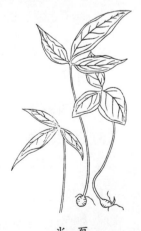

半 夏

2. 氨基酸：天門冬氨酸 (aspartic acid)、β- 氨基丁酸和 γ- 氨基丁酸 (β-aminobutyric acid 和 γ-aminobutyric acid)。

3. 少量脂肪、多糖、澱粉、蛋白質。

◎功效：燥濕化痰、降逆止嘔、消痞散結。

◎主治：痰多咳喘、痰飲眩悸、風痰眩暈、痰厥頭痛、嘔吐反胃、胸脘痞悶、梅核氣，生用外治癰腫痰核。

◎《醫學啓源》：治寒痰飲冷傷肺而咳。《外台秘要》：燥胃濕，化痰，消腫散結。

(一) 與半夏功效主治相關的藥理作用

1. 鎮咳

(1) 生半夏、薑半夏、明礬 (清) 半夏的煎劑灌胃 0.6-1.0 g/kg，對電刺激貓喉上神經或胸腔注入碘液所致的咳嗽有明顯的鎮咳作用。給藥後 30 分鐘起效，可維持 5 小時以上。

a. 0.6 g/kg 的鎮咳作用較 1 mg/kg 的 codeine 弱。

b. 鎮咳部位認爲在咳嗽中樞。

c. 鎮咳成分爲生物鹼。

2. 鎮吐和催吐

(1) 半夏加熱或加明礬、薑汁炮製的各種製品，對 apomorphine、洋地黃、硫酸銅引起的嘔吐，都有一定的鎮吐作用。

a. 鎮吐機理可能爲抑制嘔吐中樞。

b. 鎮吐成分：生物鹼、甲硫氨酸、甘氨酸、葡萄糖醛酸或 L- 麻黃鹼。

(2) 動物實驗：生半夏有催吐作用，半夏粉在 120℃焙 2-3 小時，即可除去催吐成分，而不影響其鎮吐作用 (說明半夏催吐和鎮吐分別屬於兩種不同成分所致)。

(3) 眼結膜刺激試驗：

a. 生半夏混懸液具有顯著的黏膜刺激作用，經炮製後其刺激性明顯降低。

b. 催吐與所含 2,4- 二羥 (ㄑㄧㄤˇ) 基苯甲醛葡萄糖苷有關，因其苷元有強烈的黏膜刺激作用。

3. 對消化系統的影響

(1) 半夏能顯著抑制胃液分泌，抑制胃液酸度，降低游離酸和總酸酸度及抑制胃蛋白酶活性，對急性胃黏膜損傷有保護和促進恢復作用。

(2) 薑礬半夏和薑煮半夏 2 g/kg 灌胃，對大鼠胃蛋白酶活性及胃液中 PGE_2 的含量無明顯影響。

(3) 生半夏能明顯降低大鼠胃酸和胃蛋白酶的活性，顯著減少胃液中 PGE_2 的含量，對胃黏膜損傷較大。

a. 胃黏膜細胞分泌的 PGE_2 是一種內源性的胃黏膜保護介質。

b. 推測生半夏對胃腸道的損傷作用，可能與其抑制胃腸黏膜內的 PGE_2 分泌有關。

(4) 半夏能顯著增強家兔腸道輸送能力。

(5) 半夏對豚鼠離體腸管的收縮作用，不被河豚毒素所抑制，而能爲阿托品所抑制 (提示作用於乙醯膽鹼受體而產生收縮作用)。

(6) 半夏能抑制乙醯膽鹼、組織胺、氯化鋇所引起的腸道收縮。

(7) 半夏對鵪鶉回腸鬆弛作用及抗組織胺作用的成分是麻黃鹼。

(8) 薑礬半夏和薑煮半夏 2 g/kg 灌胃，對小鼠胃腸運動呈明顯抑制作用。

(9) 生半夏 2 g/kg 灌胃，對小鼠胃腸運動則呈顯著促進作用。

(10) 半夏醇提物對小鼠實驗性胃潰瘍有明顯的抑制作用，並有一定的止痛、抗發炎作用。

4. 抗腫瘤

(1) 半夏多糖成分具有使多形核白血球活化作用和抗腫瘤作用。

(2) 體外培養腫瘤細胞實驗：

a. 半夏各炮製品總生物鹼對慢性髓性白血病細胞 (K_{652}) 的生長均有抑制作用。

b. 薑浸半夏、薑煮半夏、礬半夏、薑礬半夏的總生物鹼的 IC_{50} 皆小於 100 $\mu g/mL$，以礬半夏抗 K_{652} 腫瘤細胞生長作用最強，薑製半夏次之，薑製半夏甲醇提取物亦有明顯對抗作用。

(3) 胡蘆巴鹼：爲半夏所含的一種季銨生物鹼，對小鼠肝癌有抑制作用。

(4) 從半夏的新鮮鱗莖中分離的外源性凝聚素 (PTA，低分子蛋白)

 a. 可凝集多種癌細胞，對於鑑別乳房上皮細胞是否惡性瘤化是一種很好的指示劑。

 b. 還可凝集人肝癌細胞、艾氏腹水癌細胞及腹水型肝癌細胞。

(二) 其他藥理作用

 1. 抗生育和抗早孕

  (1) 半夏蛋白：

  a. 30 mg/kg 皮下注射，對小鼠有明顯的抗早孕作用。

  b. 可抑制卵巢黃體孕酮的分泌，使血漿孕酮濃度明顯下降，子宮內膜變薄，使蛻膜反應逐漸消失，胚胎失去蛻膜支持而流產。

  c. 子宮內注射 500 μg，抗兔胚胎著床，其機理可能是半夏蛋白結合在子宮內膜腺管的上皮細胞膜上，改變了細胞膜功能所致。

 2. 抗心律不整

  (1) 半夏水浸劑 0.2-0.3 g/kg

  a. 靜脈注射能使氯化鋇所致犬室性早搏迅速消失，且未復發。

  b. 能使腎上腺素所致心搏過速轉爲竇性心律。

  c. 靜脈注射半夏浸劑至室性早搏完全消失的時間爲 30.10 秒。

  (2) 用柱層析分離法得到的半夏提取物 0.56-0.88 mg/kg 醇溶劑，靜脈注射對氯化鋇引起的犬室性心律不整有明顯的對抗作用。

  (3) 半夏水煎醇沉液可增加離體兔心的冠脈流量。

 3. 對實驗性矽沈著病的影響

  (1) 薑半夏製劑腹腔注射或肌內注射，對大鼠實驗性矽沈著病的發展有抑制作用。

  a. 肺乾重或濕重降低。

  b. 全肺膠原蛋白量減少，病理改變較輕。

  c. 預防給藥效果最好，發病後給藥亦有一定療效。

  d. 但肺組織中的 SiO_2 含量無明顯變化。

4. 降血脂

    (1) 半夏 4.02 g/kg 灌降胃：

        a. 可阻止或延緩食餌性高脂血症的形成。

        b. 對高脂血症有一定的治療作用。

        c. 明顯降低 TC 和 LDL-C。

5. 其他

    (1) 半夏能顯著抑制小鼠的自主活動，與乾薑同用對中樞的抑制作用比單用半夏強。

    (2) 半夏中的葡萄糖醛酸衍生物對 strychnine 和乙醯膽鹼有解毒作用。

    (3) 半夏蛋白對運動神經末梢膜電流作用的總合效應為促進 Ca^{2+} 內流，提高細胞內 Ca^{2+} 濃度，從而增強神經遞質釋放。

    (4) 半夏煎劑給兔灌胃，可輕度降低兔的眼內壓。

    (5) 半夏水浸液有抗皮膚真菌的作用。

    (6) 半夏具有糖皮質激素樣作用，5 mg/kg 以上用量的半夏，可使血中皮質酮含量上升，20 mg/kg 時為正常水準的 2.5 倍。

(三) 綜述

1. 燥濕化痰、降逆止嘔、消痞散結功效與其鎮咳、鎮吐、抗腫瘤作用有關。

2. 主要活性成分：生物鹼、甲硫氨酸、甘氨酸、葡萄糖醛酸、多糖、蛋白。

3. 半夏尚有抗生育、抗早孕、抗心律不整作用。

(四) 現代應用

1. 妊娠嘔吐：配伍山藥，治療重症妊娠嘔吐。

2. 慢性咽炎：炙半夏 (砸碎)，治療慢性咽炎。

3. 突發性音啞：用炙半夏治療咽部充血水腫突發性失音患者。

4. 甲狀腺腫瘤：生半夏，水煎 15 分鐘以上，隔日或 2-3 日 1 劑連服 20 劑，治療甲狀腺腫瘤。

5. 子宮頸糜爛：生半夏洗淨曬乾研粉，外用。

6. 牙痛：生半夏 30 g，搗碎，置 90% 酒精棉球 90 mL 中，浸 1 日即可用。用時

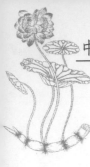

以棉球蘸藥液塞入齲齒洞中，或塗擦病牙周遭。

7. 尋常疣及趾疣：鮮半夏（洗淨去皮），在疣體局部塗擦 1-2 分鐘，日 3-4 次，治療 15-30 日。

(五) 不良反應

1. 生半夏對口腔、喉頭和消化道黏膜有強烈刺激性，人誤服後會發生腫脹、疼痛、失音、流涎、痙攣、呼吸困難，甚至窒息而死。炮製後毒性降低。

2. 半夏的毒性成分為不耐熱、難溶於水的黏液質、黑尿酸及生物鹼。因此生半夏必須煎服。

3. 生半夏粉 9 g/kg 灌胃，對妊娠雌性大鼠和胚胎均有非常顯著的毒性。

4. 製半夏湯劑 30 g/kg(相當於臨床常用量的 150 倍) 則能引起孕鼠陰道出血，胚胎早期死亡數增加，胎兒體重顯著降低。

5. 生半夏粉末混懸液小鼠腹腔注射的 LD_{50} 為 0.55 g/kg，薑製半夏 LD_{50} 為 1.23 g/kg。

6. 生半夏和薑半夏注射劑分別給小鼠腹腔注射 10 g(生藥)/kg，連續用藥 10 日，採用骨髓細胞染色體分析技術：

(1) 二種半夏注射劑誘發致突變頻率明顯高於空白組，與致突變劑 mitomycin C 相近。

(2) 提示兩種製劑對小鼠遺傳物質具有損害作用。

三、川貝母

◎基原：百合科植物川貝母 *Fritillaria cirrhosis* D. Don、暗紫貝母 *F. unibracteata* Hsiao et K. C. Hsia、甘肅貝母 *F. przewalskii* Maxim. 及棱砂貝母 *F. delavayi* Franch. 的乾燥鱗莖。貝母者，貝言形，母言用，謂其根形如貝子所聚，而功用盡在其母，故名為貝母。川者產地也。

◎性味：味苦、甘，性微寒。

◎歸經：歸肺、心經。

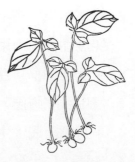

貝 母

◎ 主要成分：

1. 生物鹼：

(1) 川貝母：青貝鹼 (chinpeimine)、松貝鹼甲、乙 (sonpeimine A、B)、川貝母鹼 (fritimine)、西貝素 (sipemine)

(2) 暗紫貝母：蔗糖、松貝寧 (songbeisine)。

(3) 甘肅貝母：岷貝鹼甲、乙。

(4) 棱砂貝母：西貝母鹼、棱砂貝母鹼、棱砂貝母酮鹼、月隄酮鹼、棱砂貝母芬酮鹼、皂苷。

◎ 功效：清熱潤肺、化痰止咳、散結消腫。

◎ 主治：肺熱燥咳、乾咳少痰、陰虛勞嗽、咯痰帶血、肺癰、瘰癧、癰腫、乳癰。

◎ 《本草匯言》：貝母，開鬱、下氣、化痰之藥也，潤肺清痰，止咳定喘，則虛勞火結之症，貝母專司首劑。

(一) 與川貝母功效主治相關的藥理作用

1. 鎮咳祛痰

(1) 川貝母流浸膏小鼠灌胃，對氨水刺激引起的咳嗽無明顯鎮咳作用，但能使小鼠呼吸道酚紅分泌量增加，有明顯祛痰作用。

(2) 組織培養的川貝和野生川貝 (寧貝母、平貝母)：

a. 均有顯著的鎮咳作用，作用可持續 3 小時。

b. 小鼠酚紅排泌法試驗顯示，均有祛痰作用，給藥 60 分鐘後為作用峰值，2 小時後作用下降。

(3) 川貝母生物鹼小鼠灌胃，對二氧化硫刺激引起的咳嗽無明顯鎮咳作用，而酚紅排泌法祛痰試驗證明有顯著的祛痰作用。

(4) 大鼠灌胃川貝醇提取物或川貝總苷，經毛細管法祛痰試驗證明均有祛痰作用。

(5) 貓腹腔注射川貝醇提物 4 g(生藥)/kg，對電刺激喉上神經引起的咳嗽有非常顯著的鎮咳作用；靜脈注射川貝總鹼 5 mg/kg 也有顯著鎮咳作用。

(6) 以上結果顯示，川貝母祛痰作用非常顯著。

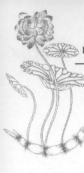

2. 平喘

(1) 湖北貝母醇提取物和總生物鹼，對由組織胺所致的豚鼠離體平滑肌痙攣有明顯鬆弛作用。

(2) 總生物鹼 25 mg/kg 腹腔注射，對由乙醯膽鹼和組織胺引喘的豚鼠有顯著平喘效果。

3. 抑菌

(1) 體外抗菌試驗表明，川貝水浸液能抑制星形奴卡菌生長。

(2) 川貝醇提取物 2 g(生藥)/mL 對金黃色葡萄球菌和大腸桿菌有明顯抑菌作用。

(二) 其他藥理作用

1. 對胃腸道作用

(1) 西貝母鹼：

　a. 對離體豚鼠回腸、兔十二指腸及在體大小腸有鬆弛作用。

　b. 能對抗乙醯膽鹼、組織胺和氯化鋇所致的痙攣，作用與罌粟鹼相似。

(2) 湖北貝母醇提物和總鹼對離體豚鼠回腸有鬆弛作用。

(3) 平貝母總鹼皮下注射或腹腔注射 15 mg/kg 或 30 mg/kg：

　a. 對大鼠結紮幽門性潰瘍、indomethacin 型潰瘍及應激性潰瘍都有抑制作用。

　b. 作用機理可能與其抑制胃蛋白酶活性有關。

2. 對心血管作用

(1) 貓靜脈注射川貝母鹼 4.2 mg/kg 可引起血壓下降，並伴有短暫的呼吸抑制。

(2) 犬靜脈注射西貝母鹼可引起外周血管擴張，血壓下降，此時心電圖無變化。

(3) 貓靜脈注射湖北貝母總鹼 30 mg/ 隻，有短時中度降血壓作用，並伴有心率減慢。

(4) 湖北貝母醇提取物和總鹼，對離體兔耳血管有擴張作用。

(5) 平貝母水溶成分對 PAF 誘導血小板聚集有抑制作用，其主要有效成分為腺苷 (adenosine)。

3. 其他

(1) 川貝母鹼 7.5 mg/kg 兔靜脈注射，可使血糖增高，並維持 2 小時以上。

(2) 川貝母和湖北貝母醇提取物 5 g(生藥)/kg 灌胃，能明顯提升小鼠耐缺氧的能力。

(3) 湖北貝母總鹼 50 mg/mL 兔滴眼有明顯擴瞳作用。

(三) 綜述

1. 川貝母清熱潤肺、化痰止咳、散結消腫之功效：與其鎮咳祛痰、平喘、抑菌等藥理作用相關。

2. 主要成分：川貝母中的生物鹼。

3. 現代研究：川貝母及川貝母生物鹼對胃腸道、心血管具有作用。

(四) 現代應用

1. 急慢性支氣管炎及上呼吸道感染引起的咳嗽、咳痰不利。

2. 肺結核咳嗽。

(五) 不良反應

1. 小鼠靜脈注射川貝母鹼的最小致死量為 40 mg/kg，兔為 12-15 mg/kg。

2. 大鼠靜脈注射西貝母鹼的 LD_{50} 為 148.4 mg/kg。

3. 小鼠腹腔注射湖北貝母醇提物的 LD_{50} 為 13.7 g(生藥)/kg。

4. 川貝醇提取物的 $LD_{50} > 50$ g(生藥)/kg。

5. 小鼠皮下注射平貝母總鹼 3 mg/kg，每日 1 次，連續 3 周，小鼠的血象、肝功能、腎功能、心、肝、脾、肺、腎均無異常。

四、浙貝母

◎ 基原：百合科多年生草本植物浙貝母 *Fritillaria thunbergii* Miq 的乾燥鱗莖。

◎ 性味：味苦，性寒。

◎ 歸經：歸肺、心經。

◎ 主要成分：

1. 生物鹼：浙貝母鹼 (verticine)、去氫浙貝母鹼 (verticinone)、異浙貝母鹼 (iso-

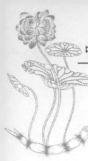

verticine)、膽鹼 (choline) 等。

2. 浙貝母苷 (peiminoside)

3. 貝母醇 (原貝母素，propeimine)

4. 胡蘿蔔素 (carotene)

5. 多種二萜類化合物、脂肪酸。

◎功效：清熱化痰、降氣止咳、散結消腫。

◎主治：風熱或痰熱咳嗽、肺癰吐膿、瘰癧瘻瘤、瘡癰腫毒等。

◎《本草綱目拾遺》：解毒利痰，開宣肺氣，凡肺家夾風火有痰者宜此。大治肺癰、肺痿、咳喘……最降痰氣。

(一) 與浙貝母功效主治相關的藥理作用

1. 袪痰、鎮咳

(1) 浙貝醇提物可使大鼠呼吸道分泌液增加，有袪痰作用。

(2) 浙貝母鹼腹腔注射，對二氧化硫引咳小鼠有鎮咳作用。

(3) 浙貝母鹼和去氫浙貝母鹼，皮下注射或灌胃，對氫氧化銨引咳小鼠和機械刺激引咳豚鼠及電刺激喉上神經引咳貓，均有顯著鎮咳作用，而皮下注射對二氧化硫引咳豚鼠無明顯鎮咳作用。

(4) 浙貝母水煎劑，對碘溶液注入肋膜腔引咳貓無鎮咳作用。

2. 平喘

(1) 浙貝母鹼 1:1,000,000 對貓和兔離體肺灌流，每分鐘可增加流出量 50% 以上，而 1:100,000 則流出量減少 20%，說明低濃度對支氣管平滑肌表現擴張，高濃度則收縮。

(2) 浙貝醇提物對組織胺引起的豚鼠離體氣管片收縮有明顯鬆弛作用。

3. 抗發炎

(1) 浙貝母能抗二甲苯性小鼠耳腫脹。

(2) 浙貝母能抑制角叉菜膠引起的小鼠足蹠腫脹作用。

(3) 浙貝母能降低醋酸性小鼠腹腔毛細血管通透性。

(二) 其他藥理作用

1. 鎮靜、鎮痛

   (1) 浙貝母鹼和去氫浙貝母鹼：

   a. 2 mg/kg，皮下注射可使小鼠自發活動明顯減少。

   b. 4 mg/kg 灌胃，可使戊巴比妥鈉引起的小鼠睡眠率提升，睡眠時間延長。

   c. 皮下注射 1 mg/kg 可抑制小鼠醋酸所致扭體反應。

   (2) 浙貝母醇提物抑制：

   a. 醋酸所致的小鼠扭體反應。

   b. 熱痛刺激引起的甩尾反應。

2. 對平滑肌的作用

   (1) 貝母鹼 1:10000 濃度可使兔離體小腸和子宮收縮加強，已孕子宮比未孕子宮敏感，阿托品不能消除其對子宮的收縮作用。

   (2) 浙貝醇對乙醯膽鹼引起的豚鼠回腸收縮有明顯鬆弛作用。

3. 抗潰瘍、止瀉

   (1) 浙貝母醇提物 (相當生藥 2.4 g/kg)：

   a. 抑制水浸應激性和鹽酸性小鼠胃潰瘍形成。

   b. 對 indomethacin、乙醇性小鼠潰瘍模型的抗潰瘍作用不明顯。

   c. 能強而持久的抗蓖麻油和番瀉葉引起的小鼠腹瀉。

4. 對心血管的作用

   (1) 浙貝母鹼和去氫浙貝母鹼：

   a. 1:1000-1:5000 濃度對離體蛙心灌流時，可使心率減慢，房室傳導完全阻滯或週期性阻滯。

   b. 對乙醚麻醉貓靜脈注射 10 mg/kg，可引起血壓下降。

   (2) 浙貝母中所含脂肪酸有抑制血管緊張素轉化酶 (angiotesin converting enzyme) 的作用。

5. 其他

   (1)1% 浙貝母鹼：

   a. 滴眼能使兔、貓、犬瞳孔擴大。

b. 犬靜脈注射 0.6-3 mg/kg 可使涎液分泌明顯抑制，但作用短暫，5 分鐘後即恢復。

(2) 兔靜脈注射浙貝母鹼可使血糖中度升高。

(三) 綜述

1. 浙貝母清熱化痰、降氣止咳、散結消腫之功效：與其鎮咳、祛痰、平喘、抗發炎等藥理作用相關。

2. 主要成分：浙貝母中的生物鹼。

3. 現代研究：浙貝母及浙貝母生物鹼對中樞神經、平滑肌、心血管具有作用。

(四) 現代應用

1. 急性呼吸道感染：浙貝母對急性氣管炎、肺炎引起的咳嗽多痰、痰稠色黃、口乾喉癢有明顯療效。

2. 乳腺增生：浙貝母配青皮、昆布、乳香、夏枯草。

(五) 不良反應

1. 豚鼠皮下注射浙貝母鹼和去氫浙貝母鹼 4 mg/kg，可使少數豚鼠出現四肢顫動，6 mg/kg 出現驚厥死亡。

2. 浙貝母鹼靜脈注射最小死致量： 爲 10 mg/kg、貓爲 8-10 mg/kg。

3. 靜脈注射後 15 分鐘出現瞳孔擴大、四肢無力，60 分鐘後出現震顫、驚搐、呼吸困難、死亡。

4. 小鼠靜脈注射浙貝母鹼和去氫浙貝母鹼最小致死量爲 9 mg/kg。

五、苦杏仁

◎基原：薔薇科植物山杏 *Prunus ameniaca* L. var. *ansu* Maxim.、西伯利亞杏 *P. sibirica* L.、東北杏 *P. mandshuhca* (Maxim.) Koehne 及杏 *P. ameniaca* L. 的乾燥成熟種子。

◎性味：味苦，性微溫，有小毒。

◎歸經：歸肺、大腸經。

◎主要成分：脂肪油約 50%、苦杏仁苷 (amygdalin) 約 3%、蛋白質、多種游離氨

基酸、苦杏仁苷酶 (amygdalase)、苦杏仁酶 (emulsin)、
櫻苷酶 (prunase)。

◎ 功效：降氣、止咳平喘、潤腸通便。

◎ 主治：咳嗽氣喘、胸滿痰多、血虛津枯、腸燥便秘。

◎《滇南本草》：止咳嗽、消痰潤肺、潤腸胃。《珍珠囊》：
除肺熱，治上焦風燥、利胸膈氣逆、潤大腸氣秘。

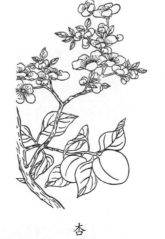

杏

(一) 與苦杏仁功效主治相關的藥理作用

1. 祛痰、鎮咳、平喘

(1) 苦杏仁炮製品 0.8 g/kg 給豚鼠灌胃，有顯著的鎮咳
及平喘作用。

(2) 苦杏仁 0.4 g/kg、0.8 g/kg 給小鼠灌胃，有顯著的祛痰作用。

(3) 苦杏仁中所含的苦杏仁苷，經腸道微生物 或杏仁本身所含苦杏仁酶的分
解產生微量的氫氰酸，對呼吸中樞呈抑制作用，可能與其鎮咳、平喘效應
有關。

2. 抗發炎

(1) 苦杏仁的胃蛋白酶水解產物：

a. 對大鼠棉球肉芽腫有抑制作用。

b. 不抑制角叉菜膠引起的大鼠足爪急性腫脹。

c. 對佐劑所致大鼠關節炎的 I 期和 II 期損傷的發展也無抑制作用。

d. 對佐劑引起的關節炎鼠，能延長優球蛋白溶解時間，並抑制結締組織的增
殖。

(2) 從杏仁中提得的蛋白質成分 KR-A 和 KR-B 有明顯的抗發炎作用：

a. KR-A 和 KR-B 給大鼠灌胃，抗角叉菜膠性足距腫脹的 ED_{50} 分別為 13.9
mg/kg 和 6.4 mg/kg。

3. 對免疫功能的作用

(1) 苦杏仁苷：

a. 小鼠肌肉注射，明顯促進有絲分裂原對脾臟 T 淋巴細胞的增殖和增強小鼠

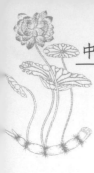

脾臟 NK 細胞的活性。

　　b. 3 mg/ 日肌肉注射，對小鼠肝枯否氏細胞 (Kupffer cell) 吞噬功能有非常明顯的促進作用。

4. 潤腸通便

(1) 苦杏仁含豐富的脂肪油，能起潤腸通便的作用。

(二) 其他藥理作用

1. 對消化系統的作用

(1) 苦杏仁苷：在酶的作用下分解形成氫氰酸及苯甲醛。苯甲醛在體外及在健康者或潰瘍病者體內，均能抑制胃蛋白酶的消化功能。

(2) 杏仁水溶性部分的胃蛋白酶水解產物 500 mg/kg：對四氯化碳處理的大鼠給藥，能抑制 AST、ALT 活性和羥脯氨酸含量的升高和肝結締組織的增生，不能抑制 D- 半乳糖胺引起的鼠 AST、ALT 活性升高。

(3) 苦杏仁苷 200 mg/kg 皮下注射，對小鼠肝細胞增生有明顯的促進作用。

2. 鎮痛

(1) 杏仁的胃蛋白酶水解產物對乙酸引起的小鼠扭體反應有抑制作用。

(2) 苦杏仁苷皮下注射 100-800 mg/kg，小鼠熱板法和醋酸扭體法證實有鎮痛作用，且無耐受性和無豎尾反應及 nalorphine(納絡芬) 誘發的跳躍反應。

(3) KR-A 和 KR-B 靜脈注射能抑制小鼠扭體反應，具有鎮痛效應。

3. 抗腫瘤作用

(1) 苦杏仁熱水提取物：體外實驗對人子宮頸癌 JTC-26 株的抑制率為 50-70%。

(2) 氫氰酸、苯甲醛、苦杏仁苷體外實驗：均有微弱的抗癌作用，用氫氰酸加苯甲醛或苦杏仁苷加 β- 葡萄糖苷酶可明顯提升抗癌效力。大鼠接種 W_{265} 癌肉瘤 5 天後，用苦杏仁苷進行治療，對照組平均生存期為 23 天，苦杏仁苷組為 33 天，苦杏仁苷加 β- 葡萄糖苷酶組為 41 天。

(3) 小鼠自由攝食苦杏仁：抑制艾氏腹水癌的生長，使小鼠生存期延長。

(4) 苦杏仁苷：

a. 能防治二甲基亞硝胺誘導的肝癌，可使腫瘤病灶縮小。

b. 抗突變作用，減少由 metamizole sodium、mitomycin C 引起的微核多染性紅細胞數。

c. 提升大鼠腦缺血狀態下細胞色素氧化酶的活性作用。

(三) 綜述

1. 與苦杏仁止咳平喘、潤腸通便功效相關的藥理作用：祛痰、鎮咳、平喘、抗發炎、免疫促進，及潤腸通便作用。

2. 主要有效成分：苦杏仁苷、蛋白酶水解產物及脂肪油。

3. 還具有鎮痛、抗腫瘤作用，對消化系統功能也有一定影響。

(四) 現代應用

1. 慢性氣管炎：取帶皮苦杏仁與量冰糖研碎混合，製成杏仁糖，早晚各服 9 g，10 天為一療程。對咳、痰、喘都有治療作用。

2. 急慢性呼吸道感染：取光杏仁、生半夏為末，製成糊狀藥，外敷兩足湧泉穴，早晚各更，對急性上呼吸道感染、急慢性氣管炎有一定效果。

3. 外陰騷癢：杏仁研成細粉，加麻油調成糊狀塗擦，每日 1 次，或用帶線棉球蘸杏仁油糊塞入陰道，24 小時後取出。

(五) 不良反應

1. 本品含苦杏仁苷，可分解產生氫氰酸而抑制細胞色素氧化酶，使細胞氧化反應停止，人若過量服用 (兒童 10-20 粒，成人 40-60 粒)，會引起組織窒息。

2. 苦杏仁苷：

(1) 口服易在胃腸道分解出氫氰酸，毒性比靜脈注射大。

(2) 中毒症狀：眩暈、頭痛、呼吸急促、噁心、嘔吐、紫疳、昏迷、驚厥，搶救不當可致死亡。

(3) 每日口服 0.6-1.2 g，可避免毒性反應。

(4) 小鼠、大鼠靜脈注射 LD_{50} 為 25 g/kg，腹腔注射為 8 g/kg。

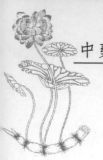

第八章 活血化瘀藥

第一節 活血化瘀藥之簡介

◎ 能疏通血脈、袪除瘀血，臨床用於治療血瘀證的藥物，稱活血化瘀藥。

◎ 藥性：較溫和，多屬性平、微寒或微溫之品，味多辛、苦，主歸肝、心經，入血分。

◎ 此類藥物通常分爲活血止痛、活血調經、活血療傷、破血消癥四類。

1. 活血止痛類藥物

    (1) 多具有活血、止痛作用。

    (2) 如川芎、延胡索、鬱金、薑黃、乳香、沒藥等。

2. 活血調經類藥物

    (1) 多具有活血、調經作用。

    (2) 如丹參、紅花、桃仁、益母草、牛膝等。

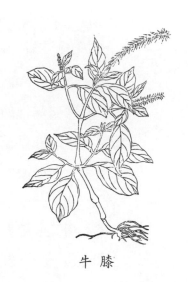

牛膝

3. 活血療傷類藥物

    (1) 多具有活血、療傷作用。

    (2) 如馬錢子、血竭等。

4. 破血消癥類藥物

    (1) 多具有破血逐瘀、攻堅作用。

    (2) 如莪朮、水蛭、斑蝥等。

◎ 血瘀證：

1. 中醫認爲瘀爲積血也，瘀證爲積血之病也。

2. 瘀與血液的停滯不能流通有關。

3. 現代研究從血液循環和血液流變學角度證明了血瘀證可能與局部血液循環障礙或血流流變學、血液流變學異常有關。

4. 導致血瘀證的原因：與氣虛、氣滯、寒邪、內外傷有關。

5. 臨床表現：疼痛、腫塊、出血、瘀斑爲主要特徵，可引起機體發生病理組織學、生理生化學、生物物理學改變。

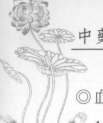

◎血瘀證主要表現：

1. 血液方面：血液流變學異常，血液黏度、聚集性、凝固性增高。

2. 血管方面：血管硬化、內腔狹窄、粗糙、破裂，毛細血管脆性增加、通透性增高。

3. 心臟方面：心臟幫浦作用力下降。

上述原因，導致全身或局部循環障礙，特別是微循環功能紊亂。

◎血液流變學異常

1. 血液流變學：指研究血液成分在血管內流動和變形的規律。

2. 血液出現濃、黏、凝、聚現象。

   (1) 濃：指血液的濃度增高，表現為血漿滲出，血液濃縮，紅血球比容增加，紅血球聚集性增加，血球壓積增加，血漿蛋白、血脂含量升高。

   (2) 黏：指血液黏稠，表現為血漿黏度增大，全血和血漿比黏度增加。

   (3) 凝：指血液凝固性增加，表現為血液中聚集型血小板數目增多，阻塞微血管，加速凝血過程，紅血球沈降速度加快。

   (4) 聚：指紅血球聚集力增加，表現為血流速度變慢，切變率降低，紅血球電泳時間延長。紅血球表面負電荷減少，使紅血球彼此靠攏而發生聚集。

3. 由於微血管內皮細胞損傷和受損傷細胞釋放生物活性物質 (如組織胺、5-HT、緩激肽類物質)，使血管通透性增高，血漿大量滲出，造成血液濃縮，紅血球聚集，黏性升高，血流減慢，使血液流變學發生改變。

◎微循環障礙

1. 微循環：一般是指微動脈與微靜脈之間的微血管血液循環，分佈於全身各個臟器與組織中。

2. 中醫學早就有久病患絡為血瘀的理論。

3. 微血管血流緩慢，血液濃縮，血流瘀滯，微血管內血栓形成而導致微血管縮窄或閉塞而阻塞了微循環通路。

4. 由於纖維蛋白降解物產生增多，增強組織胺、激肽類物質作用，微血管通透性增高，血漿大量滲出，造成局部血液濃縮，黏性升高，致使血管內紅血球聚集。

◎ 血流流變學異常表現

1. 心血管功能障礙。

2. 心臟射血功能降低，心輸出量減少。

3. 某些器官血管痙攣、狹窄或閉塞，血管阻力增加，器官血流量減少。

4. 全身或局部器官供血供氧不足。

◎ 血液流變指標檢測

1. 全血比黏度 (低切 / 高切)

2. 血漿比黏度

3. 血小板、紅細胞電泳時間 (S)

4. 纖維蛋白原 (Fb)

5. 全血還原比黏度 (低切 / 高切)

6. 紅細胞電泳時間 (S)

7. 紅細胞壓積

8. 紅細胞沈降率 (ESR)

第二節　活血化瘀藥主要的藥理作用

◎ 《內經》：疏其血氣，令其調達。(爲活血化瘀治則的基礎)

一、改善血流流變學、抗血栓形成

◎ 活血化瘀藥一般能改善血瘀病患血液的濃、黏、凝、聚狀態。

◎ 丹參、赤芍、川芎、益母草、蒲黃作用最爲明顯。

◎ 動物皮下注射鹽酸腎上腺素，並於冰水中浸泡 5 分鐘，造成 "氣滯血瘀證" 動物模型，經活血化瘀藥物治療後，血流流變學的各項指標均有不同程度改善。

◎ 血瘀證常見於心肌梗死、腦血栓形成、血栓閉塞性脈管炎、視網膜血管阻塞、血栓閉塞性疾病。

◎ 大鼠體外頸總動脈 - 頸外靜脈旁路血栓法實驗結果顯示，許多活血化瘀藥都有

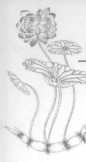

抗血栓形成作用。

◎ 活血化瘀藥抗血栓形成的作用機制：

1. 抑制血小板聚集 (cAMP-TXA$_2$)

    (1) 可改善血流流變學特性，減少血小板的黏著和聚集。

    (2) 可降低血小板的表面活性，抑制血小板聚集。

    (3) 赤芍、雞血藤、當歸、川芎、紅花、益母草、水蛭、三稜、莪朮都能非常顯著地抑制由 ADP 誘導的血小板聚集作用，有的還能使已聚集的血小板發生解聚。

    (4) 血小板內 cAMP 含量增高能抑制花生四烯酸合成血栓烷素 A$_2$ (TXA$_2$)(是一個強烈的血小板聚集促進物)。

    (5) 多種活血化瘀藥能提升血小板內 cAMP 的含量，或直接抑制環加氧酶而使 TXA$_2$ 的合成減少，從而抑制血小板聚集。

2. 增加纖維溶解酵素活性 (溶解纖維蛋白)：益母草、赤芍、丹參、桃仁、紅花，可透過增加纖維溶解酶活性，促進已形成的纖維蛋白溶解而發揮其抗血栓作用。

血栓形成過程

↓ 動脈管壁內損傷

↓ 血小板黏附 (血小板表面活性↑)

↓ ADP、5-HT 釋放 (TXA$_2$ 和 Ca^{2+} 促進作用)

↓ 血小板聚集 (啟動凝血因子)

↓ 血液凝固 (第 VIII 因子 -FSF 纖維穩定因子)

↓ 纖維蛋白形成

↓ 血栓形成

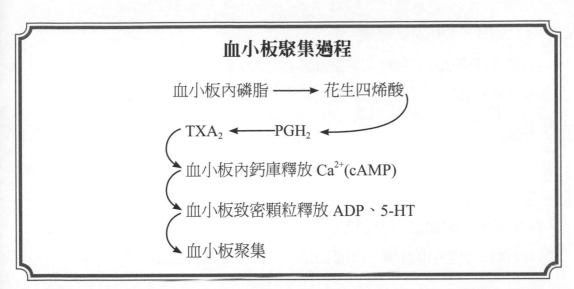

二、改善微循環

◎ 如川芎、丹參、薑黃、紅花、益母草。

◎ 作用機制：

1. 改善微血流：

    (1) 使流動緩慢的血流加速，改善血液的濃、黏、凝、聚傾向。

    (2) 如丹參活性成分丹參酮能明顯改善小鼠耳廓微循環障礙，使細動脈、細靜脈管徑增加。

2. 改善微血管形態：緩解微血管痙攣，減輕微循環內紅血球的瘀滯和匯集，微血管瘀血減少或消失，微血管輪廓清晰，形態趨向正常。

3. 降低毛細血管通透性，減少微血管周遭滲血。

三、改善血流流變學

◎ 可擴張冠狀動脈、增加冠狀動脈血流量，還能擴張外周血管，降低外周阻力，增加器官組織血流量，因此具有改善心功能和血流流變學的作用。

◎ 丹參、川芎、桃仁、益母草、水蛭、莪朮、延胡索、穿山甲均有不同程度的降低下肢血管阻力和增加器官血流量的作用。

◎ 活血化瘀藥能不同程度地增加犬股動脈血流量和降低血管阻力。

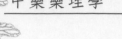

四、對子宮平滑肌的影響

◎具有活血調經功能的活血化瘀藥常具有加強子宮收縮的作用。

◎如益母草、紅花、蒲黃用於經閉、經行不暢、產後惡露不淨。

五、鎮痛

◎疼痛是血瘀的重要症狀。

◎《醫林改錯》：凡肚腹疼痛總不移動是血瘀。

◎《血瘀論》：瘀血在經絡臟腑之間，則周身作痛。

◎具有活血止痛功效的中藥，如延胡索、乳香、沒藥確具有較強的鎮痛作用。

六、抑制組織異常增生

◎血瘀證可見於硬皮病、瘢痕組織、腸粘連、盆腔炎、食道狹窄疾病，出現良性的異常組織增生。

◎活血化瘀藥可透過抑制膠原合成，促進其分解，並使增生變性的結締組織轉化吸收，抑制組織異常增生。

表 3：活血化瘀藥之主要藥理作用

分類	藥物	血流動力學		抑制血小板聚集和抗血栓形成	改善微循環	其他作用
		增加冠狀動脈血流量	擴張血管			
活血止痛	川芎	+	+	+	+	鎮靜、促進骨髓造血
	延胡索	+	+	+		鎮靜、鎮痛、抗潰瘍
	鬱金		+			利膽、降血脂、抑制腫瘤生長
	乳香		+			鎮痛、增加血管通透性
	沒藥		+			鎮痛、抗發炎
	五靈脂		+	+		鎮痛、增加血管通透性

分類	藥物	血流動力學		抑制血小板聚集和抗血栓形成	改善微循環	其他作用
		增加冠狀動脈血流量	擴張血管			
活血調經	丹參	+	+	+	+	鎮靜、抗菌
	紅花桃仁	+	+	+	+	加強子宮收縮、降血脂、興奮子宮、潤腸緩瀉、鎮咳、抗發炎、抗過敏
	益母草	+	+	+	+	加強子宮收縮、利尿、降血壓
	雞血藤	+	+	+		鎮痛、鎮咳、祛痰、抑菌、促進消化
活血療傷	土鱉蟲				+	鎮痛
	血竭		+			抗腫瘤
破血消癥	三稜		+	+		抗腫瘤、抗早孕、保肝、抗菌
	莪朮			+		
	水蛭			+	+	

第三節　常見活血化瘀藥之各論

一、丹參

◎ 基原：唇形科植物丹參 ***Salvia miltiorrhiza*** Bge. 的乾燥根及根莖。

◎ 性味：味苦，性微寒。

◎ 歸經：歸心、肝經。

◎ 主要成分：

1. 脂溶性的二萜類：丹參酮 (tanshinone) I、II_A、II_B、V、

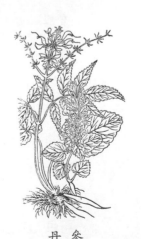

丹　參

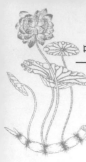
VI，隱丹參酮 (cryptotanshinone)，異丹參酮 (isotanshinone)。

2. 水溶性的酚酸：丹參酸 A、B、C (salvianic acid A、B、C，丹參酸 A 又稱為丹參素)，異阿魏酸 (isoferulic acid)，原兒茶酸，原兒茶醛，β- 谷甾醇 (β-sitosterol)，豆甾醇 (stigmasterol)，迷迭香酸 (rosmarinic acid)。

3. 黃酮類、三萜類、甾醇。

◎功效：祛瘀止痛、活血通經、清心除煩。

◎主治：用於經閉痛經、癥瘕積聚、胸腹刺痛、熱痺疼痛、瘡瘍腫痛、心煩不眠、胸痺等。

◎《日華子本草》：養神定志，通利關脈。治冷熱勞，骨節疼痛，四肢不遂。排膿止痛，生肌長肉……止血崩帶下，調婦人經脈不勻，血邪心煩，惡瘡疥癬，瘻贅腫毒，丹毒。

(一) 與丹參功效主治相關的藥理作用

　　1. 抗心肌缺血

　　　　(1) 丹參治療冠心病心絞痛有明顯療效。

　　　　(2) 丹參煎劑、複方丹參注射液、丹參素對垂體後葉素引起的家兔或大鼠心肌缺血，均有不同程度的保護作用，能改善心電圖缺血性變化。

　　　　(3) 結紮犬或貓冠狀動脈左前降支引起心肌梗死，靜脈注射丹參酮 II_A 磺酸鈉能明顯縮小心肌梗死範圍。

　　　　(4) 丹參注射液可明顯擴張豚鼠和家兔的離體心臟冠狀動脈，增加冠狀動脈血流量。

　　　　(5) 丹參素能增加冠狀動脈血流量，擴張側支血管。

　　　　(6) 丹參酮 II_A 磺酸鈉：

　　　　　a. 可擴張側支血管，改善缺血區血流量。

　　　　　b. 可抑制豚鼠、家兔和豬的離體心肌收縮力，降低竇房結的自律性。

　　　　　c. 可能屬鈣拮抗劑，有待進一步研究。

　　　　(7) 丹參：

　　　　　a. 可使冠狀動脈血流量增加，改善缺血心臟的舒張功能，使室內壓下降速率提升，心室主動充盈及心室順應性提升，使心室在同樣充盈壓時可受納更多的血液，改善了心臟舒縮功能。

b. 可明顯降低急性心肌缺血大鼠血漿及心肌中丙二醛 (MDA) 含量，提升超氧化物歧化酶 (SOD) 活力，減輕心肌損傷。(抗自由基及抗脂質過氧化，是丹參對缺血心肌細胞產生保護作用的途徑之一)

c. 能減輕缺血心肌受損，維持細胞膜的完整性。(超微架構檢查)

(8) 丹參抗心肌缺血作用機轉

a. 擴張冠狀動脈，增加心肌血氧供應。

b. 減慢心率，抑制心肌收縮力，降低心肌耗氧量，擴張外周血管，減輕心臟負荷。

c. 抗自由基、抗脂質過氧化，保護心肌。

(9) 對實驗性動脈粥狀硬化，丹參可降低動脈粥狀硬化面積，減少主動脈壁膽固醇含量。

(10) 丹參素可減少細胞內膽固醇合成，抗脂蛋白氧化，並使氧化脂蛋白中脂質過氧化物明顯減少，使氧化脂蛋白對細胞的毒性作用減弱。

(11) 丹參還可減輕纖維蛋白凝塊對血管內皮的損傷，刺激動脈內皮細胞分泌 PGI_2。

2. 抗腦缺血

(1) 丹參：

a. 能降低沙鼠、大鼠缺血所致腦卒中的發病率和死亡率，減輕腦水腫。

b. 對缺血後腦組織有明顯的保護作用，使缺血後腦組織及粒線體、粗面內質網超微架構的病理改變明顯減輕。

c. 乙醯丹酚酸 A 是有效成分的衍生物，對大鼠大腦中動脈血栓形成有預防作用，可顯著降低腦梗死範圍，改善行為障礙。

d. 可能與降低腦組織 TXA_2 的生成、抑制缺血時腦組織興奮性氨基酸釋放、改善腦組織微循環作用有關。

3. 抗血栓

(1) 丹參酮 II_A 磺酸鈉、丹參素能抑制小鼠、大鼠的體外血栓形成。

(2) 丹參：

a. 抗血栓形成與其抗凝血及抑制血小板聚集作用有關。

b. 注射液可抑制 ADP 誘導的血小板聚集，使血小板黏附性降低，透過抑制磷酸二酯酶的活力，增加血小板中 cAMP 含量，從而抑制血小板的聚集。

c. 用於治療心絞痛及腦缺血，均與其抗血栓作用有關。

(3) 丹參素：

a. 能抗血小板聚集，減少血小板數，抑制血小板 TXA_2 的合成。

b. 對凝血功能有抑制作用，還能促進纖維蛋白降解。

c. 抗血小板聚集作用強於抗凝血作用。

4. 改善微循環

(1) 丹參注射液有短期增快麻醉犬微循環血流的作用，並可使家兔外周血管血流加速，毛細血管網開放數目增加。

(2) 局部滴注去甲腎上腺素造成小鼠腸系膜微循環障礙，應用丹參素後能擴張收縮狀態的腸系膜微動脈，加快血流流速，可消除腸系膜的血液瘀滯，促進側支循環的建立。

5. 促進組織的修復與再生

(1) 丹參：

a. 能促進肝、骨、皮膚多種組織的修復與再生，促進肝組織的修復與再生作用尤其顯著。

b. 能降低 CCl_4 肝損傷大鼠的血清 ALT，明顯減輕肝壞死和炎症反應，減輕 CCl_4 所致肝細胞膜流動性降低，抑制脂質過氧化反應。

c. 注射液可促進肝再生時的 DNA 合成和細胞分裂增殖過程，具有一定的促進肝細胞再生作用。

(2) 血漿纖維聯合蛋白 (PFN)：

a. 是單核 - 巨噬細胞系統的主要調理素。

b. 作爲網狀內皮系統吞噬作用的一種介質，對許多損肝因子有調理作用。

c. 丹參可升高大鼠 PFN 水準，從而提升其網狀內皮系統的吞噬功能及調理素活性，防止肝臟的免疫損傷，達到保護肝細胞和促進肝細胞再生的作用。

(3) 丹參具有抗肝纖維化作用，抑制體外培養的成纖維細胞的分裂和增殖，並可透過增加膠原酶的產生或增強膠原酶的活性，而促進膠原降解以預防實驗性肝硬化。

(4) 丹參促進骨折癒合之作用機制：

　a. 促進骨折組織中鈣沈積，骨折部位骨痂形成提前，骨生成細胞分佈部位及數量增加。

　b. 成纖維細胞除有外形改變外，細胞的蛋白質合成更為旺盛，細胞的正常變性過程也加快，細胞外膠原纖維增多，並進入成纖維細胞的胞質內。

　c. 增多的破骨細胞出現在不同的骨痂部位，促進骨的改建。

(5) 丹參：

　a. 能促進成骨細胞樣細胞成熟，分泌膠原性物質和鹼性磷酸酶，並使鈣鹽在膠原基質上沈積，形成骨小結節。

　b. 濃度過高能導致對成骨細胞樣細胞生長的抑制。

　c. 促進皮膚切口癒合的作用。

　d. 注射液對平陽霉素 (bleomycin A_5) 引起的小鼠肺纖維化具有保護作用，明顯降低肺重量及肺係數，降低肺羥脯氨酸含量，明顯抑制肺纖維化病變。

6. 鎮靜、鎮痛

(1) 丹參具有養心安神功效，產生鎮靜作用。

(2) 丹參能明顯抑制小鼠自主活動，與 meprobamate 和 chlorpromazine 合用能增強抑制效果。

(3) 丹參能增強 pentobarbital 的催眠效果。

(4) 丹參能抑制貓丘腦後核內臟痛放電，顯示有一定的鎮痛作用。

(二) 其他藥理作用

　1. 對呼吸系統的影響

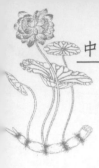

(1) 丹參注射液對 X 線照射致小鼠放射性肺損傷有預防保護作用。

(2) 丹參對整體豚鼠藥物性喘息有保護作用，並有解除組織胺、乙醯膽鹼致痙攣作用。

(3) 哮喘發作與支氣管平滑肌細胞內 Ca^{2+} 濃度增加有關 (推測丹參的解痙作用與阻斷平滑肌鈣離子內流有關)。

2. 對胃腸道的影響

(1) 丹參：

a. 注射液能擴張胃黏膜血管，降低胃酸度，抑制胃蛋白酶活性，促進潰瘍癒合。

b. 能明顯降低急性胃黏膜損傷大鼠的胃黏膜過氧化脂質 (LPO) 含量。

c. 明顯增高胃黏膜超氧化物歧化酶 (SOD) 及谷胱甘肽過氧化物酶 (GSH-R) 活性。

d. 提示丹參對胃黏膜的保護作用與清除氧自由基，抑制脂質過氧化反應和提升組織抗氧化能力有關。

e. 對缺血再灌注後的腸黏膜具有保護作用。

3. 對腎臟的影響

(1) 丹參浸膏及丹參提取物腹腔內給藥：

a. 對腺嘌呤誘發的腎功能不全大鼠，能降低血尿素氮、肌酐，使腎小球濾過率、腎血流量、腎血漿流量顯著增加，腎臟功能明顯改善。

b. 對腺嘌呤誘發的腎功能不全大鼠，能顯著增加尿中尿素、肌酐、鈉和無機磷的排出。

4. 對免疫功能的影響

(1) 丹參對體液免疫和細胞免疫有抑制作用。

(2) 丹參注射液能延長小鼠同種異體移植心肌組織的存活期，減輕移植物的毛細血管損傷，保護心肌細胞，減輕免疫細胞浸潤，對抗排斥反應。

5. 抗菌、抗發炎

(1) 體外抗菌試驗顯示，丹參的提取物及隱丹參酮對金黃色葡萄球菌和其他耐藥菌株有較強的抑制作用。

(2) 丹參酮：

a. 明顯抑制大鼠蛋清性、角叉菜膠性、右旋糖酐性、甲醛性關節腫。

b. 對大鼠感染性關節腫有明顯的抑制作用。

(三) 綜述

1. 祛瘀止痛、活血通經、清心除煩功效與其抗心肌缺血、抗腦缺血、抗血栓、改善微循環、促進組織的修復與再生，以及鎮靜鎮痛多種藥理作用有關。

2. 有效成分：丹參酮、丹參素。

(四) 現代應用

1. 冠心病：治療冠心病、心絞痛、心肌梗死，緩解胸悶、心絞痛症狀。

2. 慢性肝炎和早期肝硬化：可減輕症狀，促進肝功能和肝脾腫大的恢復。

3. 腦缺血。

4. 肺心病：丹參治療慢性肺心病急性發作期病人，可使血液流變學指標有明顯改善。

5. 病毒性心肌炎、視網膜中央動 (靜) 脈栓塞、血栓閉塞性脈管炎、新生兒硬腫症、硬皮病、牛皮癬、神經性耳聾、妊娠毒血症多種疾患，都取得一定療效。

(五) 不良反應

1. 丹參水提乙醇溶解部分，小鼠一次腹腔注射的 LD_{50} 爲 80.5 g(生藥)/kg。

2. 家兔每日注射丹參注射液 2.4 g/kg，連續 14 日未見毒性反應，血象、肝腎功能和體重均無異常改變，實質性臟器除有充血外，未見特殊改變。

二、川芎

◎ 基原：傘形科植物川芎 *Ligusticum chuanxiong* Hort. 的乾燥根莖。

◎ 性味：味辛，性溫。

◎ 歸經：歸肝、膽、心包經。

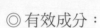
◎ 有效成分：

1. 含生物鹼、揮發油、酚性成分、內酯類成分。

2. 生物鹼類：川芎嗪 (chuanxiongzine)、黑麥鹼 (perthalide) 等。

3. 揮發油主要成分是藁本內酯 (ligustilide)、3- 丁叉苯酞 (3-butylidenephthalide)、香檜烯 (sabinene)。

4. 酚性成分：阿魏酸 (ferulic acid)、大黃酚 (chrysophanic acid)、原兒茶酸 (protocatechic acid) 等。

5. 內酯類成分：丁烯基酞內酯、丁基酞內酯。

6. 其他成分：黑麥草鹼 (perlolyrine)、尿嘧啶 (uracil)。

7. 川芎嗪、阿魏酸是川芎所含重要的有效成分。

◎ 功效：活血行氣、祛風止痛。

◎ 主治：用於經閉痛經、癥瘕腹痛、胸脅刺痛、跌仆腫痛、頭痛、風濕痺痛等。

◎《本草匯言》：芎藭，上行頭目，下調經水，中開郁結，血中氣藥，嘗爲當歸所使，非第活血有功，而活氣亦神驗也。

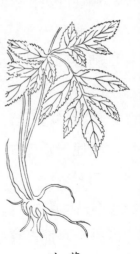

川 芎

(一) 與川芎功能主治相關的藥理作用

1. 對心肌收縮力的影響

(1) 川芎嗪：

a. 靜脈注射對麻醉犬有強心作用，同時加快心率。

b. 預先給予心得安或利血平，可完全消除川芎嗪對心臟的作用。(推測川芎嗪對心臟的興奮作用，可能是透過交感神經間接興奮心臟 β 受體所致)

c. 還能增加大鼠在體心排血量。

d. 大劑量靜脈注射，能顯著抑制麻醉貓心肌收縮力和心臟功能。

e. 對離體豚鼠灌流心臟，劑量倚賴性地抑制心肌收縮力和增加冠狀動脈流量。

(2) 顯示川芎嗪對不同種屬動物及不同狀態心臟的作用不同。

2. 擴張血管、降血壓

　　(1) 川芎嗪：

　　　a. 能擴張犬的多種離體動脈條，如股動脈、冠狀動脈、腸系膜動脈，其中擴張股動脈的作用較強。

　　　b. 可使麻醉犬腦血流量顯著增加，血管阻力降低。

　　　c. 能明顯降低麻醉犬的肺動脈高壓，肺血管阻力，可顯著降低離體大鼠肺動脈環對去甲腎上腺素的反應，舒張肺動脈並呈劑量倚賴關係。

　　(2) 川芎生物鹼、酚性部分和川芎嗪能抑制氯化鉀和去甲腎上腺素對家兔離體胸主動脈條的收縮作用。

　　(3) 川芎、川芎總生物鹼、川芎嗪能降低麻醉犬的外周阻力。

　　(4) 川芎浸膏、水浸液、乙醇水浸液、乙醇浸出液和生物鹼對犬、貓、兔麻醉動物，不論肌內注射或靜脈注射均有顯著而持久的降血壓作用。

　　(5) 水浸液給高血壓犬或大鼠灌胃，也有明顯的降血壓作用。

　　(6) 川芎嗪對黃金鼠去甲腎上腺素造成的微循環障礙不論在口徑、流速、流量及毛細血管數目方面都有明顯改善。

　　(7) 不同的給藥途徑、不同劑量的川芎嗪，對各種動物可產生不同的降血壓作用。

　　(8) 其降血壓作用與異搏定相似，但較弱。

　　(9) 川芎揮發油部分無降血壓作用。

3. 抗心肌缺血

　　(1) 川芎嗪：

　　　a. 對結紮冠狀動脈所致犬心肌梗死，能減少梗塞面積，減輕心肌病變程度。

　　　b. 小鼠心肌缺血，能對抗缺血性心電圖改變。

　　　c. 對家兔及大鼠心肌缺血再灌注損傷有預防作用，能對抗缺血再灌注引起的心幫浦血功能減退。

　　　d. 抗心肌缺血作用主要與其擴張冠狀動脈，增加冠狀動脈流量，與對心肌細胞粒線體的保護作用有關。

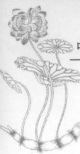

4. 抗腦缺血

(1) 川芎嗪：

a. 可迅速透過血腦屏障，擴張腦血管，改善微循環，增加麻醉犬的腦血流量。

b. 能提升缺血腦粒線體膜的流動性，對腦細胞膜 $Ca^{2+}-Mg^{2+}$ ATP 活性有保護作用，能降低細胞內 Ca^{2+} 的超載，對腦缺血性損傷有治療作用。

(2) 川芎的主要活性成分阿魏酸鈉：

a. 可減輕犬心臟停跳複蘇後腦缺血再灌注損傷。

b. 能降低 MDA 含量，增高 GSH-Px 及 SOD 活性，顯示抗氧化作用。

5. 抑制血小板聚集、抗血栓形成

(1) 川芎：

a. 能抗體外血栓形成，使血栓長度縮短、血栓乾濕重量減輕。

b. 抗血栓形成主要與其抗血小板聚集作用有關。

(2) 川芎嗪：

a. 能降低冠心病病患擴大型血小板數量，減少血小板聚集。

b. 能抑制 ADP 誘導的血小板聚集，對已聚集的血小板有解聚作用。

c. 影響血小板功能及抗血栓形成可能是透過調節 TXA_2/PGI_2 之間的平衡產生的。

d. 抑制 TXA_2 的合成，主要抑制 TXA_2 合成酶。

e. 對環氧化酶活性和 PGI_2 活性無影響，但能增強 PGI_2 樣物質對家兔血小板聚集的抑制作用。

f. 抗血小板聚集還可能透過阻滯 Ca^{2+} 向細胞內流，及升高血小板內 cAMP 含量而起作用。

(3) 阿魏酸：

a. 抗血小板聚集作用。

b. 靜脈注射能抑制 ADP 和膠原誘發的血小板聚集。

c. 抑制血小板 TXA_2 的釋放。

d. 不影響動脈壁 PGI_2 的生成，且對 PGI_2 活性有增強作用。

6. 鎮靜、鎮痛作用

　(1) 川芎揮發油：對動物大腦的活動有抑制作用，對延腦的血管運動中樞、呼吸中樞及脊髓反射有興奮作用，劑量加大則轉為抑制。

　(2) 川芎水煎劑灌胃：

　　a. 能抑制大鼠的自發活動，對小鼠的作用更明顯。

　　b. 能延長戊巴比妥鈉引起的小鼠睡眠時間，並能拮抗咖啡因的興奮。

　(3) 小鼠灌胃川芎嗪有明顯鎮痛作用。

7. 對平滑肌的作用

　(1) 川芎浸膏能增強妊娠家兔離體子宮收縮；大劑量反而使子宮麻痺，收縮停止。

　(2) 丁烯基酞內酯和丁基酞內酯有很強的抑制子宮收縮的作用。

　(3) 阿魏酸與川芎內酯也有解痙作用。

　(4) 川芎嗪對白三烯 C_4 及 D_4、組織胺、$PGF_{1\alpha}$ 所致豚鼠離體氣管條的收縮作用均有一定的抑制作用，對哮喘的發作有防治作用。

(二) 其他藥理作用

1. 延緩慢性腎損害

　(1) 川芎嗪：

　　a. 顯著增加腎血流量，減輕兔腎炎缺血模型的腎組織損傷，加速其修復過程。

　　b. 提升膜性腎炎家兔腎組織的 SOD 活性，減輕腎組織細胞的脂質過氧化損傷。

　　c. 選擇性抑制 TXA_2 合成酶活性，使腎組織合成 TXA_2 減少，有效地抑制血小板激活與聚集，不同程度地抑制腎小球系膜細胞增殖及炎細胞浸潤，減輕腎小球腫脹，從而減輕腎小球病理損害和保護腎功能。

　　d. 具有鈣離子拮抗作用，減輕腎組織 " 鈣超載 " 所致的組織細胞損傷。

2. 對免疫系統的影響

　(1) 川芎嗪：

a. 能增強小鼠單核巨噬細胞的吞噬功能，提升大鼠淋巴細胞轉化率和酸性 α-醋酸奈酯酶 (ANAE) 陽性細胞的百分率。

b. 能促進小鼠綿羊紅血球 (SMC) 抗體的形成。

3. 抗腫瘤

(1) 川芎：

a. 可以降低腫瘤細胞的表面活性，使其不易黏附成團而易於在血流中單個殺滅。

b. 其溶血栓作用可改變癌症病患血流循環的高凝狀態，使癌細胞在血流中不易黏著停留、著床，也易於被殺滅。

c. 能改善微循環，增加放射損傷部位血氧供應，抑制膠原合成，有利於化療藥物到達病灶，殺滅癌細胞。

4. 抗菌

(1) 體外實驗顯示：川芎對大腸、痢疾、變形、綠膿、傷寒、副傷寒桿菌及霍亂弧菌多種革蘭陰性細菌有明顯抑制作用。

(2) 對某些致病性皮膚真菌有抑制作用。

(三) 綜述

1. 活血行氣、祛風止痛功效：與其擴張血管、改善微循環、抗心肌缺血、抗腦缺血、抗血栓形成、鎮靜、鎮痛藥理作用相關。

2. 有效成分：川芎嗪、阿魏酸。

(四) 現代應用

1. 冠心病：川芎嗪可緩解症狀，改善心電圖，減少硝酸甘油的用量。

2. 血栓閉塞性脈管炎和缺血性腦病：川芎製劑在治療腦梗塞及腦外傷失語方面有較好療效。

3. 呼吸系統疾病：川芎嗪可用於治療肺心病、支氣管炎和哮喘性支氣管炎，肺纖維化疾病。

4. 泌尿系統疾病：川芎嗪可用於治療慢性腎功能衰竭，腎小管功能損害，並對慶大霉素腎毒性有保護作用。

5. 其他：川芎嗪還可用於治療高黏血症、突發性耳聾、偏頭痛、眩暈症，也用於斷肢再植。

(五) 不良反應

1. 川芎可引起過敏反應，表現爲皮膚搔癢、紅色小丘疹、胸悶氣急。大劑量川芎引起劇烈頭痛。

2. 阿魏酸鈉：小鼠靜脈注射 LD_{50} 爲 1258 mg/kg，腹腔注射 LD_{50} 爲 1520 mg/kg，口服 LD_{50} 爲 3155 mg/kg。

3. 川芎嗪：

(1) 靜脈注射 LD_{50} 爲 239 mg/kg(小鼠)。

(2) 每日口服川芎嗪 5 mg/kg 或 10 mg/kg，連服 4 周，動物體重、血象、肝功能、腎功能及病理組織學檢查均未見明顯異常。

三、莪朮

◎基原：薑科植物蓬莪朮 *Curcuma phaeocaulis* Val.、廣西莪朮 *C. kwangsiensis* S. G. Lee et C. F. Liang 或溫鬱金 *C. wenyujin* Y. H. Chen et C. Ling 的乾燥根莖。後者習稱 "溫莪朮"。

◎性味：味辛、苦，性溫。

◎歸經：歸肝、脾經。

◎主要成分：

1. 揮發油：莪朮呋喃烯酮 (currenezone)、龍腦 (borneol)、大牻牛兒酮 (germacrone)、莪朮醇 (curcumol)、莪朮二酮 (curdione)、薑黃素 (curcumin)。

2. 少量酚性成分和生物鹼四甲基吡嗪。

◎功效：行氣破血、消積止痛。

◎主治：用於癥瘕痞塊、瘀血經閉、食積脹痛等。

◎《日華子本草》：得酒醋良。治一切氣，開胃消食，通月經，消瘀血，止仆損痛，下血及內損惡血。

(一) 與莪朮功效主治相關的藥理作用

1. 抗腫瘤

(1) 溫莪朮：

a. 給小鼠腹腔注射，對肉瘤 180 有較好療效，但對小鼠艾氏腹水癌無效。

b. 莪朮醇和莪朮二酮對小鼠肉瘤 37、子宮頸癌 U_{14}、艾氏腹水癌 ECA 均有較高的抑制率，但對肉瘤 180 的抑制作用則較弱。

(a) 可見瘤組織周遭纖維細胞明顯增多，內有一層淋巴細胞，出現吞噬細胞包圍腫瘤細胞免疫反應。

(b) 治療組的腫瘤細胞核有較明顯改變，核外形趨向於正常，染色質、核仁和染色質間顆粒數量減小，

(c) 認爲莪朮醇對小鼠肉瘤的細胞核代謝有抑制作用。

(2) 莪朮醇及莪朮二酮：

a. 對艾氏腹水癌細胞有明顯破壞作用，能使其變性壞死。

(3) 不同濃度的莪朮油注射液對瘤細胞也有明顯的直接破壞作用。

(4) 莪朮注射液有強大的抑制慢性髓細胞白血病細胞株 K_{562} 細胞增殖作用，並誘導 K_{562} 細胞凋亡。

(5) 莪朮油：

a. 瘤體內注射治療子宮頸癌，可見部分癌組織壞死脫落，宮頸變得光滑 (莪朮有直接殺傷癌細胞作用)。

b. 病理切片：見到有密集的小淋巴細胞圍繞癌細胞，淋巴竇中有大量的淋巴細胞組織增殖，在用莪朮後血液中淋巴細胞有顯著的升高，提示宿主有明顯的免疫反應。

c. 抗腫瘤作用的重要機制：

(a) 直接對癌細胞的殺滅作用。

(b) 增強癌細胞的免疫，從而誘發或促進機體對腫瘤的免疫排斥反應。

2. 抗血栓形成

(1) 薑黃素可對抗由 ADP 和腎上腺素所誘導的血小板聚集時間的延長。

(2) 莪朮不同炮炙品均有較強的抗血小板聚集及抗凝血作用，醋製後活血化瘀作用明顯增強。

3. 鎮痛

(1) 莪朮不同炮炙品都有一定程度的鎮痛作用，其中以醋炙莪朮鎮痛作用強而持久。（小鼠扭體法、熱板法）

4. 對胃腸平滑肌的影響

(1) 莪朮：

a. 對消化道的作用與生薑相似，能直接興奮平滑肌，故可增加胃腸蠕動。

b. 離體兔腸管試驗：低濃度莪朮使腸管緊張度升高，高濃度時使腸管鬆弛。

(2) 薑黃素有利膽作用。

(二) 其他藥理作用

1. 保肝

(1) 莪朮醇提物及揮發油對 CCl_4 和硫代乙醯胺 (thioacetamide) 引起的小鼠血清 ALT 升高有明顯的降低作用，肝組織病變相應減輕。

2. 抗早孕

(1) 莪朮醇浸膏及其倍半萜化合物對大鼠、小鼠有顯著的抗早孕作用，對犬也有一定的抗著床效果，且毒性較小。

(2) 莪朮混懸液 (相當於原生藥 15 g/kg) 給小鼠灌胃 4 天，可使抗著床與抗早孕組動物子宮內膜均無蛻膜化反應，分泌期被抑制，胚胎發生退化，以致剝脫。

3. 抗菌、抗發炎

(1) 溫鬱金揮發油：

a. 能抑制金黃色葡萄球菌、β- 溶血性鏈球菌、大腸桿菌、傷寒桿菌、霍亂弧菌生長。

b. 小鼠灌服 200 mg/kg，對醋酸產生的腹膜炎有非常顯著的抑制作用。

c. 小鼠腹腔注射 200 mg/kg，對燙傷性局部水腫有明顯抑制作用。

d. 腹腔注射 100 mg/kg，對巴豆油引起的耳部炎症有明顯抑制作用。

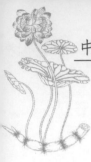

(2) 莪朮：

    a. 有一定的升高白血球作用。

    b. 可增加犬股動脈血流量，作用在活血化瘀藥中最為明顯。

（三）綜述

  1. 行氣破血、消積止痛功效：與其抗腫瘤、抗血栓形成、鎮痛和興奮胃腸平滑肌藥理作用相關。

  2. 活性成分：薑黃素、莪朮醇、莪朮二酮。

（四）現代應用

  1. 子宮頸癌：一般認為莪朮治療早期子宮頸癌療效較好，無明顯毒性，副作用較小，可使病患避免手術與放療的痛苦。

  2. 子宮頸糜爛：莪朮揮發油。

  3. 冠心病：莪朮製劑能使冠心病病人胸悶、氣短、心悸、肢體麻木症狀改善，改善心肌供血，對冠心病有較好的治療效果。

  4. 治療缺血性腦血管病、霉菌性陰道炎、嬰幼兒秋季腹瀉、消化性潰瘍疾病，預防放射性皮膚燒傷。

（五）不良反應

  1. 莪朮油葡萄糖注射液可致過敏性休克。

  2. 莪朮醇與莪朮酮對小鼠腹腔注射的 LD_{50} 為 250 mg/kg 和 414 mg/kg。

  3. 莪朮油和鮮莪朮油注射液體內外試驗均見溶血反應。

  4. 小鼠灌胃莪朮浸劑 15 mg/kg，連續 4 天和 7 天兩組，鏡檢見肝腎有明顯損害，可致肝壞死，以停藥後 3 周左右壞死較明顯，腎臟充血，腎小管上皮細胞明顯腫脹。

四、銀杏葉

◎基原：銀杏科植物銀杏 *Ginkgo biloba* L. 的乾燥葉。

◎性味：味甘、苦、澀，性平。

◎歸經：歸心、肺經。

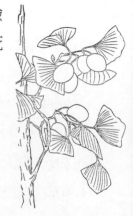

銀杏

◎ 主要成分：

1. 黃酮類化合物及萜類成分，如槲皮素 (quercetin)，山茶酚 (keampferol)，銀杏雙黃酮 (bilobetin)，白果內酯 (bilobalin)，銀杏內酯 (ginkgolides) A、B、C、M、J 等。

2. 生物鹼。

3. 銀杏內酯 B 是主要有效成分。

◎ 功效：斂肺平喘、活血化瘀、止痛。

◎ 主治：用於肺虛咳喘、胸痹等。

(一) 與銀杏葉功效主治相關的藥理作用

1. 對心血管系統的影響

　(1) 銀杏葉提取物：

　　a. 可降低麻醉貓的心肌耗氧量。

　　b. 對心肌缺血再灌注損傷有保護作用。

　(2) 銀杏葉製劑 (EGb761)：

　　a. 可顯著減弱大鼠和豚鼠離體再灌注心臟心室纖顫強度，減少缺血心肌心律不整的發生率。

　(3) 銀杏內酯 B：

　　a. 可明顯縮短豚鼠心室肌細胞動作電位的時程。

　　b. 濃度倚賴性地抑制 L- 型鈣離子通道，減輕細胞內鈣離子超載 (可能是銀杏內酯 B 減輕心肌缺血再灌注損傷，抗心律不整的作用機制)。

　(4)EGb761：

　　a. 有擴張血管作用，能拮抗苯腎上腺素引起的動脈條收縮。

　　　(a) 與刺激血管內皮細胞釋放內源性鬆弛因子有關，去除血管內皮，可部分阻斷 EGb761 的血管舒張作用。

　　　(b) 與抑制血管緊張素轉化酶 (ACE) 的活性有關。

　　b. 在低濃度時可以增強去甲腎上腺素的縮血管作用，透過腎上腺素能神經系統增強生理性血管調節。

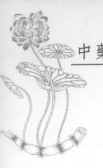

c. 能降低毛細血管通透性，對由毛細血管通透性增加引起水腫和由丙種球蛋白引起的低血容量性休克有較好的治療作用。

d. 對心肌缺血再灌注微循環障礙有顯著的改善作用。

2. 對腦血管系統的影響

(1) 銀杏葉製劑 (EGb761)

a. 增加腦血流量，對腦細胞缺血缺氧、腦水腫有保護作用。

b. 靜脈注射或口服可使人、犬、貓、大鼠的腦血流量或局部腦血流量增加，血管阻力降低，並抑制自體血清引起的家兔皮層血管痙攣。

c. 能明顯減輕頸外動脈注入放射性微球引起的大鼠大腦半球栓塞和腦水腫，並使腦細胞能量代謝正常化。

d. 非黃酮成分可能對缺氧性腦損害起主要保護作用。

(2) 銀杏葉提取物：

a. 對小鼠腦缺血時 ATP、磷酸肌酸 (PC) 的減少，及乳酸 (LA) 的增加，均有對抗作用 (提示銀杏葉提取物可減少腦缺血時腦組織耗能)。

b. 對急性實驗性腦缺血引起的腦電圖的改變和缺血缺氧有明顯保護作用。

c. 一定濃度可保護大腦皮層神經細胞免受自由基的損傷。

3. 對血小板聚集、血栓形成的影響

(1) 銀杏內酯：

a. 可濃度倚賴性地抑制血小板活化因子 (PAF) 誘導的血小板聚集，但對花生四烯酸及 ADP 誘導的血小板聚集幾無影響。

b. 靜脈注射可抑制由 PAF 引起的豚鼠支氣管收縮，血小板和白血球減少，使抗原誘導豚鼠離體肺細胞 PGE_2 和 TXB_2 的釋放量呈劑量倚賴性減少。

(2) 銀杏葉總黃酮能對抗膠原 - 腎上腺素所致的小鼠體內血栓形成。

(3) 銀杏葉口服液能溶解體外血栓，並抑制血小板聚集，降低血液黏度。

4. 對呼吸系統的影響

(1) 槲皮素有良好的祛痰作用，能促進痰液分泌和氣管纖毛運動。

(2) β - 谷甾醇有鎮咳祛痰作用。

(3) 銀杏葉醇提物及總黃酮：

　a. 能對抗組織胺、乙醯膽鹼及氧化鐵所致支氣管平滑肌痙攣的作用。

　b. 能鬆弛豚鼠離體支氣管平滑肌。

　c. 腹腔注射可對抗組織胺引起的豚鼠哮喘。

5. 鎮痛

(1) 皮下注射銀杏葉總黃酮可顯著減少醋酸所致小鼠扭體次數。

(2) 皮下注射和側腦室注射銀杏葉總黃酮均可顯著提升小鼠熱板法痛閾。

6. 對中樞神經系統的影響

(1) 銀杏葉乙醇提取物及水提取物：

　a. 能明顯改善學習記憶。

　b. 對抗由 $NaNO_2$ 或東莨菪鹼引起的記憶損害，醇提物作用較水提物強。

　c. 對正常成年小鼠也有促進記憶鞏固的作用。

(2)EGb761 有神經保護作用：

　a. 在噪音損害前或後給予，可以使柯蒂氏器毛細胞產生對興奮的適應性，減輕聽神經的損害。

　b. 對前庭感覺上皮細胞亦有保護作用。

　c. 對老年性的腦功能紊亂、腦功能不全、失眠症、記憶損害均具有明顯改善作用。

　d. 對腦血管意外、各種類型痴呆，甚至繼發於抑鬱症的識別紊亂均有效。

　e. 可延緩識別功能的衰退。

7. 提升機體免疫功能

(1) 銀杏葉乙醇提取物及水提取物：

　a. 可明顯增強小鼠淋巴細胞粒線體脫氫酶的活性和中性粒細胞過氧化物酶的釋放，提升小鼠機體免疫細胞功能，乙醇提取物作用較強。

(2) 銀杏葉總黃酮灌胃給藥能增加荷瘤小鼠的胸腺重量及 SOD 活性，調動機體內在的抗腫瘤能力，對防治腫瘤具有一定的意義。

8. 清除自由基，抗脂質過氧化

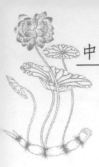

(1)EGb761：

　　a. 增強 SOD 活性及抗自由基作用。

　　b. 靜脈注射能明顯抑制燒傷家兔在鈣載體 A_{2318} 刺激下的過氧陰離子 (O_2^-) 和白三烯 (LTB_4) 的產生。

(2) 小鼠肝細胞接受不同劑量的紫外線照射後，粒線體有不同程度損傷，脂質過氧化程度增強，粒線體膜流動性降低，細胞色素 C 氧化酶活力降低。

　　a. 銀杏葉中的槲皮素黃酮苷類可以顯著抑制粒線體的這種變化，具有保護作用。

9. 保肝、降血脂

　　a. 小鼠預先灌胃銀杏葉總黃酮可明顯降低四氯化碳和乙醇所致血清 ALT 增高和肝臟丙二醛 (MDA) 含量的增高，減輕乙醇所致肝臟還原型谷胱甘肽 (GSH) 的耗竭。

　　b. 銀杏葉水提取物具有明顯的降低血清膽固醇作用，提升血清磷脂含量，改善血清膽固醇與磷脂的比例。

(二) 綜述

1. 活血化瘀、斂肺、平喘、止痛功效：與其擴張血管、增加血流量、改善微循環、保護腦組織、抑制血小板聚集、抗血栓形成、鎮痛、鎮咳祛痰等藥理作用相關。

2. 活性成分：總黃酮、內酯類成分。

(三) 現代應用

1. 帕金森病：靜脈注射含槲皮素、山奈素及異鼠李素混合注射液，或口服銀杏葉浸膏劑，均可增加病患腦血流量，其神經系統症狀也有一定改善。

2. 腦血管病：銀杏葉製劑治療腦栓塞、腦血管痙攣、腦缺血、血管性頭痛。

3. 冠心病心絞痛：銀杏葉總黃酮能使病人自覺症狀如胸悶、心絞痛、心悸以及心電圖等有不同程度的改善。

4. 高膽固醇血症：常用銀杏葉水提物 " 冠心酮片 " 治療。

5. 慢性支氣管炎。

(四) 不良反應

1. 口服銀杏葉偶見剝脫性皮炎。

2. 給犬每天注射 10 倍或 40 倍於人用量的舒血寧，連續給藥一周，出現流涎、噁心、嘔吐、腹瀉、食慾減退消化道症狀。

3. 組織切片檢查，可見小腸黏膜分泌亢進。

4. 局部注射可引起血管硬化，出現炎症和機化血栓，血液和肝功能無異常發現。

五、水蛭

◎ 基原：水蛭科動物螞蟥 *Whitmania pigra* Whitman、柳葉螞蟥 *Whitmania acranulata* Whitman 或水蛭 *Hirudo nipponica* Whitman 的乾燥體。

◎ 性味：味鹹、苦，性平，有小毒。

◎ 歸經：歸肝經。

◎ 主要成分：

1. 蛋白質、脂肪、糖類、肝素 (heparin)、抗凝血酶 (antithrombin)。

2. 新鮮水蛭唾液中含有一種抗凝血物質 - 水蛭素 (hirudin)。

3. 人體必需元素 (鈉、鉀、鈣、鎂) 及微量元素 (鐵、錳、鋅、矽、鋁)。

◎ 功效：破血、逐瘀、通經。

◎ 主治：用於癥瘕痞塊、血瘀經閉、跌仆損傷等。

◎《本草經疏》：水蛭，鹹苦氣平，有大毒，其用與虻蟲相似，故仲景方中往往與之並施。

◎ 鹹入血走血，苦泄結，鹹苦並行，故治婦人惡血、瘀血、月閉、血瘕積聚，因而無子者。

◎ 血蓄膀胱，則水道不通，血散而膀胱得氣化之職，水道不求其利而自利矣。

◎ 墮胎者，以其有毒善破血也。

(一) 與水蛭功效主治相關的藥理作用

1. 抗血栓形成

(1) 去頭水蛭醇提物對膠原蛋白 - 腎上腺素誘導的小鼠體內血栓和大鼠動 - 靜

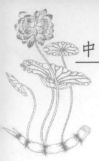

脈旁路血栓形成有顯著抑制作用。

(2) 水蛭素：

　a. 對實驗性血栓形成有明顯的抑制作用。

　b. 治療大鼠各種血栓的有效濃度不同，靜脈血栓與彌散性血管內凝血所需的水蛭素血漿濃度最低，治療動脈血栓則要求較高的血漿濃度。

　c. 抗血栓作用與抑制血小板聚集、抗凝血、促進纖維溶解過程有關。

2. 抗血小板聚集

(1) 水蛭或水蛭唾液給動物灌胃或注射：

　a. 能明顯降低血小板表面活性，抑制血小板聚集。

　b. 抑制膠原、ADP、腎上腺素或花生四烯酸誘導的血小板聚集，降低血小板黏附性。

　c. 抗血小板聚集作用機制：可能與增強血小板膜腺苷酸環化酶 (adenyl cyclase) 活性，增加血小板內 cAMP 含量有關。

(2) 水蛭素：

　a. 能抑制凝血酶對血小板的誘導作用。

　b. 抑制凝血酶與血小板結合。

　c. 抑制血小板接受凝血酶的刺激，並促使凝血酶與血小板解離，從而有效地降低血小板聚集率。

(3) 水蛭還是一種作用較強的 TXA_2 合成抑制劑。

3. 抗凝血

(1) 水蛭素：

　a. 能選擇性抑制凝血酶，能與凝血酶結合，形成一種非共價複合物。這種複合物極穩定，且反應速度極快。

　b. 由於水蛭素與凝血酶的親和力極強，在很低的濃度下，就能中和凝血酶，1 μg 水蛭素可以中和 5 μg 凝血酶，抗凝作用強大。

(2) 促纖維溶解：

　a. 水蛭 70% 乙醇提取物具有活化纖維溶解系統作用。

b. 水蛭的水提取物能降低纖維溶解酶原抑制劑的活性，使纖維溶解酶原激活劑 (t-PA) 的活性提升。

(3) 水蛭生品對動物的抗凝、抗栓作用顯著優於炮炙品。

(4) 水蛭素是水蛭中有效成分，炙後水蛭素裂解破壞，作用減弱。

(5) 水蛭治療腦出血，生用效果佳。

4. 對血液流變學的影響

(1) 水蛭提取物可使血液黏度降低，紅血球電泳時間縮短。

(2) 水蛭粉對缺血性中風病患的血球比容、血漿比黏度、全血比黏度、紅血球電泳時間、纖維蛋白原含量，均有明顯降低作用。

5. 降血脂

(1) 水蛭能抑制血清總膽固醇 (TC)、甘油三酯 (TG) 的升高，且可升高 6-酮 -$PGF_{1\alpha}$，降低 TXB_2。

(2) 對食餌性高脂血症家兔，水蛭粉預防或治療給藥，均能使血中膽固醇和甘油三酯含量降低，同時使主動脈與冠狀動脈病變較對照組減輕，斑塊消退明顯，可見膠原纖維增生，膽固醇結晶減少。

a. 作用機制：可能與 $PGF_{1\alpha}$ 值升高，TXB_2 降低，使兩者比值維持在正常範圍有關。

6. 抗腫瘤

(1) 水蛭的分泌物含有一種組織胺樣物質，可抑制精原細胞分裂。

(2) 體外實驗 (伊芳紅法) 發現，水蛭對腫瘤細胞有抑制作用。

(3) 新鮮水蛭唾液中的抗凝血物質 - 水蛭素注入實驗性肺癌小鼠體內，能防止腫瘤細胞的擴散，對實驗性肝癌小鼠也有同樣抑制作用。

7. 對實驗性腦血腫及皮下血腫的影響

(1) 水蛭能促進血腫吸收，減輕周遭腦組織炎症反應及水腫，緩解顱內壓升高，改善局部血流循環，保護腦組織免遭壞死，有利於神經功能的恢復。

(二) 其他藥理作用

1. 對實驗動物妊娠的影響

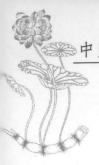

(1) 螞蟥的水提取物對小鼠各個時期妊娠都有終止作用，終止妊娠的百分率隨
劑量的增加而增加。

(2) 不同途徑給藥都有抗早孕效果。黃體酮對該作用有一定的對抗作用。

2. 對實驗性腎損害的影響

(1) 水蛭液對肌注甘油所致大鼠初發期急性腎小管壞死有明顯防治作用，使血
尿素氮 (BUN)、血肌酐酸 (BCr) 值的升高明顯低於對照組，腎小管病變明
顯改善。

(三) 綜述

1. 破血、逐瘀、通經功效：與其抗血栓形成、抗凝血、改善血液流變學和微循環、
降血脂作用有關。

2. 活性成分：水蛭素 (hirudin)。

(四) 現代應用

1. 腦血管疾病：治療腦血栓、腦出血、中風先兆。

2. 高脂血症：水蛭製劑能使高脂血症病人血清膽固醇、甘油三酯、β 脂蛋白濃
度下降，凝血酶原時間延長。

3. 冠心病、心絞痛。

4. 腎病：水蛭有緩解腎小球腎炎蛋白尿和減輕腎實質損傷的作用，故可用於治
療原發性腎小球腎炎。還可用於治療原發性腎病綜合徵、難治性腎病綜合徵。

5. 肺心病、肝硬化門靜脈高壓、肝硬變、周遭血管病、腦卒中後遺症。

6. 水蛭鮮用療效強於乾劑，粉劑強於湯劑。

(五) 不良反應

1. 毒性反應主要表現為心血管系統損害，可見周身青紫、僵直、關節僵硬、心
音低鈍無力，重則出現呼吸衰微、心衰、神志昏迷而死亡。

2. 因水蛭可分泌一種組織胺樣物質，擴張毛細血管而增加出血，故大量服用水
蛭可使毛細血管過度擴張，出血，最後致肺、腎、心臟瘀血，最終因呼吸衰
竭、心力衰竭而死亡。

3. 可引起血小板減少性紫癜。

4. 小鼠皮下注射 LD_{50} 爲 15.24 g/kg, 終止妊娠在 75% 以上的有效劑量 1.25 g/kg，是 LD_{50} 的 1/12，表明安全範圍較大。

5. 水蛭煎液 0.5-1.0 mL/kg 給妊娠 7-11 天的小鼠灌胃有致畸作用和墮胎作用。

六、延胡索

◎ 基原：罌粟科植物延胡索 *Corydalis yanhusuo* W. T. Wang 的乾燥塊莖。

◎ 性味：味辛、苦，性溫。

◎ 歸經：歸肝、脾經。

◎ 主要成分：生物鹼，已分離近 20 餘種。

1. 延胡索乙素 (消旋四氫巴馬汀，dl- 四氫掌葉防己鹼，dl-tetrahydropalmatine)、甲素 (紫堇鹼，d-corydaline)、丑素 (corydalisl) 和去氫延胡索甲素的生物活性較強。

◎ 功效：活血、行氣、止痛。

◎ 主治：主要用於氣血瘀滯引起的痛症。

◎《本草綱目》：行血中氣滯，氣中血滯，故專治一身上下諸痛，用之中的，妙不可言。《雷公炮炙論》：心痛欲死，速覓元胡。

(一) 與延胡索功效主治相關的藥理作用

1. 鎮痛

(1) 醇浸膏、酯浸膏、散劑均有明顯鎮痛作用。

(2) 延胡索乙素鎮痛作用最強，丑素次之，甲素較弱。

(3) 鎮痛作用尖峰均在半小時內出現，維持約 2 小時。

(4) 延胡索乙素爲鎮痛主要有效成分，對鈍痛的作用優於銳痛。

(5) 與嗎啡麻醉性鎮痛藥相比副作用少而安全，沒有成癮性。

　a. 給猴每天劑量從 60 mg/kg 開始，逐漸增加至 200 mg/kg，連續給藥 3 個多月，停藥後沒有出現戒斷症狀。

　b. 鎮痛時對呼吸沒有明顯抑制，也無便秘副作用。

　c. 對大鼠鎮痛可產生耐藥性，但形成較嗎啡慢一倍，與嗎啡有交叉耐藥現

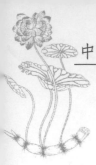

象。臨床報導未見明顯耐藥性。

(6) 左旋四氫巴馬汀 (L-tetrahydropalmatine)：

a. 多巴胺受體阻斷劑。

b. 鎮痛作用機制可能與阻斷腦內多巴胺 D_1 受體，使紋狀體亮氨酸腦啡肽含量增加有關。

2. 鎮靜、催眠

(1) 延胡索、左旋四氫巴馬汀對多種實驗動物有鎮靜催眠作用，催眠同時伴有同步的腦電變化。

(2) 靜脈注射左旋四氫巴馬汀可使正常家兔的皮層電活動由低幅快波轉為高幅慢波。

(3) 延胡索對睡眠時相有較明顯的影響，使快波睡眠和深度慢波睡眠減少，而輕度慢波睡眠明顯增加，產生的催眠作用是近似於生理睡眠，而不是真正的生理性睡眠。

(4) 左旋四氫巴馬汀：

a. 引起的睡眠淺而易醒，並可使猴馴化，具有一定的鎮吐和降低體溫作用。

b. 能對抗苯丙胺的中樞興奮作用和毒性作用。

c. 大劑量時出現錐體外系反應。

d. 顯示與吩噻嗪類 (phenothiazine) 作用有相同之處。

e. 鎮靜催眠作用機制主要與阻滯腦內 DA 受體的功能有關。

3. 抗心肌缺血

(1) 延胡索醇提物：

a. 明顯減輕大劑量異丙腎上腺素所致的心肌壞死。

b. 明顯提升動物對常壓或減壓缺氧的耐受能力。

(2) 去氫延胡索甲素：

a. 擴張冠狀動脈。

b. 增加冠狀動脈血流量及心肌營養性血流量，增強心肌耐缺氧能力，減少心肌缺血性損傷的作用。

(3) 延胡索鹼注射液能減小大鼠實驗性心肌梗死的範圍，同時明顯改善紅血球流變性。

(4) 延胡索還能擴張外周血管，降低外周阻力。

4. 抑制胃酸分泌，抗潰瘍

(1) 去氫延胡索甲素：

a. 減少大鼠胃液、胃酸分泌量。

b. 降低胃蛋白酶的活性。

c. 對抗幽門結紮或阿司匹林多種原因所致大鼠實驗性胃潰瘍。

(2) 延胡索乙素：抑制大鼠胃酸分泌。

5. 抗心律不整

(1) 延胡索總鹼、dl- 四氫巴馬汀有抗心律不整作用。

(2) dl- 四氫巴馬汀：

a. 在 30-100 μmol/L 範圍內，使家兔竇房結細胞動作電位的振幅、0 相去極化速率和舒張期去極化速率逐漸降低。

b. 在 30-100 μmol/L 範圍內，使高 K^+ 去極所致的豚鼠乳頭肌細胞動作電位的振幅、0 相最大上升速率逐漸降低，複極 50% 的時程縮短。

c. 引起心電圖的改變類似於戊脈安 (verapamil)，並有負性肌力作用。可能與拮抗 Ca^{2+} 有關。

6. 保護腦缺血再灌注損傷

(1) dl- 延胡索乙素對大鼠腦缺血再灌注損傷有保護作用。

a. 減少腦組織脂質過氧化物生成。

b. 防止 SOD、LDH 活力降低。

c. 減輕腦組織病理損害及神經功能障礙。

d. 抑制腦組織鈣聚集。

e. 抑制再灌注早期 NO、內皮素 -1 及乳酸的過量產生。

f. 提升腦組織 ATP 含量。

7. 鬆弛平滑肌

(1) 左旋四氫巴馬汀對 $BaCl_2$、KCl、5-HT、ACh 所致的離體豚鼠氣管螺旋條收縮有明顯抑制作用。

(2) dl- 四氫巴馬汀能明顯對抗催產素和 KCl 所引起的大鼠離體子宮收縮，使 $CaCl_2$ 量效曲線右移，並抑制最大效應，顯示鈣拮抗作用。

(二) 綜述

1. 活血、行氣、止痛功效：與其鎮痛、鎮靜催眠、抗心肌缺血、抑制胃酸分泌、抗潰瘍作用、抗心律不整、鬆弛平滑肌、保護腦缺血再灌注損傷等藥理作用有關。

2. 主要有效成分：生物鹼。

(三) 現代應用

1. 各種疼痛：延胡索乙素注射劑對內臟疾病所致疼痛、神經痛及痛經均有較好緩解作用；對頭痛、腦震盪頭痛亦有較好療效；亦用於分娩痛、產後宮縮痛和術後止痛。

2. 失眠：延胡索乙素用於失眠病人，減少多夢現象，且次日無頭昏，乏力，精神不振後遺反應。

3. 胃潰瘍：治療胃潰瘍、十二指腸潰瘍和慢性胃炎。

4. 冠心病：延胡索醇浸膏片改善心絞痛症狀；心電圖改善；降低急性心肌梗死的病死率。

(四) 不良反應

1. 延胡索乙素常用量對心率、腎功能、血壓均無明顯影響，偶見眩暈、乏力、噁心，但大劑量可出現呼吸抑制，並見帕金森病副作用。

2. 含總生物鹼 0.61% 的延胡索粗浸膏，小鼠口服的 LD_{50} 為 2.50-3.23 g/kg。

七、益母草

◎ 基原：唇形科植物益母草 *Leonurus japonicus* Houctt 的地上部分。此草善調婦人經、產諸疾，益於婦人，故名益母草。

◎ 性味：味微苦、辛，性微寒。

◎ 歸經：歸肝、心包經。

◎ 主要成分：

　1. 益母草鹼 (leonurine 約 0.05%)、水蘇鹼 (stachydrine)、益母草定 (leonuridine) 生物鹼。

　2. 亞麻酸、油酸、月桂酸及芸香苷。

◎ 功效：活血祛瘀調經，並有利水消腫之功效。

◎ 主治：為婦科經產要藥。

◎《本草綱目》：活血破血，調經解毒，治胎漏難產，胎衣不下，血暈血風血痛，崩中漏下，尿血，瀉血，痛，痢，痔疾，打仆內損瘀血，大便小便不通。《本草拾遺》：主浮腫下水。

益母草

(一) 與益母草功效主治相關的藥理作用

　1. 興奮子宮

　　(1) 益母草煎劑、醇浸膏及益母草鹼對多種動物的離體和在體子宮均呈興奮作用。

　　(2) 煎劑對兔離體未孕、早孕、晚期妊娠及產後子宮均有興奮作用。表現為子宮張力增強，收縮幅度增大，節律加快。

　　(3) 益母草煎劑灌胃給藥對清醒家兔子宮瘻管實驗有明顯興奮作用，給藥後 15-20 分鐘見明顯效應，並逐漸增強。

　　(4) 興奮子宮的主要成分為益母草鹼，對大鼠子宮興奮作用明顯，在 0.2-1.0 μg/mL 濃度範圍內，劑量 - 張力呈線性關系，顯示效應與劑量相關，在 2 μg/mL 時達最大效應。

　2. 改善血流動力學、保護缺血心肌

　　(1) 益母草能增加犬股動脈血流量和降低血管阻力，對血管壁有直接的擴張作用。

　　(2) 益母草注射液對結紮犬冠狀動脈引起的實驗性心肌梗死顯示保護作用：

　　　a. 減少梗死範圍。

　　　b. 減輕病變程度。

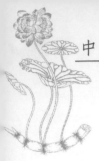

c. 減少心肌細胞壞死。

d. 對心肌細胞粒線體有保護作用。

(3) 對異丙腎上腺素和垂體後葉素所引起的動物實驗性心肌缺血有保護作用。

a. 改善缺血心電圖或使之恢復正常。

b. 增加冠狀動脈流量。

c. 改善微循環並減慢心率。

(4) 靜脈注射益母草注射液對缺血再灌心肌可以增高 SOD、GSH-Px、ATP 酶活性，減輕自由基對心肌的損害。

a. 可能是保護缺血心肌作用的機制之一。

3. 改善血液流變學、抗血栓形成

(1) 益母草煎劑大鼠灌胃：

a. 血栓形成時間延長。

b. 血栓長度縮短，重量減輕。

c. 可使血小板計數減少，聚集功能減弱。

(2) 益母草及其提取物：

a. 拮抗 ADP 誘導的血小板聚集。

b. 減少外周循環中血小板總數及其聚集物。

c. 顯著降低紅血球聚集性。

d. 抗血栓形成作用：與減少血小板數、抑制血小板聚集有關。

4. 利尿及防治急性腎小管壞死

(1) 益母草鹼靜脈注射

a. 顯著增加家兔尿量。

b. 對甘油肌注所引起的大鼠急性腎小管壞死模型，可明顯降低尿素氮，明顯減輕腎組織損傷。

c. 對慶大霉素 (gentamicin) 所致大鼠急性腎功能衰竭有一定的防治作用。

(二) 綜述

1. 活血祛瘀、調經、利水消腫功效：與其興奮子宮、改善血流動力學、保護缺血心肌、抑制血小板聚集、抗血栓形成、改善微循環、利尿、防治腎小管壞死等藥理作用有關。

2. 主要有效成分：益母草鹼。

(三) 現代應用

1. 產後子宮出血和復元不全：益母草膏、流浸膏，是臨床安全有效的經產調理藥。

2. 急性腎小球腎炎：利尿消腫作用顯著。

3. 冠心病、心絞痛。

(四) 不良反應

1. 益母草毒性較低，多服、久服均未見不良反應發生。

2. 總鹼小鼠靜脈注射 LD_{50} 為 572.2 mg/kg。

八、紅花

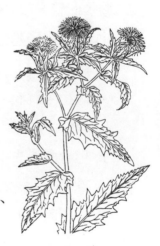

◎ 基原：菊科植物紅花 *Carthamus tinctorius* L. 的乾燥花。

◎ 性味：味辛，性溫。

◎ 歸經：歸心、肝經。

◎ 主要成分：

1. 苷類：紅花酮苷 (carthamone)、新紅花苷 (neocarthamine)、紅花苷 (carthamine)。

2. 紅花黃素 (safflor yellow)

3. 紅花多糖及多種不飽和脂肪酸的甘油酯類。

紅花

◎ 功效：活血通經、祛瘀止痛。

◎ 主治：用於治療血滯經閉、痛經，及癥瘕積聚、心腹瘀痛、跌打損傷、瘀滯腫痛症。

◎ 《本草綱目》：活血潤燥，止痛，散腫，通經。《本草匯言》：主胎產百病因

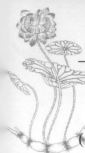

血爲患。

(一) 與紅花功效主治相關的藥理作用

1. 興奮子宮

(1) 紅花煎劑對小鼠、免、犬多種動物離體及在體子宮均有興奮作用，收縮張力和節律均明顯增加，甚至引起痙攣，對已孕子宮的作用更明顯。

(2) 在摘除卵巢的陰道周圍注射紅花煎劑，可使小鼠子宮重量明顯增加，提示有雌激素樣作用。

2. 抗凝血、抗血栓形成

(1) 紅花醇提物可使犬全血凝固時間與血漿複鈣時間明顯延長。

(2) 紅花黃素延長家兔血漿複鈣時間、凝血酶原時間和凝血酶時間。

(3) 紅花煎劑、紅花黃素能抑制血小板聚集，增強纖維蛋白溶解，明顯降低體外纖維蛋白血栓的長度和重量，防止血栓的形成和發展。

3. 擴張血管、改善微循環

(1) 紅花有降低冠狀動脈阻力，增加冠狀動脈流量和心肌營養性血流量的作用。

(2) 紅花注射液：

a. 靜脈注射能使犬在位心臟冠狀動脈流量增加。

b. 用含微量去甲腎上腺素或腎上腺素的樂氏液灌流離體兔耳與豚鼠後肢血管時，有明顯擴張血管作用，可能是直接或部分阻斷 α-腎上腺素受體所致。

(3) 紅花對犬下肢動脈也有擴張作用。

(4) 紅花可改善微循環，如使哮喘大鼠氣管的微血管增粗，流速加快，流態恢復正常。

(5) 對高分子右旋糖苷所致兔眼球結膜微循環障礙，紅花黃素使血流加速，毛細血管網開放數目增加，血細胞聚集減輕。

4. 抗缺血所致損傷

(1) 紅花：

a. 對實驗性心肌缺血，心肌梗死有明顯保護作用。

b. 水提液提升培養心肌細胞乳酸脫氫酶 (LDH) 活性，減輕黃嘌呤 - 黃嘌呤氧化酶體系產生的自由基造成的心肌細胞損傷。

(2) 紅花黃素

a. 提升心肌缺血再灌注時的 LDH 活性，減少脂質過氧化物生成。

b. 提升 SOD 和 GSH-Px 活性，減輕心肌超微架構損傷。

c. 可清除烴自由基，抑制小鼠肝脂質過氧化反應。

(3) 抗氧化、抗缺血再灌注時自由基的損傷，可能是紅花抗心肌缺血，保護心肌的作用機理之一。

(4) 紅花各種製劑能顯著提升小鼠耐缺氧能力，抗應激能力。

(5) 對急性缺血缺氧腦病動物可明顯提升存活率，減輕腦組織病理性損害，使腦組織內核糖核酸、三磷酸腺苷、琥珀酸脫氫酶均接近正常，並可迅速恢復異常腦電圖和肌電圖，呈現保護作用。

5. 降血脂

(1) 口服紅花油可降低高膽固醇血症家兔血清總膽固醇、總脂、甘油三酯濃度。

(2) 紅花籽油能顯著提升高血脂大鼠的卵磷脂膽固醇醯基轉移酶活性，抑制膽固醇酯化，減少其吸收。

(3) 紅花粉油還能降低血液黏度。

(二) 其他藥理作用

1. 西紅花總苷：有明顯的抗發炎作用。

2. 免疫調節。

3. 抗腫瘤作用。

(三) 綜述

1. 活血通經、袪瘀止痛功效：與其興奮子宮、抗凝血、抗血栓形成、擴張血管、改善微循環、抗心肌缺血、抗腦缺血、降血脂等藥理作用有關。

2. 主要有效成分：紅花黃素。

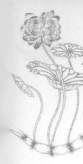

（四）現代應用

　　1. 冠心病。

　　2. 腦栓塞：紅花注射液靜脈滴注治療腦梗塞，可使肌力恢複時間縮短，症狀明顯改善。

（五）不良反應

　　1. 紅花黃素：靜脈注射的 LD_{50} 為 2.35 g/kg，腹腔注射為 5.49 g/kg，灌胃為 5.53 g/kg。

　　2. 中毒症狀：活動增加，行動不穩，呼吸急促，豎尾驚搐，呼吸抑制死亡。

　　3. 紅花煎劑對妊娠大鼠母體及胚胎均有明顯的毒性，可導致流產，升高胚胎死亡率和宮內生長遲緩發生率。

　　4. 提取液：明顯致突變作用。

九、桃仁

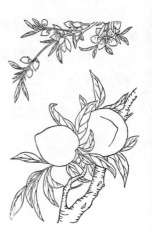

◎基原：薔薇科植物桃 *Prunus persica* (L.) Batsch 或山桃 *P. davidiana* (Carr.) Franch 的乾燥成熟種子。

◎性味：味苦、甘，性平。

◎歸經：歸心、肝、大腸經。

◎主要成分：

　　1. 苦杏仁苷(約含1.5%)、脂肪油(約含45%)、揮發油(約含 0.4%)。

桃

　　2. 甾體、黃酮、糖苷類化合物。

◎功效：活血化瘀、潤燥滑腸、善泄血滯。

◎主治：為治療瘀血內阻如閉經、痛經、產後瘀滯腹痛、跌打損傷、腸燥便秘症的常用藥物。

◎《珍珠囊》：治血結，便秘，血燥，通潤大便，破蓄血。《本草綱目》：主血滯風痹，骨蒸，肝瘧寒熱，產後血瘀。

（一）與桃仁功效主治相關的藥理作用

　　1. 改善血流動力學

(1) 桃仁提取液靜脈注射

　a. 能明顯增加家兔腦血流量及犬股動脈血流量。

　b. 降低血管阻力。

　c. 對離體兔耳血管能明顯地增加灌流液的流量。

　d. 對抗去甲腎上腺素的縮血管作用。

2. 抗血栓形成

(1) 桃仁使小鼠出血時間，凝血時間顯著延長，有抗凝血作用。

(2) 桃仁煎劑給公雞口服能明顯抑制體外血栓形成。

(3) 桃仁能抑制 ADP 誘導的血小板聚集，此作用強於當歸、赤芍、紅花、益
　　母草藥，與提升血小板內 cAMP 含量有關。

3. 潤腸通便

(1) 桃仁所含脂質體中包含豐富的脂肪油，可潤滑腸道，利於排便。

(2) 屬潤滑性瀉藥。

4. 保肝、抗肝硬化

(1) 桃仁提取物能防止酒精、四氯化碳、Fe^{2+}- 半胱氨酸所致動物肝脂質過氧
　　化損傷。

(2) 能使血吸蟲病性肝硬化家兔的肝膠原含量減少，纖維細胞融合，匯管區纖
　　維化減少，同時對實驗性肝纖維化有防治作用。

(3) 苦杏仁苷：

　a. 抗肝纖維化的成分。

　b. 能提高肝血流量並提升肝組織膠原酶活性，從而促進肝內膠原分解代謝。

5. 抗發炎鎮痛

(1) 桃仁水提物：

　a. 顯著抑制小鼠扭體反應，多種有機溶劑提取物也都有鎮痛作用。

　b. 對多種實驗性炎症 (蛋清、角叉菜膠致足爪腫，二甲苯致耳廓腫) 呈顯著
　　抑制作用。

(2) 抗發炎作用成分可能是苦杏仁苷。

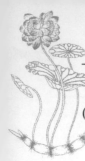
(二)其他藥理作用

1. 鎮咳：苦杏仁苷經腸道細菌水解後產生氫氰酸和苯甲醛，前者有中樞性鎮咳作用。

2. 促進產後子宮收縮，抗過敏，抗氧化作用。

3. 苦杏仁苷有抗癌作用。

(三)綜述

1. 與桃仁活血化瘀、潤燥滑腸、善泄血滯功效相關的藥理作用：降低血管阻力，改善血流動力學，抗血栓形成，潤腸通便，保肝、抗肝硬化，抗發炎鎮痛作用。

(四)現代應用

1. 苦扁桃仁苷注射液治療血吸蟲病性肝硬化。

2. 桃仁也用於便秘、閉經、痛經。

(五)不良反應

1. 桃仁有小毒，水煎液 3.5 g/kg 腹腔給藥，可見小鼠肌肉鬆弛，運動失調，豎毛現象。

2. 口服 LD_{50} 為 42.81 g/kg。

3. 臨床過量服用可出現中樞抑制，眩暈，頭痛，心悸，瞳孔擴大，以致呼吸衰竭而死亡。

十、薑黃

◎基原：薑科植物薑黃 *Curcuma longa* L. 的根莖。因其根莖似薑而色黃，故名薑黃。

◎性味：味苦、辛，性溫。

◎歸經：歸肝、脾經。

◎主要成分：

1. 類薑黃素 (curcuminoids)：包括薑黃素 (curcumin)、去甲氧基薑黃素 (demethoxycurcumin)、去二甲氧基薑黃

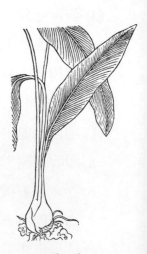

薑黃

素 (bidemethoxycurcumine)。

2. 揮發油：薑黃酮 (turmerone)、薑烯 (zingiberene)、龍腦 (borneol)。

3. 糖類、脂肪油、倍半萜、澱粉。

◎ 功效：活血行氣、通經止痛。

◎ 主治：血瘀氣滯引起的心痛、腹痛、胸痛、脅痛，經閉產後腹痛，跌打損傷，風濕痺痛。

◎《日華子本草》：治癥瘕血塊，癰腫，通月經，治仆損瘀血，消腫毒，止暴風痛，冷氣，下食。

(一) 與薑黃功效主治相關的藥理作用

1. 降血脂

    (1) 對於實驗性高脂血症大鼠，在開始飼以高脂飲食的同時灌胃薑黃素 100 mg/kg，每日 1 次，共 6 周。

      a. 明顯降低高脂血症大鼠血漿膽固醇、甘油三酯和 β - 脂蛋白。

      b. 降低主動脈膽固醇及甘油三酯含量，薑黃素有抗動脈粥狀硬化作用。

2. 抑制血小板聚集、抗血栓形成

    (1) 薑黃素體內外實驗均顯示有良好抑制 ADP 及膠原誘導的血小板聚集作用。

    (2) 薑黃素灌胃可增加血管 PGI_2 合成量。

    (3) 腹腔給藥後可使整體血栓形成明顯受到抑制，血栓濕重較對照組降低。

3. 抗心肌缺血性損傷

    (1) 薑黃素可使異丙腎上腺素誘導大鼠心電圖缺血性改變減輕，抑制血清磷酸肌酸激酶 (CPK)、乳酸脫氫酶 (LDH)、AST 活性的升高，抑制游離脂肪酸 (FFA) 含量升高，降低缺血心肌組織中丙二醛 (MDA) 含量。顯示提升心肌耐缺氧能力對心肌缺血性損傷有一定保護作用。

4. 保肝利膽

    (1) 在大鼠原代培養的肝細胞上，薑黃素、去甲基薑黃素及去二甲基薑黃素都有對抗 CCl_4 和半乳糖胺所致細胞毒作用，顯示對肝細胞有保護作用，有一定的量效關係。

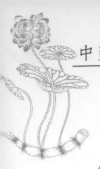

(2) 薑黃素、薑黃揮發油、薑黃酮及薑烯，龍腦和倍半萜醇都有利膽作用，增加膽汁的分泌和生成，促進膽囊收縮。以薑黃素作用爲最強。

5. 興奮子宮

(1) 薑黃煎劑或浸出液對多種動物離體和在體子宮均有興奮作用，促進收縮。

(2) 對雌性大鼠有抗生育作用，明顯終止小鼠和兔的早、中、晚期妊娠。

6. 抗腫瘤

(1) 薑黃素：

a. 預防或治療給 2 周，可明顯抑制小鼠由於苯并芘 (benzopyrene) 所誘發的多發性前胃鱗癌及 7,12- 二甲基苯蒽 (DMBA) 誘發的皮膚癌。

b. 對人胃癌 MGC_{803}、人胃腺癌 SGC-7901、人肝癌 Be_{17402}、小鼠黑色素瘤 B_{16}、人白血病 K_{562} 均有明顯殺傷作用，誘導腫瘤細胞凋亡。

c. $20\mu M$ 處理人結腸癌細胞 24 小時，DNA 凝膠電泳產生特徵性 DNA 梯形帶，熒光染色和透射電鏡觀察證實腫瘤細胞形態呈凋亡特徵性改變。

d. 誘導細胞凋亡是薑黃素抗癌作用機制之一。

7. 抗發炎

(1) 薑黃的各種提取物對角叉菜膠誘導的大鼠足蹠急性腫脹均有對抗作用。

(2) 石油醚提取物在多種慢性炎症模型上抗發炎活性。

(二) 其他藥理作用

1. 抗眞菌，抗病毒

(1) 薑黃揮發油對多種眞菌有一定抑制作用。

(2) 薑黃水煎劑對 HBV 的 DNA 複製有一定抑制作用。

2. 抗突變

(1) 薑黃素可減少辣椒鹼引起的沙門氏菌 TA_{98} 的突變。

(2) 對環境致突變劑如檳榔、雪茄煙冷凝物、煙草及二甲基苯蒽的致突變作用也能抑制。

3. 抗氧化

(1) 薑黃素可使小鼠及老年大鼠血漿和腦組織 MDA 含量下降，SOD 活性升高。

(三) 綜述

1. 與活血行氣、通經止痛功效相關的藥理作用：降血脂、抑制血小板聚集、抗血栓形成、抗心肌缺血性損傷、保肝、利膽、抗腫瘤、抗發炎、興奮子宮作用。

(四) 現代應用

1. 高脂血症：薑黃片 (生藥 0.3 g/ 片)，使總膽固醇、β- 脂蛋白、甘油三酯明顯下降。

2. 帶狀疱疹和單純疱疹：以薑黃揮發油、30% 薑黃酊治療帶狀疱疹，能縮短結痂時間和治愈時間。

十一、虎杖

◎基原：蓼科植物虎杖 *Polygonum cuspidatum* Sieb. et Zucc. 的乾燥根莖和根。其莖直立如杖，莖皮花紋斑若虎皮，因名虎杖。

◎性味：味微苦，性微寒。

◎歸經：歸肝、膽、肺經。

◎主要成分：游離型蒽醌 (約 1.4%) 和蒽醌苷 (約 6%)

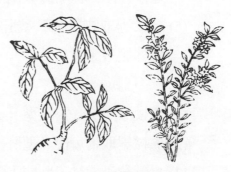

虎 杖

1. 游離型蒽醌：大黃素 (emodin)、大黃素甲醚 (physide)、大黃酚 (chrysophanol)。

2. 結合型蒽醌：大黃素 -6- 甲醚 -8-p-D- 葡萄糖苷 (anthraglycoside A) 和大黃素 -8-β-D- 葡萄糖苷 (anthraglycoside B)。

3. 白藜蘆醇苷 (虎杖苷，polydatin) 及其苷元白藜蘆醇 (resveratrol)。

4. 黃酮類化合物：槲皮素 (quercetin)

5. 鞣質、糖類及氨基酸、微量元素。

◎功效：利膽退黃、清熱解毒、活血化瘀、袪痰止咳。

◎主治：常用於濕熱黃疸，淋濁帶下，燒燙傷，癰腫瘡毒及血瘀經閉，跌打損傷，肺熱咳嗽症。

◎《名醫別錄》：主通利月水、破留血癥結。《日華子本草》：治產後惡血不下，心腹脹滿，排膿，主瘡療癰毒，婦人血暈，撲損瘀血，破風毒結氣。

(一) 與虎杖功效主治相關的藥理作用

1. 抗菌、抗病毒

    (1) 虎杖煎劑體外對金黃色葡萄球菌、溶血性鏈球菌、卡他球菌、變形桿菌、痢疾桿菌均有抑制作用。

    (2) 大黃素、大黃素葡萄糖苷和白藜蘆醇苷對金黃色葡萄球菌和肺炎雙球菌有抑制作用。

    (3) 白藜蘆醇對多種癬菌有很強的抗菌力。

    (4) 水煎劑對單純疱疹、流感、埃可 II 型、腺病毒、乙型腦炎、脊髓灰質炎 II 型多種病毒株均有較高的抑制作用。

    (5) 虎杖提取物對鴨 B 型肝炎病毒 (DHBV) 及 B 型肝炎病毒 (HBV) 均有較好的抑制效果。

2. 保肝、利膽

    (1) 虎杖液 (20%) 對 B 型肝炎病毒表面抗原 (HBsAg) 有明顯抑制作用。

    (2) 虎杖提取物可使 B 型肝炎病毒抗原滴度降低 8 倍。

    (3) 食飼給予虎杖對肝門阻斷術引起的肝功能損害有保護作用。

    a. 術後 4 天顯著降低 AST、丙二醛 (MDA)。

    b. 顯著升高超氧化物歧化酶 (SOD)、谷胱甘肽過氧化物酶 (GSH-Px) 活性。

    c. 術後 7 天 ALT 明顯低於普食組。肝細胞變性仍可見，但虎杖組肝細胞基本恢復正常形態。

    d. 病理觀察給虎杖組未見肝細胞壞死改變，而普食組肝小葉術後 4 天架構仍呈破壞狀，粒線體腫脹、顆粒變性。

    (4) 虎杖保肝作用的機制：

    a. 改善肝組織微循環。

    b. 抑制白血球、血小板與內皮細胞的黏附，從而促進肝細胞再生、提升修復損傷的能力。

c. 抑制肝脂質過氧化物的產生從而抑制肝細胞的破壞。

(5) 虎杖能明顯增加膽汁分泌。

3. 抗血小板聚集

(1) 白藜蘆醇苷：

a. 可明顯抑制花生四烯酸 (AA) 和 ADP 誘導的兔血小板聚集和 TXB_2 的產生。

b. 血小板聚集抑制率和 TXB_2 產生的抑制率間呈顯著的正相關。

4. 降血脂

(1) 虎杖片 (總蒽醌 >13 mg/ 片) 灌胃飼以高脂飼料的大鼠共 20 天。

a. 顯著降低血清甘油三酯 (TG)、總膽固醇 (TC) 和低密度脂蛋白膽固醇 (LDL-C)。

b. 提升高密度蛋白膽固醇 (HDL-C)/ 總膽固醇 (TC) 和 HDL-C/LDL-C 比值。

c. 降 TC 作用優於 clofibrate。

d. 顯著降低大鼠的全血黏度和紅血球聚集指數，提示其能改善高脂飲食造成的血液高黏狀態。

5. 鎮咳

(1) 白藜蘆醇苷及虎杖粗抽取物給小鼠腹腔注射有明顯鎮咳作用。（恆壓氨霧法實驗）

6. 抗休克

(1) 大鼠重症失血性休克注射白藜蘆醇苷：

a. 有中度升壓作用，脈壓差明顯增大。

b. 脈動的血流可沖走毛細血管中停滯嵌塞的血球，恢復毛細血管的灌注，改善微循環，動物的存活率明顯提升。

c. 增加心排出量，使休克時增高的外周阻力降低。

7. 抗腫瘤

(1) 大黃素：對小鼠肉瘤 180、乳腺癌、肝癌、艾氏腹水癌、淋巴肉瘤、黑色素瘤瘤株均顯療效。

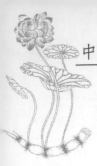

8. 抗氧化及細胞保護作用

　　(1) 白藜蘆醇苷：

　　　a. 對自由基引發系統 (Fe^{2+}+Vit C) 引起的卵磷脂脂質體的脂質過氧化有很強的抑制作用。

　　　b. 可抑制 ADP 和 NADPH 引起大鼠微粒體脂質過氧化反應。

　　　c. 對 O_2^-、·OH^-、H_2O_2 均有清除作用，是一個自由基清除劑。

　　　d. 減輕兔腸缺血再灌注時腸道的損害和血液濃縮進而防止血壓降低，延長動物平均存活時間。

　　(2) 高壓蒸氣致小鼠 III 度燙傷，虎杖改善燙傷小鼠淋巴細胞功能，且能顯著增加 IL-2 的產生。

(二) 綜述

　1. 與利膽退黃、清熱解毒、活血祛瘀、祛痰止咳的功效相關的藥理作用：抗菌、抗病毒、保肝利膽、抗血小板聚集、降血脂、鎮咳作用。

(三) 現代應用

　1. 燒燙傷：虎杖、虎杖鞣質作爲燒傷創面用藥，有促進結痂、抗感染作用，能減少傷面滲出，防止水分及電解質丟失，加快創面癒合。

　2. 肝炎：

　　(1) 虎杖煎劑治療急性黃疸型傳染性肝炎。

　　(2) 虎杖蒽醌苷治療急性病毒性肝炎。

　3. 高脂血症：虎杖浸膏。

(四) 不良反應

　1. 虎杖及其製劑的副反應輕微，內服可有消化道反應，如口乾、口苦、噁心、嘔吐、腹痛、腹瀉，偶可引起興奮和畏寒。

　2. 大黃素、白藜蘆醇苷小鼠腹腔注射的 LD_{50} 分別爲 240.5 mg/kg 和 1000.0 mg/kg。

十二、血府逐瘀湯

◎ 出處：《醫林改錯》

◎ 組成：當歸、生地、桃仁、紅花、枳殼、赤芍、柴胡、甘草、桔梗、川芎、牛膝。

◎ 功效：活血祛瘀、行氣止痛。

◎ 主治：治胸中血瘀證。胸痛，頭痛，日久不愈，痛如針刺而有定處，或呃逆日久不止，或飲水即嗆，乾嘔，或心悸怔忡，失眠多夢，急躁易怒；婦人血瘀經閉不行，痛經，肌膚甲錯，日晡潮熱。

(一) 與血府逐瘀湯功效主治相關的藥理作用

1. 改善血液流變學

(1) 用不同劑量的血府逐瘀湯分別給大鼠灌胃，可明顯降低全血和血漿黏度，延長出凝血時間；對膠原引起的血小板聚集有明顯抑制作用；能延長 ADP 引起的血小板聚集發生時間。

(2) 本方及其拆方研究可見，總方組、活血組和調氣組均顯著增強紅血球變形能力和降低全血比黏度，但總方組作用最強，調氣組和活血組間無顯著差異，顯示組成總方後調氣藥與活血約有明顯的協同作用。該方對減輕血栓長度有較好作用，還可降低 TXB_2 含量，升高 $6\text{-keto-PGF}_{1\alpha}$。

(3) 對家兔急性心肌缺血所致的抗凝血功能和纖維溶解功能低下具有明顯的改善作用。

2. 改善微循環

(1) 能明顯改善由高分子右旋糖酥造成的大鼠急性微循環障礙，擴張處於微循環障礙病理狀況下的大鼠微血管，加快血流速度，使毛細血管開放數量增多，並可防止由微循環功能紊亂而致的血壓急劇下降，有利於組織器官的血液灌流，促使微循環障礙的恢復。

3. 抗心肌缺血、改善心功能

(1) 本方有較強的抑制心率和心肌收縮力作用，導致短時間的血壓下降，對外周血管有收縮、舒張雙重效應，對小鼠有明顯的抗缺氧和抗心室纖顫的作用。

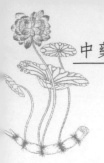

(2) 用物理、化學、藥物等方法製備急性缺氧動物模型，對血府逐瘀湯抗缺氧作用進行研究，結果表明血府逐瘀湯對三種缺氧動物模型均有抗缺氧作用。

(3) 血府逐瘀湯能顯著提高心肌缺血大鼠的血清超氧化物歧化酶 (SOD)、降低心肌缺血大鼠的血清乳酸脫氫酶 (LDH)、磷酸肌酸激酶 (CPK)、羥丁酸去氧酶 (HBDH)、穀草轉氨酶 (AST)、丙二醛 (MDA)。

(4) 當麻醉犬用微米狹窄器縮窄冠狀動脈，導致冠狀動脈臨界狹窄造成心肌缺血、心功能減退時，觀察血府逐瘀湯用藥前後心功能的改變，結果：急性心肌缺血時左心室排血時間 (LVET) 縮短，排血前時間 (PEP)、等容收縮時間 (ICT)、PEP/LVET 比值增大；給藥後 LVET 時間延長，PEP,PEP/LVET 和 ICT/LVET 等值變小，表明該方具有很強的抗心肌缺血、增強心肌收縮力及改善左心室功能作用，且無 " 冠脈竊流 " 現象。

4. 抗動脈粥樣硬化

(1) 血府逐瘀湯可使實驗性動脈粥樣硬化 (AS) 家兔主動脈內膜斑塊面積，與中膜面積比值及冠狀動脈病變發生率明顯降低，血府逐瘀湯可能通過影響 AS 形成相關基因的表達，抑制 vascular smooth muscle cell(VSMC) 的增殖，進而阻止 AS 形成。

5. 改善腦缺血及促進神經細胞功能恢復作用

(1) 血府逐瘀湯對結紮頸總動脈所致腦缺血模型大鼠，有改善血液流變學，提高紅細胞膜的流動性，提高機體清除自由基能力和減輕腦組織病理損傷作用。

(二) 其他藥理作用

1. 對物質代謝的影響

(1) 本方可通過抑制脂質的體內合成，減少外源性脂質的吸收而調節血脂。

(2) 研究發現本方不僅能降低高脂血症大鼠升高的脂質，而且能減少其肝臟的脂質沉積。

(3) 本方可明顯降低家兔血清 TC、LDL/C 濃度，預防家兔食餌性高脂血症引起的血脂升高。

(4) 本方還可改變機體內氮的代謝，使動物因損傷而引起的負氮平衡很快轉爲正常平衡狀態，使損傷動物的氨分解代謝降低，合成代謝增加從而有利於創傷的癒合。

2. 對免疫系統的作用

(1) 能顯著增強動物腹腔巨噬細胞的吞噬功能，提高網狀內皮系統對染料的廓清速度，有促進非特異性免疫功能的作用。

(2) 能拮抗氫化可的松對巨噬細胞功能的抑制作用，還能增加抗體生成細胞的數量和分泌抗體濃度及維持時間，也能活化 T、B 淋巴細胞功能，並參與免疫應答調節作用。

3. 抗發炎作用

(1) 有顯著的對抗慢性肉芽腫生成的作用，抑制肉芽組織增生過程中 DNA 的合成，從而抑制成纖維細胞的增生。

(2) 本方在使胸腺萎縮的同時使腎上腺增大，推測其抑制肉芽腫形成機理可能與腎上腺皮質功能有關。

(三) 綜述

1. 血府逐瘀湯改善血液流變學、改善微循環、抗心肌缺血、改善心功能、抗動脈粥樣硬化和改善腦缺血及促進神經細胞功能恢復等作用是其活血祛瘀、行氣止痛功效的現代藥理學基礎。

(四) 現代應用

1. 冠心病心絞痛：血府逐瘀膠囊對冠心病心絞痛總有效率爲 90%，其中顯效率占 48.3%，均爲穩定性心絞痛；其止痛作用以輕、中度心絞痛血痕型療效最佳；對心電圖缺血型 ST-T 波改善總有效率爲 65%。

2. 顱腦損傷後綜合癥：應用本方加減，治療 538 例，結果臨床效優者 465 例 (87%)，效良者 65 例 (11%)，總有效率 98%。

3. 腦動脈硬化症：應用本方加減，治療腦動脈硬化症性精神障礙 40 例，結果痊癒 (情緒穩定，近事記憶力及運算能力完全恢復，肢體功能恢復，局灶性損

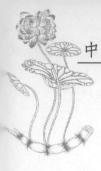

害的精神系統陽性體癥消失，隨訪半年病情無波動，血液流變學及甲皺微循環檢查由輕、中度異常恢復正常，重度異常轉爲輕度異常)24 例，好轉 15 例，總有效率 97.5%。

4. 乳腺增生症：應用本方加三稜 15 克，莪朮 15 克，丹參 30 克，治療 104 例，結果痊癒 68 例，好轉 27 例，總有效率 91.4%。

第九章 安神藥

第一節 安神藥之簡介

◎ 以安神定志爲主要作用的藥物，稱安神藥。

◎ 功效：安神養心、平肝潛陽。

◎ 主治：心悸、煩躁不安引起的失眠症狀。

◎ 藥性：多屬甘平，多入心、肝經。

◎ 根據安神藥的來源及作用，可將其分爲：

1. 重鎭安神：

   (1) 多爲礦物藥，質重性降，如磁石、龍骨、朱砂等。

   (2) 多用於心神不安、驚悸不眠、煩躁易怒、驚癇等實證。

2. 養心安神：

   (1) 多爲植物種子類藥，質潤性補，可養心血、安心神，如酸棗仁、柏子仁、遠志、靈芝等。

   (2) 多用於心肝血虛、心神失養所致的虛煩不眠、心悸怔忡、健忘等虛證。

◎ 失眠

1. 是指外邪擾動或正虛失養，導致神不安舍。

2. 臨床以經常性不能獲得正常睡眠爲特徵的病症。

3. 病因：如感受外邪、情志失常、飲食不節、久病體虛等。

4. 臨床症狀：

   (1) 常見入睡困難，或早醒，或醒後不易入睡。

   (2) 病患自覺多夢，醒後感到疲乏，白天思睡，常對失眠感到焦慮和恐懼。

5. 睡眠腦電波表現爲進入睡眠的潛伏期延長，睡眠時間縮短，入睡過程中生理性覺醒增多，快動眼睡眠時相 (rapid eye movement, REM) 相對增多。

◎ 睡眠的周期性變化

1. 從腦波型的分析發現睡眠包括 5 個階段：快速眼動期和四個睡眠階段

243

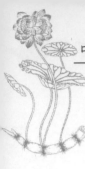

2. 四種波型：

(1) A(alpha) 波：打盹淺睡，閉上眼睛時，EEG 出現 8-12 Herz 規律的型式。

(2) 紡綞 (spindle) 和 K- 複合體 (complex) 波：12-16 Herz 的節奏韻律反應，然而會出現陡升陡降的現象。

(3) θ (theta) 波 4-7 Herz 呈現慢波的特徵，較深層的睡眠。

(4) δ (delta) 波 1-3 Herz

◎ 快速眼動期 (REM)

1. 成人入睡一小時左右，睡眠狀態開始變化，腦波圖變得十分的活躍

(1) 眼睛附近的電極偵測出快速眼動的現象。

(2) 眼球在蓋上的眼皮下轉動。

(3) 比 NREM 慢波睡眠更為深沉的睡眠，所以也被稱為深睡睡眠，腦電活動的特徵卻與清醒時相似。

(4) EEG 呈現低幅快波，肌電張力明顯減弱，肌肉完全鬆弛，眼電張力顯著增強，伴隨出現 50-60 次 / 分的眼球快速轉動，歷時 10-30 分鐘。

2. REM 睡眠有時候稱作夢境或 D 睡眠；因為它與作夢有關，或稱為異型睡眠 (paradoxical sleep)

◎ NREM sleep 第一期

1. 為打盹淺睡。

2. 對外界的刺激仍有反應，有不少像是軀體麻木、顫動、沉浮等等奇怪的感覺。

3. 腦中有片段的清醒後仍可回憶的思維活動。

4. 腦波圖的表現為 α 波降低和呈現若干 θ 波。

◎ NREM sleep 第二期

1. 對外界刺激已無反應，也沒有可回憶的精神活動。

2. 腦電圖的表現為在 θ 波活動下出現紡錘波和 "K- 複合體波"。

3. 也可出現 δ 波，但 δ 波所占比例在 20% 以下。

◎ NREM sleep 第三期

1. 中至深度的睡眠。

2. 腦電圖上呈現高幅的 δ 波，δ 波占 20-50%。

3. 期間偶有紡錘波會出現。

◎ NREM sleep 第四期

1. 為深度睡眠，腦電圖呈現大量的 δ 波，約占了 50% 以上。

2. 從第一期睡眠隨著睡眠之加深，來到第四期慢波睡眠，此時呼吸、脈搏均勻，肌張力維持，臉部無肌肉活動，通常無夢。

3. 約經歷 70-90 分鐘後不久，又回到第三、第二期，然後轉入快波睡眠 (REM)。

◎ 睡眠功能簡介：

1. 睡眠是必需的：人一生有 1/3 時間在睡覺，但不知其原因為何。

2. 慢波睡眠及快速動眼睡眠有不同的功能。

3. 最著名的理論：

(1) 慢波睡眠：儲存及修復功能。

(2) 快速動眼：與知能及記憶功能有關。

4. 睡眠不只有一種功能。

◎ 如果我們被剝奪睡眠，會發生什麼？

1. 缺乏警惕。

2. 疲勞。

3. 記憶問題。

4. 應激性。

5. 沮喪。

6. 缺乏動力。

7. 意外事故。

第二節　安神藥主要的藥理作用

一、鎮靜催眠

◎ 養心安神或重鎮安神類藥物，均具有鎮靜催眠作用：

1. 如酸棗仁、遠志、磁石、琥珀、龍骨、朱砂等。

2. 減少小鼠自發活動。

3. 協同巴比妥類的中樞抑制作用。

4. 拮抗 dexamphetamine 等中樞興奮的作用。

◎ 均不具麻醉作用。

二、抗驚厥

◎ 酸棗仁、遠志：對抗 pentylenetetrazol 引起的陣攣性驚厥。

◎ 酸棗仁、琥珀、磁石：不同程度的對抗 strychnine 引起的驚厥。

◎ 琥珀：對大鼠聽源性驚厥及小鼠電驚厥。

◎ 龍骨：對回蘇靈 (dimefine) 引起的驚厥。

◎ 靈芝：對煙鹼引起的驚厥。

◎ 朱砂：對安鈉咖引起的驚厥。

三、增強免疫功能

◎ 酸棗仁、靈芝對非特異性免疫和特異性免疫均有明顯的增強作用。

四、對心血管系統作用

◎ 酸棗仁、遠志、靈芝可抗心律不整、抗心肌缺血，並有一定的降血壓作用。

五、綜述

◎ 與安神功效相關的藥理作用：鎮靜催眠、抗驚厥、抗心律不整等作用。

◎ 主要有效成分：酸棗仁皂苷、靈芝多糖、遠志皂苷等。

表 4：安神藥之主要藥理作用

藥物	鎮靜催眠	抗驚厥	其他作用
酸棗仁	+	+	鎮痛、降溫、降血脂、降血壓、抗心律不整
遠志	+	+	祛痰、鎮咳、降血壓、益智、興奮子宮

藥物	鎮靜催眠	抗驚厥	其他作用
磁石	+	+	抗發炎、止血、鎮痛、補血
龍骨	+	+	促凝血、收斂、固澀
靈芝	+	+	增強免疫、促進學習記憶、延緩衰老、抗腫瘤、降血糖、抗發炎、抗過敏、保肝
朱砂	+	+	鎮咳、祛痰、解毒
琥珀	+	+	

第三節　常見安神藥之各論

一、 酸棗仁

◎基原：鼠李科植物酸棗 *Ziziphus jujuba* Mill. var *spinosa* (Bunge) Hu *ex* H. F. Chou 的乾燥成熟種子。

◎性味：味甘、酸，性平。

◎歸經：歸心、肝、膽經。

◎主要成分：

1. 含多種皂苷類及黃酮類成分：酸棗仁皂苷 A、B、B1 (jujuboside A、B、B1)，白樺脂酸 (betulic acid)，白樺脂醇 (betulin)，當藥素 (swertisin)，酸棗黃素 (zivulgarin) 等。

2. 阿魏酸、多糖類成分、大量脂肪油 (約含 32%)。

◎功效：補肝、寧心、斂汗、生津。

◎主治：虛煩不眠、驚悸多夢、體虛多汗、津傷口渴等症。

◎《名醫別錄》：主煩心不得眠……久泄，虛汗煩渴，補中，益肝氣，堅筋骨，助陰氣。

(一) 與酸棗仁功效主治相關的藥理作用

1. 鎮靜催眠

(1) 酸棗仁水煎液及其皂苷、黃酮化合物、酸棗仁油

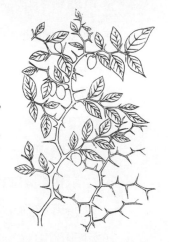

酸 棗

247

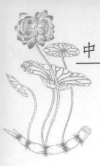
等，均具有鎮靜催眠作用。

(2) 酸棗仁總皂苷給小鼠灌胃，連續 5 日；酸棗仁總黃酮 10-40 mg/kg 灌胃：

　a. 明顯減少小鼠自主活動次數。

　b. 協同戊巴比妥鈉的催眠作用，使小鼠入睡潛伏期縮短。

　c. 對 dexamphetamine 所致小鼠活動增加有對抗作用。

(3) 酸棗仁油 1.4 mL/kg 或 0.35 mL/kg，灌胃給藥，每日 1 次，連續給藥 3 日：

　a. 使小鼠自主活動減少。

　b. 與戊巴比妥鈉合用，可協同延長小鼠的睡眠時間。

(4) 酸棗仁皂苷 A 大劑量對小鼠自主活動有明顯抑制作用。

(5) 鎮靜催眠有效成分：酸棗仁總黃酮、酸棗仁皂苷及酸棗仁油。

(6) 酸棗仁的鎮靜催眠作用特點：

　a. 主要影響慢波睡眠的深睡階段，使深睡的平均時間延長，深睡的發作頻率也增加。

　b. 對慢波睡眠中的淺睡階段和快波睡眠無明顯影響。

(7) 酸棗仁可降低多巴胺和 3,4- 二羥基苯乙酸的含量，降低單胺類神經遞質的含量，從而對中樞神經起到抑制作用。

2. 抗驚厥

(1) 酸棗仁水溶性提取物 50 mg/kg(每毫升相當於 7.5 g 生藥) 給小鼠灌胃：

　a. 可顯著對抗 pentylenetetrazol 引起的小鼠陣攣性驚厥數及死亡率。

　b. 對 strychnine 所致驚厥則僅能延長驚厥的潛伏期和死亡時間，對死亡率無明顯影響。

3. 增強免疫

(1) 酸棗仁乙醇提取物：

　a. 可明顯提升小鼠淋巴細胞轉化率。

　b. 小鼠抗體溶血素生成明顯高於對照組。

　c. 可顯著增強小鼠單核巨噬細胞的吞噬功能。

　d. 可明顯增強小鼠的遲發型超敏回應。

e. 拮抗環磷醯胺對遲發型超敏回應的抑制。

(2) 酸棗仁多糖每天口服 0.1 g/kg，共給藥 16 天：

a. 能增強小鼠的體液免疫和細胞免疫。

b. 對放射性損傷小鼠有一定的保護作用。

4. 抗心律不整

(1) 酸棗仁水提物：

a. 可抑制在體家兔的心率，切斷家兔迷走神經後，並不能消除酸棗仁水提物減慢心率的作用。

b. 不能對抗異丙腎上腺素引起的豚鼠心臟興奮，表明其減慢心率作用與迷走神經興奮以及 β- 受體阻斷作用無關。

c. 對烏頭鹼、氯仿、氯化鋇誘發的實驗動物心律不整有對抗作用。

(2) 酸棗仁醇提物靜脈注射對氯化鋇所致大鼠心律不整有對抗作用，亦可部分對抗烏頭鹼引起的心律不整。

5. 抗心肌缺血

(1) 酸棗仁醇提物靜脈或腹腔注射對垂體後葉素引起的心肌缺血均有對抗作用，改善心肌缺血性 ECG 的變化。

a. 主要有效成分可能為酸棗仁總黃酮和酸棗仁總皂苷。

(2) 將酸棗仁總皂苷加入到大鼠心肌細胞的培養液中，發現其能明顯減少缺氧缺糖引起的 LDH 的釋放，對心肌細胞有保護作用。

(二) 其他藥理作用

1. 降血壓

(1) 麻醉大鼠、貓、犬靜脈注射酸棗仁的醇提物可產生顯著的降血壓效果，並能抑制大鼠腎性高血壓的形成。

a. 降血壓作用與心臟功能改變無明顯關係，可能是直接擴張血管所致。

2. 降血脂

(1) 酸棗仁總皂苷 64 mg/mL 腹腔注射 20 天：

a. 顯著降低大鼠 TC 和 LDL-C。

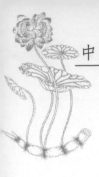

b. 顯著升高正 HDL-C 和其 HDL-2C。

(2) 酸棗仁油口服 53 天，可明顯降低日本雄性鵪鶉高脂模型的 TC、TG、LDL-C，肝脂肪變性明顯減輕。

(3) 降血脂的有效成分可能為阿魏酸。

3. 耐缺氧

(1) 酸棗仁總皂苷 100 mg/kg 腹腔注射對小鼠常壓缺氧、異丙腎上腺素加重的缺氧及亞硝酸鈉所致的攜氧障礙型缺氧，均能顯著延長動物存活時間。

4. 抗脂質過氧化作用

(1) 酸棗仁皂苷：

　a. 提升超氧化物歧化酶 (SOD) 活性。

　b. 對抗肝勻漿脂質過氧化作用。

　c. 減少缺血腦組織含水量及丙二醛 (MDA) 含量。

　d. 增高 SOD 及 GSH 活性。

　e. 對內毒素所致發熱小鼠 SOD 降低具有保護作用。

5. 其他

(1) 酸棗仁水煎液：鎮痛、降溫作用。

(2) 酸棗仁油：可延長艾氏腹水癌小鼠的生存天數。

(3) 酸棗仁的 95% 醇提物還可提升燙傷小鼠的存活時間和存活率，表明有防治燙傷作用。

(三) 綜述

1. 與補肝、寧心功效及主治心悸失眠、驚悸多夢、體虛諸症相關的藥理作用：鎮靜催眠、抗驚厥、抗心律不整、抗心肌缺血作用。

2. 主要有效成分：酸棗仁黃酮、酸棗仁皂苷、酸棗仁油。

(四) 現代應用

1. 失眠：晚上就寢前沖服酸棗仁粉 10 g，對失眠者有效。

2. 心室性早搏：以酸棗仁湯 (酸棗仁每劑 30 g) 為主方，對頑固性頻發性或呈二聯律、三聯律的患者療效佳。

(五) 不良反應

1. 酸棗仁及其提取物口服時毒性很小。

2. 灌服酸棗仁 15 g/kg 的水溶性提取物未見有死亡。

3. 小鼠皮下注射 50% 醇浸出物 20 g/kg，可於 30-100 分鐘內死亡。

4. 酸棗仁對子宮有興奮作用，孕婦使用時要注意。

二、遠志

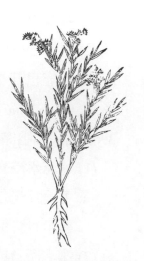

◎ 基原：遠志科植物遠志 *Polygala tenuifolia* Willd. 或卵葉遠志 *P. sibirica* L. 的根皮或根。服之令人志高遠，故名遠志。

◎ 性味：味苦、辛，微溫。

◎ 歸經：歸心、腎、肺經。

◎ 主要成分：

1. 含多種皂苷類，水解後可得遠志皂苷元 A、B，及遠志素，如遠志皂苷 (tenuifolic saponin, TS)。

2. 糖及糖苷類、樹脂及脂肪油。

◎ 功效：安神益智、祛痰、消腫。

遠 志

◎ 主治：心腎不交引起的失眠多夢、健忘驚悸、神志恍惚、咳痰不爽、瘡瘍腫毒等。

◎ 《神農本草經》：主咳逆傷中，補不足，除邪氣，利九竅，益智慧，耳目聰明，不忘，強志，倍力。

(一) 與遠志功效主治相關的藥理作用

1. 鎮靜、抗驚厥

(1) 遠志煎劑給小鼠灌胃，可減少其自主活動，出現嗜睡。

(2) 遠志甲醇提取物，遠志皂苷：

a. 給小鼠腹腔注射，可顯著延長小鼠 hexobarbital 和 chlorpromazine 的睡眠時間。

b. 小鼠灌胃給藥，對 pentylenetetrazol 所致驚厥具有明顯對抗作用。

(3) 大鼠口服遠志提取物後在血和膽汁中發現了能延長小鼠戊巴比妥睡眠時間

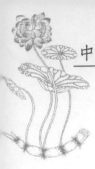

的活性物質：

  a. 3,4,5- 三甲氧基肉桂酸 (TMCA)

  b. 甲基 3,4,5- 三甲氧基肉桂酸 (M-TMCA)

  c. 對甲氧基肉桂酸 (PMCA)

2. 祛痰、鎮咳

(1) 用酚紅法和氨水引咳法研究證明，遠志皂苷大多具有比較明顯的祛痰和鎮咳作用。

(2) 遠志祛痰作用的主要活性成分：遠志皂苷 3D。

(3) 遠志皂苷 2D 和 3C 則為鎮咳作用的主要有效成分，作用甚至強於等劑量的 codeine。

3. 抗痴呆和腦保護

(1) 遠志水浸膏：

  a. 可提升老化小鼠 (SAM) 的學習記憶能力，促進神經細胞營養因子的作用，顯示有腦保護活性。

(2) 遠志所含的幾種醯基糖對氰化鉀 (KCN) 低氧腦障礙引起的正向反射消失持續時間均具有縮短作用。

(3) 遠志水提液對 P 物質和脂多糖 (LPS) 刺激鼠星形膠質細胞分泌的腫瘤壞死因子 α (TNF-α) 和白血球介素 -1 (IL-l) 有明顯的抑制作用，進而產生對中樞神經系統的抗發炎活性，可用於防治各種腦病。

(4) 遠志 4.28 g/kg 給大鼠口服 5-9 天：

  a. 條件反射和非條件反射次數均增多。

  b. 間腦中輔酶 I (NAD$^+$) 濃度顯著增高。

  c. 海馬、尾紋核和腦幹內的輔酶 I 和還原型輔酶 I (NADH) 濃度均增 高。

(5) 遠志可能透過對輔酶活性的影響，產生中樞作用。

(二) 其他藥理作用

1. 降血壓

(1) 遠志皂苷對麻醉大鼠左頸總動脈之平均動脈壓及清醒大鼠和腎性高血壓大

鼠 (PVHR)(尾袖法測定) 之收縮壓均有顯著的降血壓作用，與迷走神經興奮，神經節阻斷，外周 α- 腎上腺素能神經，M- 膽鹼能神經及 H_1 受體無關。

2. 對平滑肌和心肌的作用

(1) 遠志皂苷

  a. 對胸主動脈條、離體兔回腸、豚鼠氣管條和動情期未孕大鼠子宮平滑肌均具興奮作用。

  b. 對心肌具抑制作用。

3. 抗突變、抗癌

(1) 遠志水溶性提取物

  a. 對黃麴霉素 B_1 誘發的回變菌落數有顯著的抑制作用。

  b. 對 TA_{98} 菌株回變菌落數有明顯抑制效應。

  c. 對 TA_{100} 菌株無抑制效應。

  d. 說明遠志水溶性提取物是對抗鹼基置換的突變因子。

(2) 遠志水提液 2.5 mg/mL 濃度時對 Yac-1、K_{562}、L_{929} 均表現出明顯的細胞毒作用，提示遠志體外有抗癌作用。

(三) 綜述

1. 與寧心安神、袪痰開竅之功效相關的藥理作用：鎮靜、抗驚厥、袪痰鎮咳、抗痴呆和腦保護等作用。

2. 主要有效成分：遠志皂苷。

(四) 現代應用

1. 神經衰弱：遠志研粉，每服 3 g，每日 3 次，米湯沖服。

2. 急性乳腺炎及乳房纖維瘤：遠志酒浸後水煮，治療急性乳腺炎、乳房纖維瘤。

(五) 不良反應

1. 遠志大量口服可引起噁心、嘔吐反應。

2. 含皂苷，注射可能有溶血作用。

3. 偶爾致過敏反應。

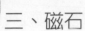

三、磁石

◎ 基原：天然的等軸晶系磁鐵礦 Magnetite 的礦石。因主產於慈州，故名慈石，後從石，作磁石。

◎ 性味：味鹹，性寒。

◎ 歸經：歸心、肝、腎經。

◎ 主要成分：

　1. 四氧化三鐵 (Fe_3O_4)：氧化亞鐵 (FeO) 占 30%，三氧化二鐵 (Fe_2O_3) 占 69%。

　2. 少量氧化鎂、氧化鋁、鈦、鋅、鋇等。

◎ 功效：平肝潛陽、聰耳明目、鎮驚安神、納氣平喘。

◎ 主治：頭暈目眩、視物昏花、耳鳴耳聾、驚悸失眠、腎虛氣喘等。

◎ 《本草綱目》：治腎家諸病，通耳明目。

(一) 與磁石功效主治相關的藥理作用

　1. 鎮靜

　　(1) 製磁石 15 g/kg 給小鼠口服：

　　　a. 對閾下劑量 pentobarbital 有協同作用。

　　　b. 能顯著延長 pentobarbital 引起的小鼠的睡眠時間。

　　(2) 以 20% 磁石混懸液 20 mL/kg 連續 4 天給小鼠灌胃：

　　　a. 顯著縮短 pentobarbital 所致小鼠睡眠的潛伏期。

　　　b. 顯著降低 pentobarbital 引起的睡眠閾劑量。

　2. 抗驚厥

　　(1) 20% 磁石混懸液 20 mL/kg 連續 4 天給小鼠灌胃：

　　　a. 顯著延長回蘇靈誘發的驚厥發作潛伏時間。

　　　b. 對抗 pentylenetetrazol 誘發小鼠的驚厥。

　　(2) 製磁石 15 g/kg 給小鼠口服，對 strychnine 引起的小鼠驚厥有明顯對抗作用，可使驚厥潛伏期延長。

(二) 其他藥理作用

　1. 抗發炎

(1) 20% 磁石混懸液連續 4 天給小鼠灌胃，對角叉茱膠引起的小鼠足趾腫脹有顯著的抑制作用。

2. 止血

(1) 20% 磁石混懸液連續 4 天給小鼠灌胃給藥：

a. 顯著縮短小鼠凝血時間 (毛細血管法)。

b. 顯著縮短小鼠斷尾出血時間。

3. 鎮痛

(1) 20% 磁石混懸液 20 mL/kg 連續 4 天給小鼠灌胃：

a. 顯著抑制醋酸引起小鼠扭體回應，減少扭體回應次數。

b. 鎮痛抑制率達 75.80%。

4. 補血

(1) 磁石對缺鐵性貧血有補血作用。

(三) 綜述

1. 與鎮驚安神、平肝潛陽之功效相關的藥理作用：鎮靜、抗驚厥。

(四) 現代應用

1. 貧血：透過補鐵對缺鐵性貧血有良好療效。

2. 頭暈、耳鳴、神經衰弱：單用即有效，尤對貧血所致者效佳。

3. 療瘡：磁石 3 g 研末醋調外敷。

(五) 結語

1. 當溫度在 570℃ 以上時 Fe_3O_4 有生成 Fe_2O_3 的可能，低於 570℃ 時僅能成爲鐵。

2. 磁石經過醋淬後， 其水煎液中 Fe^{2+} 的含量增加，並且以製溫度在 600-700℃、時間在 20-60 min、醋的含酸量在 4-10% 爲最佳。

3. 磁石經過炮製後，含砷量降低，表明毒性降低，重金屬含量也有不同程度的降低。

4. 磁石炮製後鎮靜及抗驚厥作用明顯增強。

四、靈芝

◎ 基原：擔子菌類多孔菌科靈芝屬植物靈芝 *Garnodema lucidum* (Lyss. *ex* Fr.) Karst. 或紫芝 *G. japonicum* (Fr.) Lloyd. 的子實體。

◎ 性味：味甘，性平。

◎ 歸經：歸心、肺、肝、腎經。

◎ 主要成分：

1. 多糖類、三萜類、氨基酸類、生物鹼類、核苷類、甾醇類、酶類、有機鍺、無機離子等十大類 100 餘種成分。

2. 主要有效成分：多糖類。

◎ 功效：補氣安神、止咳平喘。

◎ 主治：眩暈不眠、心悸氣短、虛勞咳喘等症。

◎《神農本草經》：主耳聾，利關節，保神，益精氣，堅筋骨，好顏色。

(一) 與靈芝功效主治相關的藥理作用

1. 鎮靜、抗驚厥

(1) 靈芝及其孢子醇水提取物：

a. 給小鼠腹腔注射 5-10 g/kg，均能明顯抑制小鼠的自發活動，使肌肉輕度鬆弛。

b. 給小鼠腹腔注射 30 g/kg：

(a) 能延長 pentobarbital 睡眠時間。

(b) 顯著增強 reserpine、chloropromazine 等的中樞抑制作用。

(c) 明顯拮抗 dexamphetamine 的中樞興奮作用。

(d) 顯著對抗煙鹼所致的小鼠驚厥。

2. 增強學習記憶能力

(1) 靈芝醇水提取物給小鼠腹腔注射 2.5 g/kg，經 Y 迷宮試驗測定證明，可增加小鼠學習和記憶功能。

3. 增強免疫

(1) 靈芝多糖：

a. 增加正常小鼠的細胞免疫和體液免疫及非特異性免疫功能。

b. 拮抗免疫抑制劑、抗腫瘤藥、應激，及衰老所致的免疫功能低下，使之恢復到正常或接近正常水準。

c. 作用機制：可能與增強淋巴細胞 DNA 多聚酶的活性，促進淋巴細胞 DNA 合成，從而促進淋巴細胞增殖，增加 IL-2 合成與分泌等有關。

(2) 靈芝多糖可迅速升高小鼠巨噬細胞內 cAMP 濃度，觸發其免疫功能。

4. 促進核酸、蛋白質的合成

(1) 靈芝多糖：

a. 促進蛋白質合成，改善造血機能，誘導細胞色素 P_{450} 等作用均有利於增強機體的防禦功能。

b. 透過對核酸蛋白質代謝的影響，調節細胞代謝功能，可能是其產生扶正固本作用的重要機制之一。

5. 延緩衰老

(1) 靈芝多糖：

a. 可顯著延長果蠅壽命。

b. 迅速清除自由基。

c. 延長體外傳代細胞的分裂、代謝的能力。

(2) 靈芝多糖的免疫調節作用，促進核酸、蛋白質的合成代謝等作用是靈芝多糖延緩衰老的作用機理。

(二) 其他藥理作用

1. 抗心肌缺血、降血壓

(1) 靈芝醇提物：

a. 可對抗家兔實驗性急性心肌缺血，並有增強心肌收縮力之作用。

b. 可使麻醉貓 ECG 之 P-P 間期延長，減慢心率。

(2) 靈芝水浸出物對正常大鼠及自發性高血壓大鼠有降血壓作用，口服 3 小時後作用相對明顯。

(3) 靈芝可抑制 ADP 及膠原誘導的血小板聚集，是一種較強的血小板聚集抑

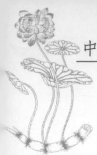

制劑。

2. 抗腫瘤

(1) 靈芝多糖：

a. 可顯著抑制黃麴霉素 B_1 (AFB) 誘發的大鼠肝癌發生率，且可明顯抑制小鼠移植性肉瘤 S_{180} 的生長。

b. 與環磷醯胺合用，可顯著抑制黑色素瘤 B 的人工肺轉移。

c. 抗癌作用機理：拮抗腫瘤免疫抑制作用，多方面有效地促進荷瘤小鼠非特異性抗腫瘤免疫反應為主。

3. 保肝、解毒

(1) 靈芝的醇提物：

a. 對於 CCl_4 引起的 ALT 升高及肝臟的三酣甘油蓄積均有明顯的降低作用。

b. 可提升肝臟代謝 pentobarbital 的能力。

c. 促進部分切除肝臟小鼠的肝臟再生。

(2) 靈芝多糖 D 67.4 mg/kg 給小鼠腹腔注射：

a. 可使小鼠肝勻漿中細胞色素 P_{450} 含量比對照組增加 19.76%。

b. 可能是靈芝提升肝臟解毒作用的機制之一。

4. 降血糖

(1) 靈芝多糖 A、B、C 均有降血糖活性。

(2) 靈芝多糖 B 降糖機制：

a. 能增加血漿胰島素的濃度，加速葡萄糖的代謝。

b. 增加了周遭組織對糖的利用。

c. 提升肝臟對葡萄糖的利用，可能是透過強化參與肝臟糖代謝的各種關鍵酶的活性來實現的。

5. 抗發炎

(1) 靈芝中的三萜類成分具有抑制組織胺釋放的作用。

(2) 靈芝多糖：

a. 能顯著抑制小鼠因巴豆油、煙鹼和大腸桿菌內毒素所致的各種炎症反應。

b. 抑制角叉菜膠引起的大鼠關節腫脹。

　　　 c. 能明顯延長低氧血症小鼠、氯化鋇中毒小鼠的生存時間，提升腎上腺素所誘發急性肺水腫小鼠的生存率。

　　(3) 靈芝抗發炎特點與非留體類抗發炎藥有相似之處。

(三) 綜述

　　1. 與補氣安神功效相關的藥理作用：鎮靜、抗驚厥、增強學習記憶能力、增強免疫、延緩衰老、促進核酸和蛋白質的合成等作用。

　　2. 主要有效成分：靈芝多糖。

(四) 現代應用

　　1. 冠心病及高脂血症。

　　2. 肝炎、原發性肝癌：靈芝胞內多糖，製成多種製劑，治療慢性乙型肝炎有顯著療效、治療原發性肝癌，可使半年生存率及臨床緩解率提升。

　　3. 白血球減少症：以純靈芝製劑及靈芝多糖製劑治療白血球減少症，可顯著提高白血球水準。

　　4. 神經衰弱失眠。

　　5. 慢性支氣管炎：對老年慢性支氣管炎有較好的療效。

　　6. 心律不整。

五、酸棗仁湯

◎ 出處：《金醫要略》

◎ 組成：炒棗仁、茯苓、川芎、知母、甘草。

◎ 功效及主治：本方以養血安神為主，亦對陰虛內熱、虛熱煩擾而不得眠有治療作用。

◎ 本方分別針對陰血不足、血不養心，陰虛內熱之證。臨床主治肝血不足，虛火內擾心神所致的心煩失眠等症。

(一) 與酸棗仁湯功效主治相關的藥理作用

　　1. 鎮靜催眠作用

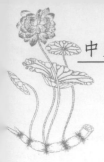

(1) 酸棗仁湯能顯著減少小鼠自主活動次數，增加閾下劑量戊巴比妥鈉所致小鼠睡眠隻數，延長閾上劑量戊巴比妥鈉所致小鼠睡眠時間 (說明酸棗仁湯具有明顯的鎮靜、催眠作用，該作用呈現一定的劑量依賴性)。

(2) 研究酸棗仁湯對失血性血虛模型小鼠的影響

　a. 結果酸棗仁湯能改善血虛小鼠的症狀，增加血虛模型小鼠的自發活動次數，協同閾下劑量戊巴比妥鈉誘導睡眠，延長戊巴比妥鈉的睡眠潛伏期，縮短睡眠時間。

　b. 表明酸棗仁湯對血虛模型小鼠的鎮靜催眠作用顯著。

(3) 對甲狀腺片所致甲狀腺亢進陰虛小鼠，酸棗仁湯能改善陰虛小鼠的症狀，減少陰虛模型小鼠的自發活動次數，協同閾下劑量戊巴比妥鈉誘導睡眠，延長戊巴比妥鈉睡眠潛伏期。

(4) 臨床觀察證實：心肌梗死後患者常伴有不同程度的睡眠障礙和情緒障礙，影響到患者的康復和預後。

　a. 運用酸棗仁湯隨證加減，患者的焦慮程度明顯減輕，睡眠障礙得到明顯改善，心臟功能恢復加快，對心肌梗死後患者的康復起到了促進作用。

(二) 其他藥理作用

　1. 降血脂作用：實驗表明酸棗仁湯對實驗高脂血症有較好的降血脂作用，可降低 TC、TG、LDL，升高 HDL，提高 LCAT、SOD 活性，升高 $ApoA_1$ 濃度，降低 ApoB 濃度。但酸棗仁湯低劑量組對大鼠 $ApoA_1$、ApoB 的影響不明顯。

　2. 酸棗仁湯對室性早搏有一定調節作用。

(三) 現代應用

　1. 神經衰弱：用酸棗仁湯、棗仁甘草合劑與酸棗仁粉治療神經衰弱具有較好療效。

　2. 夢遺：酸棗仁湯加味治療夢遺有效。

　3. 心室性早搏：酸棗仁湯加味治療良性室性早搏有較好療效。

　4. 夢遊症：酸棗仁湯加味水煎服治療至症狀消失後以酸棗仁調製 2 月，有較好效果。

六、天麻鉤藤飲

◎ 出處：《中醫內科雜病論治新義》

◎ 組成：天麻、鉤藤、石決明、牛膝、梔子、黃芩、杜仲 (鹽製)、益母草、桑寄生、首烏藤、茯苓。

◎ 功效：平肝息風、清熱安神。

◎ 主治：治肝陽上亢所引起的頭痛、眩暈、耳鳴、眼花、震顫、失眠等。

(一) 與天麻鉤藤飲功效主治相關的藥理作用

　　1. 降血壓

　　　(1) 天麻鉤藤飲對多種實驗性高血壓動物呈現可靠的降血壓作用，而且能降低腎血管性高血壓動物心肌 I、III 型膠原含量，干預心肌纖維化。

　　　(2) 本方能升高血清中超氧化物歧化酶 (SOD)、谷胱甘肽過氧化物酶 (GSH-Px) 和過氧化氫酶 (CAT) 的活性，降低血清 (MDA) 含量，清除高血壓時過多的氧自由基，防止血管內皮細胞脂質過氧化，保護血管內皮。

　　　(3) 本方降血壓作用與擴張血管有關。

　　　(4) 本方可升高血漿 NO 濃度這可能是其降血壓機制之一。

　　2. 鎮靜、抗驚厥

　　　(1) 天麻鉤藤飲能協同戊巴比妥的中樞抑制作用，減少小鼠自主活動，抗電驚厥。

(二) 現代應用

　　1. 高血壓病：天麻鉤藤飲能有效降低原發性高血壓 (肝陽上亢型) 患者血壓，對心率無明顯影響，降血壓效果持久，能改善高血壓患者左心室舒張功能。

　　2. 頸椎病：應用本方加減，治療因頸椎病所致基底動脈供血不足有較好療效。

第四節　製劑與用法

◎ 棗仁安神顆粒

　　1. 組成：酸棗仁、丹參、五味子。每袋 5 g。

　　2. 功效：補心養肝、安神益智。

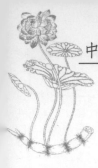

3. 主治：用於心肝血虛引起的失眠、健忘、頭暈、頭痛。

4. 用法：開水沖服，一次 5 g，臨睡前服。

◎ 磁朱丸

1. 組成：磁石、朱砂、六神麴等。

2. 功效：鎮心安神、明目。

3. 主治：用於心腎陰虛，心陽偏亢的心悸失眠、耳鳴耳聾、視物昏花。

4. 用法：口服，一次 3 g，一日 2 次。

◎ 靈芝膠囊

1. 組成：靈芝，每粒 0.27 g。

2. 功效：寧心安神、健脾和胃。

3. 主治：用於失眠健忘、身體虛弱、神經衰弱等症。

◎ 遠志流浸膏

1. 組成：遠志

2. 功效：祛痰。

3. 主治：用於咳痰不爽。

4. 用法：口服，一次 0.5-2 mL，一日 1.5-6 mL。

第十章 平肝熄風藥

第一節　平肝熄風藥之簡介

◎ 凡以平肝潛陽、熄風止痙爲主要作用的藥物，稱平肝熄風藥。

◎ 具有平肝潛陽、熄風止痙、清泄肝火、通絡止痛等功效。

◎ 主要用於肝陽上亢或肝風內動所呈現的證候。

◎ 大多性寒或平，入肝經。

◎ 依據其功效可分爲：平抑肝陽藥、熄風止痙藥。

◎ 肝臟生理功能

　1. 膽汁分泌。

　2. 進行糖的分解、貯存糖原。

　3. 參與蛋白質、脂肪、維生素、激素的代謝。

　4. 解毒。

　5. 吞噬、防禦機能。

　6. 製造凝血因子。

　7. 調節血容量及水電解質平衡。

　8. 產生熱量。

　9. 在胚胎時期肝臟還有造血功能。

◎ 中醫「肝」臟腑學說

　1. 肝主疏泄、藏血、開竅於目、其華在爪。

　2. 解剖形態學上的肝。

　3. 廣義的肝功能。

◎ 肝陽上亢證：

　1. 由於腎陰不足，不能滋養於肝或肝陰不足，陰不維陽，而致肝陽亢盛。

　2. 主要症狀：頭痛、目眩、面赤、耳鳴，舌紅，脈弦滑或弦細等。

　3. 肝陰不足，肝陽亢盛可致肝風內動。

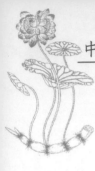

4. 從現代醫學角度看，肝陽上亢，肝風內動的證候與高血壓病、腦血管意外及其後遺症的表現相似，如頭暈、頭痛、肢體麻木、震顫、抽搐、口舌歪斜、半身不遂等。

◎ 溫病：

1. 可見熱極生風，出現痙證，俗名抽風。

2. 病變過程可出現頸項強直、抽搐、甚至角弓反張等症狀。

3. 多見於乙型腦炎、流行性腦脊髓膜炎、破傷風等急性傳染病引起的高熱驚厥等。

4. 癲癇、小兒驚厥、美尼爾氏病、神經官能症亦見到肝風內動現象。

◎ 肝臟星狀細胞 (hepatic stellate cells) 之正常功能

1. 又稱 ito cell、lipocyte、hepatic pericytes、fat-storing cell、vitamin A-rich cell 等。

2. 位於肝細胞和內皮細胞之間的迪氏腔中。

3. 約佔肝臟非實質細胞 (non-parenchymal cells) 的三分之一，或肝臟細胞總數的 15%。

4. 在正常肝臟中所執行重要的功能：

   (1) retinoids 的代謝：貯存約全身 80% 的 retinoids (Senoo et al., 1998)。

   (2) 細胞激素 (cytokine) 的分泌：如表皮生長因子 (epidermal growth factor)、肝細胞生長因子 (hepatocytes growth factor) 等。

   (3) 調控血流：由於星狀細胞接近神經 (Ueno, 1997)，故星狀細胞可能受到神經的刺激而收縮 (Friedman, 1996)。

◎ 星狀細胞之活化

1. 隨著肝毒物造成的傷害，庫氏細胞、內皮細胞活化釋放細胞激素，或活性氧化物、氧化壓力的增加。

2. 星狀細胞會因此被活化，由富含 vitamin A 的休止 (quiescent) 狀態，轉變為活化態的星狀細胞。

3. 星狀細胞的活化為兩階段的過程：

   (1) 起始期 (initiation)(Gressner, 1996)：主要為開始反應出對於細胞激素或其他刺激物造成的基因表現或特徵的改變。

(2) 永存期 (perpetuation)(Friedman, 1993)：持續表現被活化後才產生之特徵，也開始引起纖維化。

◎ 起始期 (initiation)

1. 主要由 paracrine 或 autocrine 刺激而進入起始期。

(1) 肝細胞與庫氏細胞為活性氧化物 (reactive oxygen species, ROS) 的主要來源。

(2) 活性氧化物刺激提高 TGF-β_1 (transforming growth factor β_1) 的生成，進而刺激星狀細胞 (Maher, 1999)。

(3) 星狀細胞 CYP450 2E1 會過量表現 (Nieto, 1999)，而產生更多活性氧化物刺激第一型膠原蛋白基因表現及減弱抗氧化劑的作用。

2. 活性氧化物：

(1) 可視為連接慢性肝損傷與肝纖維化之橋樑。

(2) 刺激星狀細胞活化、增生。

(3) 增加膠原蛋白基因表現。

3. 抗氧化劑能阻斷星狀細胞的活化過程。

4. 某些因子並非抗氧化劑，卻會因應氧化壓力而產生，例如：nuclear factor kappa B (NF-κB)、c-myb 都能夠抵抗氧化壓力，可視為一種具抗氧化效果之抗體 (Lee, 1995)。

5. 生物體內所產生之 NO：

(1) 有清除自由基的能力。

(2) 能預防活性氧化物引起之星狀細胞活化 (Svegliati-Baroni et al., 2001)。

6. 初期肝損傷時，內皮細胞產生的 fibronectin 會活化星狀細胞 (Jarnagin, 1994)。

7. 血小板也會生成 platelet-derived growth factor (PDGF)、TGF-β_1、epidermal growth factor (EGF) 而刺激星狀細胞活化 (Friedman, 1999)。

◎ 永存期 (perpetuation) 的特徵 (Friedman, 2000)

1. 增生 (porliferation)

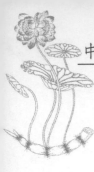

2. 致纖維化 (fibrogenesis)

3. 收縮性 (contractility)

4. 間質降解 (matrix degradation)

5. chemotaxis

6. viamin A 的流失 (retinoid loss)

7. 釋放細胞激素 (cytokine release) 及白血球的 chemo attraction

◎ 致纖維化 (fibrogenesis)

1. 星狀細胞在永存期所表現的纖維增生的現象，爲最直接形成肝纖維化的步驟。

2. TGF-β_1 主要作用目標爲星狀細胞，是刺激纖維化最重要的因子 (Hellerbrand et al., 1999; Friedman, 1999)。

3. TNF、IL-1β、acetaldehyde 與脂質過氧化也會活化星狀細胞 (Friedman, 1996; Pietrangelo, 1996)。

第二節 平肝熄風藥主要的藥理作用

一、鎮靜、抗驚厥

◎ 天麻、鉤藤、羚羊角、地龍、僵蠶、全蠍、牛黃：

1. 能減少動物的自主活動，增強戊巴比妥鈉、硫噴妥鈉、水合氯醛等藥的中樞抑制作用。

2. 對抗 pentylenetetrazol、咖啡因、strychnine 或電刺激所引起的驚厥。

◎ 天麻、全蠍還有抗癲癇作用。

二、降血壓

◎ 天麻、鉤藤、羚羊角、地龍、蝶蛤、全蠍、白蒺藜均有不同程度的降血壓作用。

1. 或多或少有中樞抑制作用參與。

◎ 鉤藤的降血壓機制：與抑制血管運動中樞有關。

三、抗血栓

◎天麻、鉤藤、地龍均有不同程度抗血小板聚集、抗血栓形成的作用。

四、解熱、鎮痛

◎羚羊角、地龍等具有解熱作用。

◎羚羊角、天麻、蜈蚣、全蠍具有不同程度的鎮痛作用。

五、綜述

◎中樞抑制作用、降血壓作用是其平抑肝陽，熄風止痙的主要藥理學基礎。

◎現代醫學研究發現高血壓病、腦血管意外及其後遺症患者，大多呈現血小板聚集、血栓形成傾向提升。

◎抗血栓作用可能是這類藥物活血化瘀，通絡，治療半身不遂的藥理學基礎之一。

◎還有解熱、鎮痛等作用。

表 5：平肝熄風藥之主要藥理作用

藥物	鎮靜	抗驚厥	降血壓	抗血栓	其他作用
天麻	+	+	+	+	增加腦血流量、改善記憶、延緩衰老、保護腦神經細胞、抗眩暈、抗發炎、增強免疫、抗心肌缺血
鉤藤	+		+	+	減慢心率、延長功能性不應期、減弱心收縮力、鈣阻滯
羚羊角	+	+	+		解熱、鎮痛
地龍	+	+	+	+	解熱、平喘、抗腫瘤、增強免疫、興奮子宮
全蠍		+	+	+	鎮痛、抗腫瘤
蜈蚣		+	+		鎮痛
白蒺藜			+		
僵蠶	+	+			抑菌、抗腫瘤

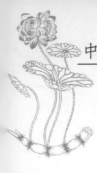

藥物	鎮靜	抗驚厥	降血壓	抗血栓	其他作用
羅布麻葉	+		+		降血脂、抗血小板聚集、利尿、抗自由基

第三節 常見平肝熄風藥之各論

一、天麻

◎基原：蘭科植物天麻 *Gastrodia elata* Bl. 的乾燥塊莖。古人認爲天麻生長神奇，若上天所賜，且其狀類古時之麻鞋，故名天麻。

◎性味：味甘，性平。

◎歸經：歸肝經。

◎主要成分：

1. 天麻素 (天麻苷，gastrodin)：含量較高。

2. 天麻苷元 (對羥基苯甲醇，hydroxybenzylalcohol 或 gastrodigenin)。

3. 香草醇 (香莢蘭醇， vanillylalcohol)

4. 香草醛 (vanillin)

5. 琥珀酸、天麻多糖、Fe、Cu、Zn 等多種微量元素。

◎現已經可以人工合成天麻素、乙醯天麻素 (acetylgastrodin)、香草醛。

◎功效：平肝、熄風、止痙。

◎主治：頭痛眩暈、肢體麻木、小兒驚風、癲癇抽搐，爲治療肝陽上亢，肝風內動要藥。

◎《本草綱目》：天麻入厥陰之經而治諸病。

◎羅天益：眼黑頭眩，風虛內作，非天麻不能治。天麻乃定風之草，故爲治風之神藥。

◎善治眩暈，又可用於風痰之證，解痙力佳，且又能通利經絡而止痛。

(一) 與天麻功效主治相關的藥理作用

1. 鎮靜

(1) 天麻水煎劑、天麻素及其苷元、香草醇等：

a. 能減少小鼠自發活動。

b. 顯著延長巴比妥鈉或環己巴比妥鈉引起的小鼠睡眠時間。

c. 能對抗咖啡因引起的中樞興奮作用。

(2) 天麻多糖可增強 chlorpromazine 的作用，並可對抗 dexamphetamine 所致小鼠活動亢進。

(3) 正常人口服天麻素或天麻苷元，腦電圖出現嗜睡波型。

(4) 天麻及天麻素靜脈注射可觀察到家兔腦皮層電圖出現高幅慢波，進一步研究發現天麻苷元與腦內抑制性遞質 γ-氨基丁酸有相似的架構。

a. 推測天麻素可能在體內先分解成天麻苷元，後者與腦內 benzodiazepine 受體結合而發揮鎮靜、安神作用。

b. 天麻的鎮靜、安神作用還可能與其降低腦內多巴胺 (DA)、去甲腎上腺素 (NA) 含量有關。

c. 腦內 DA、NA 含量的降低可能與天麻抑制中樞神經末梢對 DA、NA 的重攝取和儲存有關。

2. 抗驚厥

(1) 天麻注射液、天麻素及其苷元、香草醇等：

a. 能顯著拮抗 pentylenetetrazol 所致驚厥。

b. 延長驚厥潛伏期。

c. 降低死亡率或提升半數驚厥量。

(2) 天麻多糖可抗 pentylenetetrazol 或 strychnine 所致驚厥。

(3) 天麻醇提物皮下注射可抑制豚鼠實驗性癲癇發作，作用較 phenytoin sodium 緩慢，但有效時間持續較長。

3. 保護腦神經細胞

(1) 天麻素：

a. 能降低小鼠在低壓缺氧時的死亡率。

b. 新生大鼠大腦皮層神經細胞培養實驗：

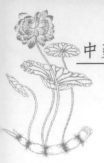

(a) 能明顯降低 glutamate(興奮性氨基酸) 的作用。

(b) 減少 glutamate 引起的乳酸脫氫酶 (LDH) 的漏出。

(c) 神經細胞死亡率。

c. 能減少類比 "缺血再灌注損傷" 腦神經細胞內 LDH 的漏出，維持細胞膜的流動性，並降低 LPO 的生成，明顯減輕神經元損傷程度。

d. 對維持腦的正常生理功能起著重要的作用。

4. 抗眩暈

(1) 口服天麻醇提物：

a. 能改善旋轉誘發的小鼠厭食症狀。

b. 提升小鼠在水迷宮中空間辨別能力和達到安全區小鼠的百分率。

c. 能顯著對抗旋轉後小鼠自主活動的降低。

5. 降血壓

(1) 天麻、天麻素對多種動物均有降低血壓作用。

(2) 家兔靜脈注射天麻注射液，總外周阻力降低，血壓迅速下降，持續 1-1.5 小時以上。

(3) 大鼠腹腔注射或十二指腸給藥，血壓降低作用持續 3 小時以上。

6. 抗血小板聚集、抗血栓

(1) 天麻、天麻素與天麻苷元：

a. 體內外實驗均顯示有抗血小板聚集作用。

b. 能降低花生四烯酸誘發的急性肺血栓致小鼠死亡率。

(2) 天麻可擴張大鼠腸系膜動脈管徑，使血流加快。

7. 抗發炎、鎮痛

(1) 天麻：

a. 對多種炎症反應有抑制作用。

b. 能降低毛細血管通透性。

c. 直接對抗 5-HT 和前列腺素導致炎症反應。

d. 對多種實驗性疼痛有抑制作用。

(二) 其他藥理作用

1. 對心臟的作用

(1) 天麻有抗心肌缺血作用。

(2) 天麻水醇提取物靜脈注射能對抗垂體後葉素所致大鼠心肌缺血。

(3) 天麻注射液：

a. 靜脈注射能減輕家兔冠脈左室支結紮後心電圖的病理變化，降低血清丙二醛水準，縮小心肌梗死面積。

b. 對 mitomycin C 所致的心肌細胞變性、壞死、中毒性損傷有保護作用。

2. 改善記憶、延緩衰老

(1) 天麻：

a. 對衰老大鼠有改善學習記憶功能的作用。

b. 能明顯改善東茛菪鹼、亞硝酸鈉、乙醇所致的小鼠記憶獲得、鞏固和再現障礙。

c. 天麻素及其苷元是改善記憶的主要有效成分。

d. 能明顯提升 D- 半乳糖致衰老小鼠紅血球 SOD 活力，降低心肌脂褐質。

e. 可降低老齡大鼠血清 LPO 含量。

f. 患有心腦血管疾病的老人服用藥物 3 個月，血中 SOD 活性增高。

g. 有提升清除自由基的能力，從而延緩衰老。

3. 增強免疫功能

(1) 天麻多糖：

a. 可增加機體非特異性免疫及特異性免疫功能。

b. 促進病毒誘生干擾素。

(三) 綜述

1. 與天麻平肝、熄風、止痙功效相關的藥理作用：鎮靜、抗驚厥、抗眩暈、降血壓、保護腦神經細胞等。

2. 主要有效成分：天麻素及其苷元。

3. 抑制血小板聚集、抗血栓和改善微循環是其活血通絡的藥理學基礎之一。

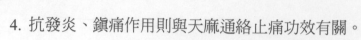

4. 抗發炎、鎮痛作用則與天麻通絡止痛功效有關。

5. 現代研究進展：對心臟的作用、改善記憶和延緩衰老、增強免疫功能。

（四）現代應用

1. 神經衰弱：對頭昏、耳鳴、肢體麻木、失眠有一定療效。

2. 眩暈：高空作業人員的腦保健藥物，增強視神經的分辨能力。

3. 癲癇、驚厥：天麻製劑、香草醛片治療癲癇小發作、大發作有一定療效。可用於輕型破傷風、流腦、乙腦等所致驚厥。

4. 血管神經性頭痛、三叉神經痛、坐骨神經痛。

5. 老年性痴呆：由天麻鉤藤加味治療老年性血管性痴呆病人，可明顯改善神經功能缺損和生活自理能力。

6. 高血壓：單用本品降血壓效果不很明顯，但能改善高血壓頭痛、耳鳴、肢體麻木、失眠等症狀。用天麻鉤藤飲對改善症狀與降血壓均有一定療效。

（五）不良反應

1. 小鼠：腹腔注射天麻浸膏的 LD_{50} 為 51.4-61.4 g/kg，靜脈注射的 LD_{50} 為 36.5-43.5 g/kg。

二、鉤藤

◎基原：茜草科植物鉤藤 *Uncaria rhynchophylla* (Miq.) Jacks、大葉鉤藤 *U. macrophylla* Wall.、毛鉤藤 *U. hirsuta* Havil、華鉤藤 *U. sinensis* (Oliv) Havil 及無柄果鉤藤 *U. sessilifructus* Roxb. 的乾燥帶鉤莖枝。植物莖節著生曲鉤，以鉤供藥用，故名鉤藤。

◎性味：味甘，性涼。

◎歸經：歸肝、心包經。

◎主要成分：

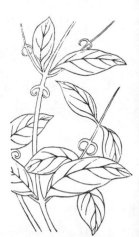

鉤 藤

1. 多種吲哚類生物鹼：鉤藤鹼 (rhynchophylline)、異鉤藤鹼 (isorhynchophylline)、去氫鉤藤鹼 (cocorynoxeine)、異去氫鉤藤鹼 (iso-corynoxeine)。

2. 總生物鹼含量約爲 0.22%，其中鉤藤鹼含量約占 34.5-51%。

◎ 功效：清熱平肝，熄風定驚。

◎ 主治：頭痛眩暈、驚癇抽搐、妊娠子癇等。

◎《本草綱目》：手足厥陰藥也。足厥陰(肝)主風，手厥陰(心包)主火。驚癇眩暈，皆肝風相火之病。鉤藤通心包與肝木，風靜火息，則諸證自除。

(一) 與鉤藤功效主治相關的藥理作用

1. 降血壓

(1) 鉤藤煎劑、鉤藤總鹼對正常或高血壓大鼠，不論靜脈注射或灌胃給藥，均有明顯的降血壓作用。

(2) 靜脈注射鉤藤總鹼或鉤藤鹼：

　a. 血壓呈三相變化，先降血壓，繼而升，而後又持續下降。

　b. 重複給藥，無快速耐受現象。

(3) 自發性高血壓大鼠 (SHR) 連續每天灌胃給予鉤藤煎劑 10 g/kg，第 5 周始見顯著降血壓作用。

(4) 鉤藤對腎性高血壓大鼠有降血壓作用。

(5) 鉤藤：

　a. 降血壓作用溫和而緩慢。

　b. 降血壓機制：抑制血管運動中樞，擴張外周血管，降低外周阻力，並能阻滯交感神經和神經節，抑制神經末梢遞質的釋放。

　c. 降血壓的有效成分：鉤藤鹼和異鉤藤鹼等。

(6) 鉤藤鹼鬆弛動脈作用與鈣拮抗有關。

(7) 兔主動脈條實驗表明，鉤藤鹼能抑制動脈平滑肌外鈣內流和內鈣釋放。

(8) 異鉤藤鹼的降血壓作用強於鉤藤鹼，且降血壓同時不減少腎血流量。

2. 鎮靜

(1) 鉤藤、鉤藤鹼：

　a. 抑制小鼠的自發活動，隨劑量增加，抑制作用增強。

　b. 對抗咖啡因興奮中樞引起的活動增加。

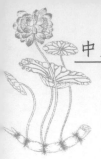

(2) 鉤藤能使大鼠大腦皮層興奮性降低，使衝動總合能力減弱，部分陽性條件反射消失，條件反射的潛伏期延長。

(3) 鎮靜機制與調節不同腦區單胺類遞質如 DA、NA、5-HT 釋放有關。

(4) 鉤藤鹼對缺血再灌注所致腦神經元損傷或較高濃度的多巴胺 (DA) 誘導大鼠紋狀體原代培養細胞凋亡有一定的保護作用。

(二) 其他藥理作用

1. 抑制血小板聚集和抗血栓形成

(1) 鉤藤鹼：

a. 靜脈注射能明顯抑制花生四烯酸、膠原及 ADP 誘導的大鼠血小板聚集，抑制膠原誘導的血栓素 A_2 的生成。

b. 抑制血小板生成丙二醛，抑制血小板因子的釋放，對正常血小板內 cAMP 濃度無影響，但可阻止受血小板聚集劑作用後血小板內 cAMP 濃度的下降。

c. 小鼠腹腔注射能降低實驗性肺血栓形成的死亡率。

d. 大鼠靜脈注射可抑制靜脈血栓及腦血栓形成。

2. 對心臟的影響

(1) 鉤藤鹼：

a. 麻醉犬和貓靜脈注射 20 mg/kg 有減慢心率、抑制心肌收縮力、降低心肌耗氧量的作用。

(2) 異鉤藤鹼：

a. 麻醉兔靜脈注射能減慢心率，延長賽房傳導時間、心房 - 希氏束、希氏束 - 心室及心電圖 P-R 間期，對房室傳導抑制顯著。

(3) 鉤藤鹼和異鉤藤鹼：

a. 能抑制離體豚鼠心房的自發頻率，抑制腎上腺素誘發的異位節律，延長功能性不反應期和降低興奮性。

(4) 鉤藤總鹼：

a. 麻醉大鼠靜脈注射 15 mg/kg，對烏頭鹼、氯化鋇、氯化鈣誘發的心律不整均有對抗作用。

(5) 鉤藤鹼和異鉤藤鹼：

a. 阻滯 L 型鈣通道

b. 阻滯 K^+ 通道 (鉤藤鹼)

c. 抑制 Na^+ 內流 (異鉤藤鹼)

3. 解痙

(1) 鉤藤鹼、異鉤藤鹼、去氫鉤藤鹼能不同程度地抑制乙醯膽鹼引起的小鼠離體腸管收縮。

(2) 鉤藤鹼對催產素相高鉀去極化後 Ca^{2+} 引起的大鼠離體子宮收縮有抑制作用。

(3) 鉤藤總鹼灌胃或注射能抑制組織胺引起的豚鼠哮喘。

(三) 綜述

1. 與清熱平肝、熄風定驚功效相關的藥理作用：降血壓、鎮靜等。

2. 主要有效成分：鉤藤鹼和異鉤藤鹼。

3. 現代研究進展：抗血小板聚集、抗血栓形成及對心臟作用。

(四) 現代應用

1. 高血壓病：鉤藤總鹼及天麻鉤藤飲能使頭痛、失眠、心悸、耳鳴、肢體麻木等症狀緩解。

2. 驚癇：常與羚羊角、天麻、全蠍合用，如羚角鉤藤湯。

3. 百日咳：鉤藤與薄荷各 6 g，每日 1 劑，可減少陣發性痙咳次數。

(五) 不良反應

1. 鉤藤總鹼：對小鼠灌胃和腹腔注射的 LD_{50} 分別為 514.6 mg/kg 和 123.1 mg/kg

2. 鉤藤鹼：對小鼠腹腔注射和靜脈注射的 LD_{50} 分別為 162.3 mg/kg 和 105 mg/kg

3. 異鉤藤鹼：對小鼠腹腔注射和靜脈注射的 LD_{50} 分別為 217 mg/kg 和 80 mg/kg

4. 斷乳大鼠灌服鉤藤總鹼 50 mg/kg 和 100 mg/kg，連續 2 月：

a. 小劑量組幼鼠的生長發育，肝腎功能及血液無明顯異常，僅腎臟表現有輕度營養性障礙變化，停藥後可恢復。

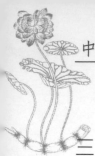

b. 大劑量組動物中的致死動物心、腎、肝臟有病理變化。

三、羚羊角

◎基原：牛科動物塞加羚羊 *Saiga tatarica* Linnaeus 的角。

◎性味：味鹹，性寒。

◎歸經：歸肝、心經。

◎主要成分：

1. 角蛋白 (keratin)、膽固醇、磷脂類等。

2. 角蛋白含量最多，水解液得賴氨酸等 18 種氨基酸及多肽類物質。

3. 磷脂類成分有卵磷脂、腦磷脂等。

◎功效：具有平肝熄風、潛肝明目、散血解毒。

◎主治：高熱驚癇、神昏驚厥、子癇抽搐、驚癇發狂、頭痛眩暈、目赤翳障、溫毒發狂、癰腫瘡毒等。

◎《本草綱目》：肝開竅於目，其發病也，目暗障翳，而羚羊角能平之。肝主風，在合為筋，其發病也，小兒驚癇，婦人子癇，大人中風搐溺，及經脈攣急，歷節掣痛，而羚羊角能舒之。

(一) 與羚羊角功效主治相關的藥理作用

1. 鎮靜、抗驚厥

(1) 羚羊角水劑口飼或腹腔注射：

a. 能使小鼠的自發活動減少。

b. 增強中樞抑制藥如 pentobarbital、thiobarbital、chlorohydrate 的催眠作用，使小鼠睡眠時間延長。

(2) 腹腔注射羚羊角煎液，可對抗 pentylenetetrazol、picrotoxin、電刺激所致小鼠驚厥。

(3) 灌胃給藥能降低咖啡因所致小鼠驚厥發生率，同時加快驚厥小鼠恢復正常，並能明顯降低其死亡率。

2. 解熱

(1) 兔灌服羚羊角水煎液：

　　a. 能明顯降低傷寒、副傷寒疫苗所致體溫升高。

　　b. 給藥後 2 小時體溫開始下降，6 小時恢復正常。

　　c. 對啤酒酵母及 2,4- 二硝基苯酚引起的大鼠體溫升高有明顯的降溫作用。

　3. 降低血壓

　　(1) 羚羊角水解提取液給犬、貓、大鼠靜脈注射使血壓迅速下降。

(二) 其他藥理作用

　1. 小鼠扭體法和熱板法實驗表明羚羊角有一定的鎮痛作用。

(三) 綜述

　1. 羚羊角有 "驚狂抽搐專藥" 之稱，兼有清熱作用。

　2. 與平肝熄風、潛肝明目、散血解毒功效相關的藥理作用：鎮靜、抗驚厥、解熱、降血壓等。

(四) 現代應用

　1. 傳染病高熱：用於高熱神昏、煩躁譫語、驚厥抽搐，常與黃連、黃芩等組方使用。

　2. 眼球脹痛、頭痛頭暈：常與龍膽草、黃芩等配合應用。

四、地龍

◎基原：鉅蚓科動物參環毛蚓 *Pheretima aspergillum* (E. Perrier)、通俗環毛蚓 *P. vulgaris* Chen、威廉環毛蚓 *P. guilleimi* (Michaelsen) 及櫛盲環毛蚓 *P. pectinifera* Michaelsen 的乾燥全體。前一種習稱 "廣地龍"，後三種習稱 "滬地龍"。

◎性味：味鹹，性寒。

◎歸經：歸肝、脾、膀胱經。

◎主要成分：

　1. 蚯蚓解熱鹼 (lumbrofebin)、蚯蚓素 (lumbritin)、蚯蚓毒素 (terrestro-lumbrilysin)。

　2. 月桂酸等 18 種脂肪酸、天門冬氨酸等 17-18 種氨基酸和鈣、鎂、鐵、鋅等微

量元素。

◎ 功效：清熱定驚、通絡、平喘、利尿。

◎ 主治：高熱神昏、驚癇抽搐、關節痹痛、肢體麻木、半身不遂、肺熱喘咳等。

◎ 《本草綱目》：地龍性寒而下行，性寒故能解諸熱疾，下行故能利小便，治足疾而通經絡也。

(一) 與地龍功效主治相關的藥理作用

1. 解熱

  (1) 地龍對大腸桿菌內毒素及化學刺激引起的發熱家兔、大鼠均有明顯退熱作用。

  (2) 解熱作用主要是透過調節體溫中樞，使散熱增加而產生的。

  (3) 退熱有效成分：解熱鹼、琥珀酸及某些氨基酸。

2. 鎮靜、抗驚厥

  (1) 地龍的熱浸液、醇提液：

    a. 對小鼠及兔均有鎮靜作用。

    b. 對 pentylenetetrazol 及咖啡因引起的驚厥有對抗作用。

    c. 不能拮抗 strychnine 引起的驚厥。

    d. 故認為其抗驚厥的作用部位在脊髓以上的中樞神經。

  (2) 地龍抗驚厥作用可能與所含具有中樞抑制作用的琥珀酸有關。

3. 抗血栓

  (1) 小鼠腹腔注射地龍注射液，全血凝固時間明顯延長。

  (2) 體外實驗，地龍提取液可使凝血酶時間、凝血酶原時間、複鈣時間等均明顯延長。

  (3) 地龍：

    a. 含有纖維溶解酶樣物質，具有促纖維溶解作用，能直接溶解纖維蛋白及血塊。

    b. 具有激活纖維蛋白溶解酶原的作用。

  (4) 正常人口服地龍提取物，有明顯的抗凝和纖維溶解作用，強度與劑量相關。

(5) 從地龍提取液中己分離取得多種纖維溶解酶和纖維溶解酶原激活物，如蚓激酶，分子量爲 2100-2300，具有良好的溶解血栓作用。

(6) 家兔每天口服從地龍中提取的纖維溶解酶 0.05 g/kg 連續 3 天，從心臟取血，在體外形成的血栓長度、重量均較對照組明顯減少。

(7) 臨床和實驗研究：地龍提取液可使血液黏度和血小板聚集性降低，紅血球變形能力增強。

(8) 地龍的抗血栓作用機制：抗凝促纖維溶解、抑制血小板聚集、增強紅血球膜穩定性。

4. 平喘

(1) 地龍醇提取液：

　a. 可明顯增加大鼠和家兔氣管肺灌流量。

　b. 能對抗組織胺和 pilocarpine 引起的支氣管收縮，提升豚鼠對組織胺反應的耐受力。

　c. 作用機理：可能與阻滯組織胺受體有關。

5. 降低血壓

(1) 地龍的多種製劑具有確切降血壓作用。

(2) 麻醉犬靜脈注射地龍熱浸液、乙醇浸出液，正常大鼠或腎性高血壓大鼠灌服地龍提取液均觀察到慢而持久的降血壓作用。

(3) 對自發性高血壓大鼠餵含地龍的飼料，可降低血壓，還具有排鈉利尿作用。

(二) 其他藥理作用

1. 抗腫瘤

(1) 地龍提取物對多種腫瘤細胞具有不同程度的抑制作用。

2. 增強免疫功能

(1) 地龍具有免疫增強作用，可明顯增強巨噬細胞的免疫活性。

(2) 體內試驗顯示地龍提取物可促進小鼠脾淋巴細胞轉化，提升脾臟自然殺傷

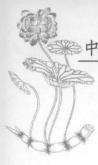

　　NK 細胞及抗體倚賴細胞介導細胞毒的活性。

　　(3) 靜脈注射地龍注射液，對多種實驗性心律不整具有對抗作用。

　　(4) 地龍提取物體內外實驗均有興奮子宮平滑肌作用。

(三) 綜述

　1. 與清熱定驚、通絡、平喘、利尿功效相關的藥理作用：解熱、鎮靜、抗驚厥、平喘、降血壓作用。

　2. 抗血栓作用：是其活血通絡功效，治療半身不遂的藥理學基礎之一。

　3. 現代研究進展：抗腫瘤、增強免疫等作用。

(四) 現代應用

　1. 高熱、驚癇：地龍對流感、上呼吸道感染、支氣管炎、肺炎等呼吸道感染所引起的高熱，有退熱療效。能緩解肺炎、流腦、乙腦所致高熱驚厥。

　2. 慢性支氣管炎及支氣管哮喘。

　3. 高血壓。

　4. 血栓性疾病：治療腦血管栓塞、心肌梗死及靜脈血栓形成均有一定效果。口服地龍提取物對高血黏度綜合徵和缺血性中風有效。

　5. 精神分裂症。

　6. 創傷：鮮地龍提取液外用，有促進痔瘡術後創面癒合。

　7. 治療中耳炎、燒傷、帶狀疱疹、慢性蕁麻疹等。

(五) 不良反應

　1. 地龍對子宮有興奮作用，能引起痙攣性收縮，孕婦慎用。

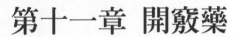

第十一章　開竅藥

第一節　開竅藥之簡介

◎ 凡以甦醒神志為主要功效的藥物，稱開竅藥。

◎ 功效：通關、開竅、醒神、回蘇等。

◎ 主治：主要用於因邪氣窒盛，蒙蔽心竅所致的各種竅閉神昏證候。

◎ 大多性溫，味辛、芳香、善於走竄，皆入心經。

◎ 竅閉證：

1. 見於熱病過程中熱擾心神，熱邪內陷心包，或中風、中惡、穢濁蒙蔽或痰迷心竅所致的一類證候。

2. 熱邪內陷心包所致的竅閉，又稱 "熱閉"。多見於某些嚴重的全身感染性疾病，如流行性腦脊髓膜炎、流行性乙型腦炎、化膿性感染所致敗血症等引起的高熱昏迷、瞻語、驚厥、抽搐及中暑。

3. 中風、中惡、穢濁蒙蔽所致的竅閉，又稱 "寒閉"。與腦血管意外、中毒等引起的昏迷、神志不清、嘔吐泄瀉及心原性疾病引起的休克等神經系統的功能紊亂有關，症狀主要有神志昏迷、驚厥抽搐、牙關緊閉等。

第二節　開竅藥主要的藥理作用

一、對中樞神經系統的影響

◎ 應用：使病患甦醒。

◎ 對中樞神經系統 (CNS) 的作用與現代藥理學中甦醒藥的作用不盡相同。

1. 樟腦：中樞興奮作用。

2. 石菖蒲、冰片、安宮牛黃丸：

(1) 對 CNS 則表現鎮靜作用

(2) 拮抗中樞興奮藥 pentylenetetrazol、dexamphetamine 的驚厥和運動興奮作用。

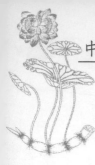

3. 麝香：

(1) 對 CNS 有興奮和抑制雙重作用。

(2) 對正常小鼠自發活動有抑制作用，但能縮短 pentobarbital 所致小鼠睡眠時間。

(3) 對家兔呈現興奮作用。

(4) 能提升中樞耐缺氧能力，對缺氧性腦損傷有保護作用，能減輕腦水腫程度。

(5) 開竅的機制可能與：保護腦神經細胞作用及調節中樞神經的功能狀態關係密切。

二、抗心肌缺血

◎ 麝香、蘇合香、冰片等可增加心肌血流量，降低心肌耗氧量。

1. 冠心蘇合丸 (蘇合香脂、冰片、青木香、乳香、朱砂) 及蘇冰滴丸 (蘇合香脂、冰片)：

(1) 降低心肌耗氧量。

(2) 對心肌缺血犬，能使已減少的冠狀竇血流量完全或部分恢復。

◎ 抗心肌缺血為中醫以溫通開竅法治療猝心痛提供藥理依據。

三、抗發炎

◎ 麝香、冰片具有抗發炎作用。

1. 麝香：

(1) 抑制炎症時，毛細血管通透性增加和白血球游走，減輕局部水腫。

(2) 抑制肉芽組織增生。

◎ 抗發炎作用是開竅藥能消腫止痛，治療瘡瘍腫毒的藥理學基礎之一。

四、綜述

◎ 與開竅藥的通關、開竅、醒神、回蘇等功效相關的藥理作用：

1. 調節、平衡中樞神經系統功能。

2. 保護腦細胞。

3. 抗心肌缺血。

4. 抗發炎。

表 6：開竅藥之主要藥理作用

藥物	中樞神經系統			抗心肌缺血	抗發炎	其他作用
	興奮	抑制	提升耐缺氧能力			
麝香	＋	＋	＋	＋	＋	抗血小板聚集、抗腫瘤、興奮子宮
蘇合香				＋		抗血小板聚集、抗血栓、改善學習記憶、抗抑鬱、抗真菌、鬆弛胃腸、氣管平滑肌
石菖蒲		＋				抗菌、鎮痛、促滲透、抗生育
冰片		＋	＋	＋	＋	局麻、鎮痛、強心、升壓、抑制血小板聚集、興奮呼吸、抗休克、抗腫瘤
蟾酥	＋				＋	

第三節　常見開竅藥之各論

一、麝香

◎基原：麝科動物林麝 *Moschus berezovskii* Flerov.、馬麝 *M. sifanicus* Przewalski 及原麝 *M. moschiferus* Linnaeus 的成熟雄體香囊中的乾燥分泌物。又稱寸香、香臍子、當門子 (呈不規則圓形或顆粒狀者)、元寸。

◎性味：味辛，性溫，有特殊香氣。

◎歸經：歸心、脾經。

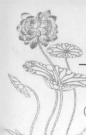

◎主要成分：

1. 麝香酮 (muscone)，含量 2.5-5.4%，現已能人工合成。

2. 麝香吡啶 (muscopyridine)、雄性激素、膽甾醇酯。

◎功效：開竅醒神、活血通經、消腫止痛。

◎主治：熱病神昏、中風痰厥、氣鬱暴厥、中惡昏迷、癥瘕經閉、難產死胎、心腹暴痛、癰腫瘰癧、咽喉腫痛、跌仆傷痛、痺痛麻木。

◎《濟生方》：中風不省者，以麝香清油灌之，先通其關，則後免語塞癱瘓之證，而他藥亦有效也。《本草匯言》：麝臍香，辛香走竄，能自內達外，凡毫毛肌肉骨節諸竅，凡有風、寒、火、氣、痰、涎、血、食，鬱滯不通者，以此立開。

(一) 與麝香功效主治相關的藥理作用

1. 對中樞神經系統的影響

　(1) 麝香對中樞神經系統表現為興奮和抑制的雙重作用。

　　a. 抑制作用：

　　　(a) 能拮抗巴比妥類藥對中樞的抑制。

　　　(b) 小鼠腹腔注射或腦內注射，大鼠灌胃均能縮短巴比妥類藥所引起的睡眠時間。

　　b. 興奮作用：

　　　(a) 麝香水提液靜脈注射 10 mg/kg、20 mg/kg 及 50 mg/kg，或腦內注射 0.25 mg/kg 及 2.5 mg/kg，對正常清醒兔均有興奮作用，使兔的活動次數增加，部分兔伴有行為躁動。

　　　(b) 對巴比妥類麻醉兔，相同劑量的麝香，相同的給藥途徑均有明顯的喚醒作用。

　(2) 麝香 5-100 mg/kg 麝香腹腔注射，可抑制正常小鼠的自發活動，並呈量效關係。

　(3) 小鼠灌胃人工麝香亦能明顯抑制由 pentylentetrazol 引起的驚厥。

　(4) 小鼠腹腔注射麝香 25 mg/kg，能降低中樞興奮藥 dexamphetamine 中毒小鼠的死亡率，而 50 mg/kg、100 mg/kg 則增加 dexamphetamine 中毒小鼠的

死亡率。

(5) 麝香對中樞神經系統興奮或抑制調節作用的可能原因：

a. 機體的機能狀態和藥物劑量有關。

b. 受動物種屬、藥品製劑的影響。

(6) 麝香具有提升中樞耐缺氧能力、抗腦組織損傷作用。

a. 小鼠腹腔注射麝香注射液，能明顯延長在常壓缺氧環境中的存活時間。

b. 腦電圖和心電圖同步記錄顯示，腹腔注射麝香注射液 80 mg/kg，能顯著延長大鼠急性呼吸停止後腦電圖的存在時間。

(7) 麝香對冷凍所致大鼠實驗性腦水腫有保護作用，經對腦組織含水量測定和腦細胞超微架構觀察，發現麝香能減輕腦水腫程度。

(8) 麝香注射液對大鼠大腦中動脈梗塞／再灌流引起的神經元損傷也有明顯保護作用，能抑制腦組織損傷，減輕腦水腫，促進神經功能恢復。

2. 抗血小板聚集

(1) 對細菌內毒素誘發的彌漫性血管內凝血，麝香甲醇提取物有抑制血小板減少，血小板聚集及抗凝血酶的作用。

(2) 家兔一次腹腔注射麝香酮，能明顯降低 ADP 誘導的血小板聚集，影響血小板收縮蛋白功能，使血漿凝塊不能正常收縮。

3. 抗發炎

(1) 麝香口服、腹腔注射或靜脈注射，對炎症病理髮展過程的血管通透性增加，白血球游走和肉芽形成等三個階段均有抑制作用。

(2) 顯示對急性炎症和慢性炎症均有對抗作用。

(3) 天然麝香口服或提取液腹腔注射分別對角叉菜膠性和右旋糖酥性大鼠足腫脹有明顯的抑制作用。

(4) 麝香水提取物靜脈注射，對羧甲基纖維素引起的腹腔白血球游走有抑制作用。

(5) 皮下注射麝香乳劑，對巴豆油引起的大鼠肉芽囊液的滲出和囊壁增濃有抑制作用。

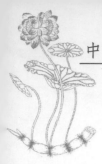

(6) 抗發炎成分：多肽類物質，經胰蛋白酶水解後會失去活性。

(7) 麝香抗發炎作用的機理：

a. 切除腦下垂體後，抗發炎作用還存在；切除腎上腺後，抗發炎作用消失。顯示抗發炎作用與腎上腺有關，與腦下垂體無關。

b. 可降低大鼠腎上腺內維生素 C 的含量，提升外周血中皮質酮的含量，顯示抗發炎與增強腎上腺皮質功能有關。

c. 抑制環氧化酶和脂氧化酶的活性，抑制前列腺素的合成，減少白三烯酸等致炎物的產生。

d. 水溶性糖蛋白成分能明顯抑制中性白血球生成血小板活化因子及溶酶體釋放。

(二) 其他藥理作用

1. 對血壓的影響

(1) 整體動物靜脈注射麝香提取液有一定的降血壓作用。

a. 靜脈注射可降低麻醉犬的動脈壓。

b. 貓靜脈注射，也能使血壓下降。

(2) 降血壓作用機轉：擴張外周血管。

2. 對心臟的影響

(1) 麝香含有能增強兒茶酚胺類對 β 受體作用的物質，能選擇性增強異丙腎上腺素對心肌的正性肌力作用。

(2) 麝香對動物冠脈流量的影響有不同的報導。

(3) 臨床上，麝香能緩解心絞痛，初步認為是由於擴張外周血管產生。

3. 對子宮的作用

(1) 麝香和人工合成麝香酮對離體和在體子宮均有興奮性作用，使子宮的收縮力增強，頻率加快。

a. 對妊娠子宮的興奮性大於未孕子宮。

b. 對晚期妊娠子宮的興奮性又大於早期妊娠子宮。

c. 有抗早孕和抗著床作用。

(2) 本品活血通經,有催生下胎之功效。

  a. 麝香酮陰道給藥,在子宮和卵巢的分佈濃度比灌胃給藥和靜脈注射給藥高。

  b. 說明陰道給麝香酮,妊娠子宮易吸收,是抗早孕的適宜給藥途徑。

4. 其他

(1) 麝香含有雄甾酮,具有雄激素樣作用,能使去勢大鼠的前列腺和精囊增重。

(2) 麝香的醚提取物有類似睪丸酮樣的激素作用。

(3) 麝香能增強免疫功能,使小鼠脾臟增重,使綿羊紅血球免疫小鼠產生 IgM 增加。

(4) 麝香具有藥酶誘導作用,小鼠每天給藥 2 次,連續 3 天可誘導肝 P_{450} 藥物代謝酶,加速 pentobarbital 的代謝。

(三) 綜述

1. 與麝香開竅醒神功效相關的藥理作用:提升中樞耐缺氧能力、抗腦損傷及對中樞神經系統興奮或抑制的調節。

2. 與麝香活血通經功效相關的藥理作用:抗血小板聚集及抗凝血作用。

3. 麝香的抗發炎作用是其消腫止痛功效的藥理學基礎。

4. 現代進展:對血壓、心臟作用。

5. 麝香酮、多肽是其主要有效成分。

(四) 現代應用

1. 冠心病、心絞痛:用人工麝香含片,大部分患者症狀緩解。對憋氣症狀改善較好,緩解心絞痛作用較硝酸甘油弱而緩慢。

2. 中樞性昏迷:臨床常用醒腦靜脈注射射液 (含麝香、冰片、黃連等) 加入葡萄糖液內靜脈滴注,或用含麝香的安宮牛黃丸、至寶丹等治療流腦、乙腦等多種原因引起的高熱神昏、驚厥。

3. 咽喉腫痛、外傷:跌打損傷、骨折、骨質增生等,常用含麝香製劑,如六神丸、麝香正骨水等。

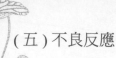
(五) 不良反應

1. 急性毒性試驗表明，麝香酮小鼠靜脈注射的 LD_{50} 為 152-172 mg/kg，腹腔注射的 LD_{50} 為 270-290 mg/kg。

2. 較大劑量麝香酮使小鼠四肢伏倒，震顫、閉目、呼吸抑制而死亡。

3. 大鼠腹腔注射麝香酮 22.78 mg/kg 和 55.56 mg/kg，連續 20 天，小劑量組無明顯毒性，大劑量組體重增長較慢，紅血球數降低，肝脾腫大。

4. 犬肌肉注射麝香酮 400-800 mg/kg，連續 14 日，未見明顯毒性。

5. 結紮冠脈左前降支的犬，靜脈注射麝香 75-150 mg/kg，心肌梗死範圍無明顯縮小，且有促進室顫的危險，9 隻犬中 7 隻因室顫而死亡，而肌注組則無此現象。

6. 當培養心肌細胞處在缺氧、缺糖等類比心肌缺血的情況下，麝香有加速其釋放乳酸脫氫酶、琥珀酸脫氫酶、酸性磷酸酶和加速受損細胞死亡等毒性。

7. 提示麝香製劑靜脈過量給藥對心肌可能有潛在的損傷作用。

8. 孕婦忌用。

二、蘇合香

◎ 基原：金縷梅科植物蘇合香樹 *Liguidambar orientalis* Mill. 的樹幹滲出的香樹脂，經加工精製而成。

◎ 性味：味辛，性溫。

◎ 歸經：歸心、脾經。

◎ 其粗製品主要分為樹脂和油狀液體兩部分。

1. 樹脂部分由樹脂酯類及樹脂酸類組成，前者為樹脂醇類與芳香族酸 (主要為桂皮酸、苯甲酸) 結合而成的酯類；後者主要為齊墩果酮酸 (oleanoinic acid)，和 3- 表 - 齊墩果酸 (3-epi-oleanolic acid)。

2. 油狀液體含桂皮酸 (cinnamic acid) 及其酯類、苯乙烯 (styrene)、香莢蘭醛 (vanilline)、蘇合香素等。

3. 蘇合香還含有部分不飽和脂肪酸如亞油酸等。

◎ 功效：開竅、辟穢、止痛。

◎ 主治：中風痰厥、猝然昏倒、胸腹冷痛、驚癎。

◎《本草備要》：蘇合香 " 走竄，通竅開鬱，辟一切不正之氣 "。

(一) 與蘇合香功效主治相關的藥理作用

　　1. 抗心肌缺血、缺氧的作用

　　　　(1) 蘇合丸灌胃：提示蘇合香抗心肌缺血與減慢心率、改善氧代謝有關。

　　　　　a. 能使心肌梗死犬的冠狀動脈血流量增加，減少心臟動靜脈血氧差同時減慢心率。

　　　　　b. 對非梗死犬的冠狀動脈血流量無影響，但能減慢心率和減少心臟動靜脈血氧差。

　　　　(2) 小鼠灌服蘇冰滴丸 (蘇合香醋、冰片) 半粒，連續三日：

　　　　　a. 能對抗垂體後葉素引起的小鼠心肌缺血，使心肌對 86 肋的攝取率提升。

　　　　　b. 對缺血性心肌亞微構造改變有明顯的保護作用。

　　　　(3) 蘇冰滴丸能拮抗去甲腎上腺素引起的家兔主動脈收縮，表明該藥解除冠脈痙攣、增加心肌營養性血流量的作用，可能與抗腎上腺素受體有關。

　　　　(4) 蘇合香能延長小鼠耐缺氧時間：灌胃給予蘇合丸 1/4 顆能明顯延長小鼠的平均耐缺氧時間。

　　2. 抗血小板聚集、抗血栓形成

　　　　(1) 家兔、大鼠體外實驗：蘇合香酯、桂皮酸對膠原和 ADP 誘導的血小板聚集有明顯的抑制作用。

　　　　(2) 桂皮酸：

　　　　　a. 為主要有效成分，桂皮酸順式和反式的作用無明顯差別。

　　　　　b. 桂皮酸 (20 mg/ 隻) 給大鼠腹腔注射亦可明顯對抗由膠原或 ADP 引起的血小板聚集。

　　　　　c. 作用機制：透過提升血小板內 cAMP 含量，抑制血栓素合成，使 TXB_2 合成減少。

　　　　(3) 體內外實驗表明蘇合香能明顯延長兔血漿複鈣時間、凝血酶原時間、白陶

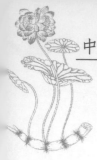

土部分凝血活酶時間、降低血漿纖維蛋白原含量和促進纖溶酶活性。

(4) 體外實驗表明蘇合香混懸液可使兔血栓形成長度縮短和重量 (濕重和乾重) 減輕。

(5) 抗血栓的形成與抗血小板聚集、抗凝血、促纖溶作用密切相關。

(二) 其他藥理作用

1. 為刺激性祛痰藥。

2. 有較弱的抗菌作用。

(三) 綜述

1. 與蘇合香開竅、辟穢、止痛功效相關的藥理作用：抗心肌缺血、抗血小板聚集、抗血栓形成。

(四) 現代應用

1. 冠心病、心絞痛：

(1) 多用複方製劑如冠心蘇合丸、蘇冰滴丸等。

(2) 對解除胸悶、緩解心絞痛，改善心電圖有一定療效。

(3) 蘇冰滴丸在發病時立即含服 1-2 粒，能迅速緩解症狀。

2. 冠心蘇合丸孕婦禁用。

三、石菖蒲

◎ 基原：天南星科植物石菖蒲 *Acorus tatarinowii* Schott. 的乾燥根莖。此植物生於泉流水石間，為菖類植物中之昌盛者，故名石菖蒲。

◎ 性味：味辛、苦，性溫。

◎ 歸經：歸心、胃經。

◎ 揮發油：含量為 0.11-0.42%

1. 主要成分：

(1) β - 細辛醚 (β -asarone)，約占揮發油的 63.2-81.2%

(2) α - 細辛醚 (α -asarone) 約為 3.4-13.7%

2. 其他：石竹烯、7- 細辛醚、二聚細辛醚、歐細辛醚、細辛醛、反 -4- 丙烯基黎蘆醚等成分。

◎ 非揮發性成分：黃酮、生物鹼、膽鹼、有機酸、氨基酸、糖類等。

◎ 功效：化濕開胃、開竅豁痰、醒神益智。

◎ 主治：脘痞不飢、噤口下痢、神昏癲癇、健忘耳聾等。

◎《神農本草經》：主風寒濕痺，咳逆上氣，開心孔，補五臟，通九竅，明耳目，出音聲。久服輕身，不忘，不迷惑，延年。

◎ 石菖蒲揮發油 LD_{50}：0.23 mL/kg

◎ α- 細辛醚的 LD_{50}：926 mL/kg(大鼠)；417.6 mL/kg(小鼠)。

◎ 市面常有用外菖蒲充當石菖蒲入藥：

1. 外菖蒲揮發油含量不超過 0.01%

2. 石菖蒲 (正品九節菖蒲：九節菖蒲一名原是根據石菖蒲藥材有 "一寸九節" 性狀特徵而得，有此特徵的藥材歷來被視為石菖蒲的優質品種) 揮發油含量一般為 1.0-3.0%。

(一) 與石菖蒲功效主治相關的藥理作用

1. 鎮靜

(1) 石菖蒲水煎醇沉液腹腔注射：

a. 能減少小鼠的自發活動。

b. 增強 pentobarbital 的催眠作用。

c. 揮發油的作用更強，當劑量大於 25 mg/kg 時，即對中樞造成廣泛抑制，如能對抗麻黃鹼的中樞興奮作用和解除獨居小鼠的攻擊行為。

(2) 石菖蒲氯仿提取物對猴等多種動物有鎮靜作用。

(3) 靜脈注射 50 mg/kg 反 -4- 丙烯基黎蘆醚可引起兔翻正反射、痛反射和聽覺反射消失。

2. 抗驚厥

(1) 石菖蒲水煎劑灌胃或腹腔注射，使小鼠對 pentylenetetrazol、回蘇靈 (dimefline) 引起的驚厥率下降。

(2) 腹腔注射 β- 細辛醚可對抗：

a. pentylenetetrazol 和電驚厥。

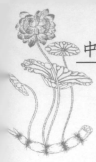
　　b. 兔側腦室注射乙醯膽鹼引起的驚厥大發作。

3. 改善學習記憶

　　(1) 石菖蒲水提液、總揮發油、α-細辛醚、β-細辛醚：

　　a. 對小鼠的學習均有促進作用。

　　b. 對小鼠各類型記憶障礙，包括記憶獲得、記憶鞏固及記憶再現障礙有不同
　　程度的改善作用。

　　c. 以總揮發油、β-細辛醚、α-細辛醚的作用較強。

4. 抗抑鬱

　　(1) 石菖蒲水提液口服對行為絕望型動物有明顯抗憂鬱作用 (抗憂鬱作用的詳
　　細機理有待進一步闡明)。

　　(2) 憂鬱症與腦內 5-HT 及單胺類神經遞質含量減少有關 (石菖蒲對上述遞質
　　的影響有不同的報導)。

5. 解痙

　　(1) 石菖蒲水提液、總揮發油、α-細辛醚、β-細辛醚對兔離體胃腸肌自發
　　性收縮有一定鬆弛作用。

　　(2) 石菖蒲去油煎劑、總揮發油、β-細辛醚、α-細辛醚均能對抗乙醯膽鹼、
　　組織胺、氯化鋇所致的兔腸管平滑肌痙攣。

　　(3) 解痙作用強度依次為總揮發油、α-細辛醚、β-細辛醚、去油煎劑。

　　(4) 腹腔注射石菖蒲水提醇沉液對胃腸肌電活動呈現抑制作用，其機制主要為
　　阻斷 M-膽鹼受體。(電生理研究)

6. 利膽

　　(1) 總揮發油十二指腸給藥，可促進大鼠膽汁分泌。

　　(2) 去油煎劑沒有促進膽汁分泌作用。

(二) 其他藥理作用

1. 鬆弛氣管平滑肌： α-細辛醚和 β-細辛醚能對抗組織胺、乙醯膽鹼等引起
　　的豚鼠氣管平滑肌收縮。

2. 抗心律不整：腹腔注射石菖蒲揮發油可減慢大鼠心率，拮抗烏頭鹼、腎上腺

素和氯化鋇誘發的心率失常。

3. 對常見致病眞菌、結核桿菌、白色葡萄球菌、黃色葡萄球菌有一定的抑制作用。

4. 口服石菖蒲揮發油對小鼠肝癌、肉瘤 S_{180} 有明顯抑制作用。

5. α-細辛醚能對抗垂體後葉素致大鼠、小鼠及豚鼠的收縮子宮作用。

(三)綜述

1. 與其化濕開胃功效相關的藥理作用：緩解胃腸平滑肌痙攣，促進膽汁分泌。

2. 與開竅豁痰、醒神益智功效相關的藥理作用：主要表現於對中樞神經系統的影響，包括抗憂鬱、改善學習記憶等作用。

3. 現代研究：鬆弛氣管平滑肌作用、抗心律不整等作用。

(四)現代應用

1. 癲癇大發作：石菖蒲水煎液治療原發性癲癇和症狀性癲癇有一定療效，並能協同苯妥英鈉的作用。

2. 肺性腦病與乙型腦炎昏迷：石菖蒲揮發油注射液靜脈滴注或緩慢推注，能迅速減輕或消除意識障礙、神經精神症狀。

3. 支氣管哮喘：石菖蒲揮發油製劑有一定的平喘效果，能改善支氣管哮喘患者的肺通氣功能。α-細辛醚(腦)注射液可用于慢性支氣管炎及小兒肺炎。

4. 石菖蒲的複方製劑對老年性痴呆、中風合併痴呆、腦意外後綜合征等有一定效果。

(五)不良反應

1. 石菖蒲揮發油小鼠灌胃、腹腔注射和皮下注射 LD_{50} 分別爲 4.71 mL/kg、0.23 mL/kg 和 0.157 mL/kg。

2. α-細辛醚小鼠腹腔注射 LD_{50} 爲 332.5 mg/kg。

3. α-細辛醚爲陽性誘變物質，能引起鼠傷寒沙門菌變種 TA_{100}，TA_{98} 的致突變作用。

4. 給大鼠灌胃 185.2 mg/kg 時，大鼠骨髓染色體的畸變率爲 3.8%，提示對染色體有斷裂效應。

四、冰片

◎ 基原：

1. 龍腦香科植物龍腦香 *Dryobalanops aromatica* Gaertn. f. 樹脂和揮發油中提取的結晶。結晶多為片狀，色白透明，晶瑩如冰，故名冰片。

2. 菊科植物艾納香葉提取的結晶。

3. 以松節油、樟腦等為原料，用化學方法合成的人工合成品。

◎ 性味：味辛、苦，性微寒。

◎ 歸經：歸心、脾、肺經。

◎ 主含龍腦 (borneol)，還含有多種萜類成分

1. 龍腦香科冰片主含右旋龍腦 (D-borneol)

2. 菊科冰片主含左旋龍腦 (L-borneol)

◎ 目前臨床應用的冰片大部分為人工合成品，分子量 154.25。

◎ 合成冰片含有龍腦和異龍腦 (isoborneol)。

◎ 功效：開竅醒神、清熱止痛。

◎ 主治：熱病神昏、痙厥、中風痰厥、氣鬱暴厥、中惡昏迷、目赤、口瘡、咽喉腫痛。

◎《新修本草》：主心腹邪氣，風濕積聚，耳聾。明目，去目赤膚翳。

(一) 與冰片功效主治相關的藥理作用

1. 提升耐缺氧能力

(1) 龍腦、異龍腦 200 mg/kg 腹腔注射，能明顯延長缺氧小鼠的存活時間，其中異龍腦的作用較龍腦好。

2. 促進其他藥物透過血腦屏障

(1) 冰片：

a. 能提升 sulfapyridine、gentamycin 等藥物在大鼠腦內的濃度。

b. 電腦斷層動態掃描顯示，能提升泛影葡胺在腦內的造影作用。

c. 兔和大鼠灌服，均能增強伊文氏藍 (Evan's blue dye) 對腦組織的藍染程度，說明其能提升血腦屏障的通透性。

d. 可能是冰片對血腦屏障架構的輕度損傷。

3. 抑制中樞

(1) 龍腦、異龍腦或合成冰片腹腔注射，能顯著延長 pentobarbital 所引起的小鼠睡眠時間。

4. 鎮痛

(1) 動物實驗和臨床用藥證明，冰片有鎮痛作用。

(2) 龍腦、異龍腦腹腔注射，對熱板法引起的小鼠痛反應有抑制作用。

(3) 冰片對豚鼠雷射燒傷創面有抗發炎、鎮痛作用。

(4) 冰片對雷射切割痔瘡後的創痛有鎮痛作用。

5. 抗菌

(1) 有抗病原體的作用，對多種細菌和真菌有效。

(2) 冰片和龍腦、異龍腦對金黃色葡萄球菌、鏈球菌、肺炎球菌、大腸桿菌等在試管內均有明顯的抗菌作用。

　a. 低濃度時抑菌 (最低抑菌濃度為 1.0-1.5)

　b. 高濃度時殺菌 (最低殺菌濃度為 1.5-2.0)

　c. 接觸時間越長，抗菌效果也隨之增強。

(3) 對豬霍亂弧菌、紅色癬菌有抗菌作用。

(4) 電鏡觀察證實，冰片可破壞真菌的細胞架構，導致真菌溶解死亡。

6. 抗發炎

(1) 冰片有很好的抗發炎、消腫作用。

(2) 5% 龍腦或異龍腦乳劑：

　a. 0.1 mL 塗耳對小鼠巴豆油性耳廓腫脹有顯著的抑制作用。

　b. 腹腔注射，對大鼠蛋清性足蹠腫脹均有顯著的抑制作用，異龍腦的療效強於龍腦。

　c. 抗發炎機理可能與拮抗前列腺素 E (PGE) 和抑制炎症介質釋放有關。

(二) 其他藥理作用

1. 促進藥物吸收

(1) 冰片：

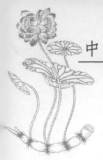

a. 給大鼠灌胃 5 mg/kg，能明顯提升川芎的有效成分 tetramethylpyrazine 的生物利用率和血藥濃度。

b. 能提升 gentamycin 的血藥濃度。

c. 廣泛添加於各種外用製劑中，以促進其他藥物的透皮吸收。

2. 抗心肌缺血

(1) 冰片對急性心肌梗死的麻醉犬能使冠狀竇血流量增加，心率減慢，心肌耗氧量降低。

(2) 龍腦和異龍腦能使小鼠心肌 86Ce 攝取率明顯提升，

(3) 顯示能使心肌營養性血流量增加。

3. 抗生育

(1) 冰片：

a. 對妊娠中期、晚期有顯著終止妊娠的作用。

b. 小鼠腹腔注射冰片乳劑 $1/8LD_{50}$ (LD_{50}=907 mg/kg) 量 1 次，對早期妊娠無明顯影響，對中期和晚期妊娠均引起明顯流產。

(三) 綜述

1. 與開竅醒神功效相關的藥理作用：

(1) 對中樞神經系統的影響。

(2) 提升中樞耐缺氧能力，是冰片與其他藥合用治療熱病神昏、中風昏迷的重要原因之一。

(3) 提升血腦屏障的通透性，促進藥物透過血腦屏障：

a. 可能是其辛香走竄，引藥上行，開竅醒神的藥理學基礎之一。

b. 對冰片與其他藥合用治療顱內炎症有重要的臨床意義。

2. 與清熱止痛功效相關的藥理作用：抗菌、抗發炎、鎮痛。

(四) 現代應用

1. 咽喉腫痛、口腔潰瘍：用冰硼散粉末少許吹敷患處，可消炎和減輕疼痛，並有促進潰瘍癒合的作用。

2. 輕度外科感染：用於未形成膿腫或表皮未破潰瘍者。用冰片、芒硝，按 1:10

的比例混勻研末外用。

3. 子宮頸糜爛：對陰道常規消毒灌洗後，蘸取冰硼散敷於患處。

4. 化膿性中耳炎：洗淨耳道分泌物，以黃冰滴耳劑 (黃連、冰片、乙醇) 滴耳。

5. 冠心病、心絞痛：用冠心蘇合丸 (含冰片、蘇合香、檀香、青木香等)。

6. 治療肌肉注射引起的硬結：冰片 1 g，加 75% 乙醇 100 mL，加溫後外擦局部。

7. 蟯蟲病：冰片 1.5 g，香油 3 g，混勻調成糊狀。

(1) 每晚睡前洗淨肛門口，用一棉簽蘸糊劑在肛門內塗抹，再換一棉簽蘸糊劑在肛門口塗抹。

(2) 每晚臨睡前塗抹一次，連用數日，至病癒為止。

(五) 不良反應

1. 小鼠的急性毒性 LD_{50}：

(1) 龍腦、異龍腦、合成冰片灌胃分別為 287 mg/kg、226 mg/kg 和 2507 mg/kg。

(2) 龍腦灌胃： 105 mg/kg。

(3) 腹腔注射冰片乳劑： 907 mg/kg。

2. 局部應用，冰片對感覺神經末梢有輕微刺激性。

3. 外用偶致過敏反應，如痔瘡發炎或切除後，外塗含有冰片的不同軟膏，用藥後 3-6 小時，有的患者出現肛門周遭發癢、肛門周遭皮膚發紅、灼熱，並出現散在小紅丘疹。

4. 孕婦禁用。

五、安宮牛黃丸

◎ 出處：《溫病條辨》

◎ 組成：牛黃、犀角 (水牛角濃縮粉)、黃連、黃芩、梔子、雄黃、鬱金、朱砂各 1 兩，麝香、冰片各 2 錢半，珍珠 5 錢，金箔為衣。

◎ 功效：清熱解毒、鎮驚開竅。

◎ 主治：治熱病、邪入心包、高熱驚厥、神昏譫語、高熱煩躁、口乾舌燥、痰涎壅盛、舌紅或絳、脈數，亦治中風昏迷、小兒驚厥、屬邪熱內閉者。

◎方解：牛黃能清心解毒、熄風定驚，麝香能開竅醒神，兩者屬於君藥。犀角能清心、涼血、解毒，冰片能芳香辟穢、開竅關閉，珍珠能豁痰、鎮驚，3 者屬於臣藥。黃連、黃芩、梔子皆能清熱、解毒、瀉火，雄黃能豁痰、解毒，鬱金能清心解鬱、化瘀開竅，朱砂、金箔都能鎮心安神、清熱解毒，這 7 者皆算是佐藥。

(一) 與安宮牛黃丸功效主治相關的藥理作用

  1. 復蘇作用

    (1) 對細菌及內毒素引起的腦細胞損害有保護作用，對多種原因引起的缺血性腦損傷也有保護作用，能降低腦組織含水量、MDA、鈣離子濃度和腦脊液中乳酸脫氫酶活性，升高 SOD 活性。對腦細胞的保護作用可能是其開竅醒神的作用機理之一。

    (2) 能活化大腦皮層、腦幹、下丘腦，包括杏仁核、隔核、紋狀核等部位的大量神經元，可能與復蘇作用有密切關聯。

  2. 鎮靜、抗驚厥

    (1) 能減少動物自發活動，增強戊巴比妥鈉、硫噴妥鈉的中樞抑制作用。

    (2) 對抗苯丙胺引起的中樞興奮和戊四氮所致的驚厥。

  3. 抗肝昏迷

    (1) 對肝昏迷有明顯的防治作用，可保持動物清醒狀態，阻止腦電波由低幅快波向高幅慢波發展。

    (2) 作用機制與降低血氨、調整機體功能狀態及增強肝臟解毒功能有關。

  4. 解熱、抗發炎

    (1) 對細菌毒素及多種其他原因導致的發熱有解熱作用，能抑制急性炎症的組織腫脹。

(二) 現代應用

  1. 腦血管意外：在西醫常規治療的基礎上，安宮牛黃丸口服或鼻飼，治療腦出血、腦栓塞有效。

2. 顱腦損傷、意識障礙：顱腦損傷特別是重度顱腦損傷出現的中樞性高熱、意識障礙、驚厥、抽搐、去皮層強直等，輔助使用安宮牛黃丸，可緩解上述症狀。

3. 其他：安宮牛黃丸還用於肺性腦病、肝炎及肝性腦病、小兒高熱驚厥、癲癇、藥物及一氧化碳中毒等。

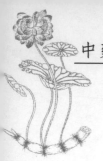

第十二章 收澀藥

第一節　收澀藥之簡介

◎ 以收斂固澀爲主要功效的藥物，稱收澀藥，又稱固澀藥。

◎ 功效：斂汗、止瀉、固精、縮尿、止血、止帶和止咳。

◎ 主治：適用於氣血精津滑脫耗散之證，如自汗、盜汗、久咳虛喘、久瀉脫肛、遺精、滑精、遺尿、尿頻、崩帶不止等病證。

◎ 藥性：味多酸、澀，性溫或平，主入肺、脾、腎、大腸經。

◎ 分爲固表止汗藥、斂肺澀腸藥、固精縮尿止帶藥。

◎ 滑脫證候

1. 病因和病證部位各有不同。

2. 根本原因：久病或體虛使得正氣不固、臟腑功能衰退。

   (1) 如氣虛自汗；陰虛盜汗；脾腎陽虛致久瀉、久痢。

   (2) 腎虛致遺精、滑精、遺尿、尿頻。

   (3) 衝任不固致崩漏下血。

   (4) 肺腎虛損則久咳虛喘。

3. 滑脫不禁者，可致正氣虧虛，產生惡性循環，嚴重者可危及生命，故需及時固脫，收斂耗散。

4. 中醫藥學理論：收澀藥味多酸澀，具有收斂固澀功效。

5. 《本草綱目》：脫則散而不收，用酸澀溫平之藥，以斂其耗散。

第二節　收澀藥主要的藥理作用

一、收斂作用

◎ 與創面、黏膜、潰瘍面等部位接觸後，可凝固表層蛋白質，形成較爲致密的保護層，減輕創面刺激。

◎ 植物藥：

1. 多含鞣質、有機酸。

2. 如五倍子、訶子、石榴皮中的鞣質含量分別高達 84.3%、35.5%、50.2%

◎礦物藥：

1. 如明礬、赤石脂、禹餘糧

2. 含無機鹽

◎鞣質：

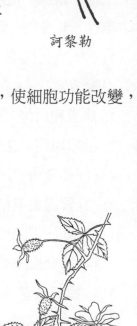

訶黎勒

1. 可使血液中的蛋白質凝固，堵塞小血管，有助於局部止血。

2. 與腺細胞結合，可減少分泌和滲出，有助於創面癒合。

3. 可凝固汗腺、消化腺、生殖器官等分泌細胞中的蛋白質，使細胞功能改變，減少分泌，使黏膜乾燥。

二、緩瀉止痢作用

◎訶子、肉豆蔻、金櫻子、赤石脂、禹餘糧：

1. 有較明顯的止瀉作用。

2. 具有收斂作用，可減輕腸內容物對神經叢的刺激，使腸蠕動減弱。

◎赤石脂、禹餘糧：

1. 口服後能吸附於胃腸黏膜起保護作用。

2. 能吸附細菌、毒素及其代謝產物，減輕刺激作用。

◎鞣質能凝固細菌體內蛋白質而產生抑菌作用。

◎罌粟殼含嗎啡，可提升胃腸平滑肌張力，減少小腸及結腸的蠕動。

金櫻子

三、抗菌

◎鞣質及有機酸：

1. 具有抗菌活性。

2. 對金黃色葡萄球菌、鏈球菌、傷寒桿菌、痢疾桿菌等有抑制作用。

3. 一定的抗眞菌作用。

四、綜述

◎ 與收澀藥止瀉、止血、斂汗、止帶功效相關的藥理作用：收斂、止瀉和抗菌作用。

◎ 主要有效成分：鞣質和有機酸。

表 7：收澀藥之主要藥理作用

藥物	收斂	抗菌	止瀉	止血	止汗	其他作用
五味子	+	+				保肝、抗衰老、調節神經系統功能、調節免疫功能、改善心功能、抗潰瘍
山茱萸	+	+				強心、升壓、抗休克、降血糖、適應原樣作用、抗衰老、抗發炎、調節免疫功能
烏梅	+	+				驅蟲、抗過敏、抗衰老、抗腫瘤、抗輻射、促消化
石榴皮	+	+				驅蟲
肉豆蔻	+	+	+	+		抗氧化、麻醉、鎮靜
訶子	+	+	+			抗動脈硬化、強心、抗氧化、保肝、利膽、抗潰瘍
金櫻子	+	+	+		+	抗衰老、抗病毒、降血脂
罌粟殼	+		+			鎮痛、鎮靜、催眠、鎮咳、呼吸抑制
五倍子	+	+		+		化學解毒劑、殺精子、抑制胃液分泌
海螵蛸	+			+		促骨缺損修復、抗輻射、抗胃潰瘍
赤石脂	+		+	+		抗血栓形成
禹餘糧	+		+			促紅血球生成、促凝血

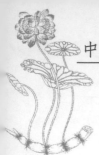

第三節　常見收澀藥之各論

一、五味子

◎基原：木蘭科植物北五味子 *Schisandra chinensis* (Turcz.) Baill. 或華中五味子 (南五味子) *S. sphenanthera* Rehd. et Wils. 的成熟果實。

◎性味：味酸、甘，性溫。

◎歸經：歸肺、心、腎經。

◎主要成分：

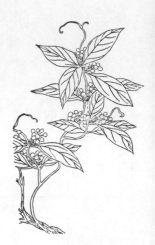

五味子

1. 聯苯環辛烯型木脂素，含量達 18.1-19.2%：從中已分離出五味子素 (schisandrin)、去氧五味子素 (deoxyschisandrin，即五味子甲素 schisandrin A)、γ-五味子素 (γ-schisandrin，即五味子乙素 schisandrin B)、五味子醇甲、五味子醇乙 (schisandrol A、schisandrol B)、五味子丙素 (schisandrin C)、五味子酯甲 (schisantherain A，又名 gomisin C)、五味子酯乙 (schisantherin B，又名 gomisin B) 及戈米辛 D、E、F、G (gomisin D、E、F、G) 等。

2. 揮發油及有機酸、維生素 C、維生素 E 和少量糖類。

◎功效：益氣生津、補腎寧心、收斂固澀。

◎主治：久咳虛喘、夢遺滑精、遺尿尿頻、久瀉不止、自汗、盜汗、津傷口渴、短氣脈虛、內熱消渴、心悸失眠。

◎《本草備要》：專收斂肺氣而滋腎水，益氣生津，補虛明目，強陰澀精，止嘔住瀉，寧嗽定喘。

(一) 與五味子功效主治相關的藥理作用

1. 對中樞神經系統的影響

(1) 五味子仁乙醇提取物 ("五仁醇") 有明顯的鎮靜作用

a. 小鼠灌胃 2.5 g/kg 可明顯延長戊巴比妥鈉睡眠時間，促進閾下催眠劑量的動物進入睡眠。

b. 5-10 g/kg 劑量能減少小鼠自發活動，對抗 dexamphetamine 中樞興奮作用，並協同 chlorpromazine 對自主活動的抑制。

c. 主要有效成分：五味子醇甲。

(2) 五仁醇及五味子醇甲可對抗 nicotine、pentylenetetrazole、caffeine 等引起的強直性驚厥，並能協同 reserpine 的抗驚厥作用。

(3) 五味子醇甲：

a. 能抑制小鼠由電刺激或長期獨居引起的激怒行為。

b. 對大鼠迴避性條件反射有選擇性抑制作用。

c. 大劑量可使小鼠產生僵直。

d. 顯示具安定藥的作用特點。

(4) 五味子對神經系統功能有調節作用：

a. 可興奮脊髓反射，加強條件反射的興奮和抑制過程，使兩種過程趨於平衡。

b. 提升大腦皮層的調節作用，從而提升工作效率，產生抗疲勞作用。

2. 保肝

(1) 五味子：味酸甘，酸能補肝、緩肝。

(2) 五味子及五仁醇、五味子乙素：

a. 對四氯化碳、硫代乙醯胺、D- 半乳糖胺、acetaminophan 等化學毒物所致動物急慢性肝損傷有保護作用，能減輕肝細胞壞死，防止脂肪性變，抗纖維化，並使血清 ALT 活性顯著降低。

(3) 聯苯雙酯：

a. 合成五味子丙素的中間產物。

b. 臨床用於治療肝炎，具明顯的降 和改善肝功能作用。

(4) 五味子保肝作用可能機理：

a. 促進肝細胞蛋白質、糖原的生物合成，加速肝細胞的修復與再生。

(5) 五味子甲素、乙素、丙素等多種成分：

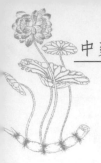
a. 使肝細胞微粒體細胞色素 P_{450} 含量顯著增加。

b. 促進肝藥酶的合成和增強肝藥酶的活性，從而增強肝臟的解毒能力。

(6) 五味子保肝作用可能機理：

a. 五味子可提升肝細胞漿內 SOD 和 CAT 活性，提升肝 GSH 抗氧化系統作用，減輕氧自由基對肝細胞的損害，抑制 CCl_4 引起的肝微粒體脂質過氧化，減少肝內丙二醛 (MDA) 的生成，提升肝細胞的存活率。

b. 五味子乙素能維持大鼠肝細胞膜在氧化性損傷狀態下的穩定性，保護細胞膜架構完整和功能正常。

c. 增強腎上腺皮質功能，使肝細胞炎症反應減輕。

3. 抗潰瘍

(1) 五味子素、五味子甲素：

a. 有抗應激性潰瘍作用。

b. 可抑制胃液分泌。

c. 降低幽門結扎型大鼠潰瘍指數和發生率。

(2) 脫水五味子素對水浸法應激性胃潰瘍有對抗作用。

4. 對呼吸系統的影響

(1) 五味子收斂肺氣，治嗽以之為君。

(2) 五味子水煎液 0.5 g/kg 靜脈注射：

a. 對呼吸中樞有興奮作用。

b. 能明顯緩解 pentobarbital 致家兔呼吸抑制，使呼吸波振幅增大，節律整齊，頻率略增。

c. 能對抗嗎啡所致的呼吸抑制。

(3) 五味子乙醇提取物有鎮咳、袪痰作用 (氨水引咳法及酚紅排泌法)。

(4)" 酸 " 能收斂耗散之肺氣，調痰引嗽，五味子所含多種有機酸是上述作用產生的物質基礎。

5. 對心血管系統的影響

(1) 五味子：

a. 水提取物可抑制在體兔及蛙心的收縮性，減慢心率，降低心肌耗氧量。

b. 有 β 受體阻滯作用，透過阻斷心肌細胞 β_1 受體，使心收縮力減弱，心率減慢。

c. 可提升心肌細胞內 RNA 和心肌細胞代謝活性，加強和調節心肌細胞的能量代謝，改善心肌的營養和功能。

(2) 五味子及其木脂素成分：

a. 能增加豚鼠離體心臟及麻醉犬的冠脈流量。

b. 能對抗 $PGF_{2\alpha}$、NE、$CaCl_2$ 引起的動脈血管收縮，舒張血管平滑肌。

6. 抗氧化、延緩衰老

(1) 五味子酚、五味子乙素：

a. 具明顯的抗氧化作用，對氧自由基引起的脂質過氧化有明顯的對抗作用，五味子酚還有直接清除活性氧自由基的能力。

b. 對 Fe- 半胱氨酸所致的腦突觸體和線粒體及心臟、肝臟的微粒體和粒線體脂質過氧化有抑制作用。

c. 對阿霉素引起的心肌粒線體毒性，五味子酚也有抑制作用，使 MDA 生成減少。

d. 從電鏡下觀察到，對阿霉素所致的線粒體腫脹和膜流動性降低均有明顯保護作用。

(2) 五味子提取液對兔腦缺氧 - 複氧性損傷造成的脂質過氧化有保護作用，可使血液及大腦皮質的 SOD 活性顯著升高。

(3) 五味子水提液：

a. 2 g/kg、4 g/kg 連續灌胃 10 天可使老化小鼠血清總膽固醇含量明顯降低。

b. 4 g/kg 水提液可增加老化小鼠腦及肝組織蛋白質的含量，還能促進老化兔生殖細胞的增生和增強排卵功能，

c. 12 g/kg 給老化大鼠連續 2 個月給藥，可見五味子組動物紅血球中 SOD、全血 GSH-R 活性明顯升高，血漿和紅血球膜 LPO 濃度降低。

d. 顯示五味子確有一定的延緩衰老作用。

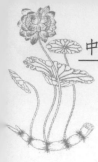

7. 對免疫功能的影響

  (1) 五味子粗多糖可提升機體非特異性免疫功能，升高外周白血球數量，對環磷醯胺所致外周白血球減少有明顯保護作用。

  (2) 五味子油乳劑有促進細胞免疫的作用，對 3H-TdR 摻入人外周血淋巴細胞 DNA 合成有明顯促進作用。

  (3) 五仁醇對免疫功能有抑制作用，對小鼠抗體分泌細胞有抑制作用，能延長小鼠同種異體移植心臟存活時間，對細胞免疫為主的免疫排斥反應有一定的抑制。

  (4) 五味子還有抗病原微生物、抗過敏、興奮子宮、抗癌等作用。

(二) 綜述

1. 與酸澀收斂、益氣生津、補腎功效相關的藥理作用：對神經系統的調節作用、保肝、抗潰瘍、改善呼吸系統機能、抗氧化與延緩衰老，調節免疫功能和心血管功能作用。

(三) 現代應用

1. 肝炎：五味子蜜丸、五味子核仁醇提物，及聯苯雙酯對慢性肝炎、遷延性肝炎、急性無黃疸型肝炎均有明顯的治療作用，降酶近期療效好，停藥過早有反跳現象。

2. 兒童遺尿症：五味子、烏藥等量研末，每次 5 g，用酒精糊敷臍部。

3. 盜汗：雙五子糊劑 (五味子、五倍子等量共研，酒精糊) 貼臍部。

4. 腹瀉：山藥五味子粉 (山藥、五味子按 4:1 磨粉) 服，治嬰幼兒腹瀉。

5. 哮喘：五味子配伍地龍、魚腥草煎服，治重度哮喘。

(四) 不良反應

1. 五味子揮發油灌胃 LD_{50} 為 8.75 g/kg。

2. 脂肪油 10-15 g/kg 灌胃，出現呼吸困難，運動減少，1-2 日內死亡。

3. 五味子乙素毒性較低，2 g/kg 灌胃無死亡，200 mg/kg 連續給藥 30 天后觀察，對器官組織、血液均無明顯影響。

4. 因酸性較重，少數病患服藥后有胃部不適感。

二、山茱萸

◎基原：山茱萸科植物山茱萸 *Cornus officinalis* Sieb. et Zucc. 的乾燥成熟果肉。

◎性味：味酸、澀，性微溫。

◎歸經：歸肝、腎經。

◎主要成分：

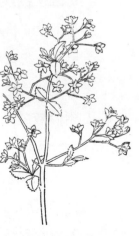

山茱萸

1. 山茱萸苷 (馬鞭草苷 cornin 或 verbenalin)、莫羅忍冬苷 (morroniside)、馬錢素 (番木鱉苷 loganin 或 loganoside)、獐牙菜苷 (sweroside)、山茱萸新苷 (cornuside)。

2. 鞣質、熊果酸 (ursonic acid)、沒食子酸、蘋果酸、齊墩果酸、酒石酸及維生素 A。

◎功效：補益肝腎、澀精固脫。

◎主治：眩暈耳鳴、腰膝酸痛、陽痿遺精、遺尿尿頻、崩漏帶下、大汗虛脫、內熱消渴。

◎《雷公炮炙論》：壯元氣，秘精。《藥性論》：止月水不定，補腎氣，興陽通，添精髓，療耳鳴。

(一) 與山茱萸功效主治相關的藥理作用

1. 對心血管系統的作用

(1) 山茱萸有強心作用：

a. 注射液 2-8 g/kg 靜脈注射可改善心功能，增加心肌收縮性和心輸出量，提升心臟工作效率。

b. 注射液能對抗家兔、大鼠晚期失血性休克，使休克動物血壓升高，腎血流量增加，延長動物存活時間。

c. 犬注射后，動脈收縮壓、舒張壓及平均血壓、左心室內壓均升高。

2. 對免疫系統的影響

(1) 水煎液：

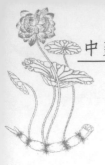

a. 可降低網狀內皮系統的吞噬功能。

b. 抑制以綿羊紅血球 (SRBC) 攻擊後之抗體產生情形或 DNCB (2,4- 二硝基氯苯) 所致遲發型超敏反應。

c. 抑制 T 淋巴細胞的活化。

d. 對體液免疫有促進作用，可加速血清抗體 IgG、IgM 形成。

(2) 山茱萸總苷和熊果酸：

a. 能明顯抑制 T 淋巴細胞增殖、轉化。

b. 抑制 LAK 細胞 (淋巴因子激活的殺傷細胞) 生成和白血球介素 -2 的產生。

c. 對器官移植產生的排斥反應有明顯的對抗作用，每日腹腔注射山茱萸總苷 500 mL/kg，連續給藥 6 天，可明顯延長小鼠移植心臟后的存活時間。

3. 抗發炎、抗菌

(1) 水煎劑：

a. 對二甲苯、蛋清、醋酸等致炎物引起的炎性滲出和組織水腫及肉芽組織增生均有明顯抑制作用。

b. 對腫脹組織中 PGE 含量無明顯影響。

c. 能降低大鼠腎上腺內維生素 C 的含量，減輕腎上腺細胞損害。

d. 提示其抗發炎機理與增強垂體 - 腎上腺皮質功能有關，對 PGE 合成釋放無明顯抑制作用。

(2) 山茱萸對表皮葡萄球菌有較強的抑制作用；對腸球菌、金黃色葡萄球菌、痢疾桿菌也有抑制作用。

4. 抗應激、抗氧化、降血脂

(1) 山茱萸：

a. 能增強機體的抗應激能力，提升小鼠耐缺氧、抗疲勞能力，增強記憶力。

b. 能提升紅血球中 SOD 活性，對抗脂質過氧化。

c. 醇提物有降血脂作用，可降低血清甘油三酯、膽固醇的含量，抗動脈硬化。

(二) 其他藥理作用

1. 降血糖

(1) 山茱萸對四氧嘧啶、腎上腺素性糖尿病大鼠有治療作用。

(2) 熊果酸和齊墩果酸對 STZ 致糖尿病大鼠有治療作用。

(3) 醇提物 20.0 g/kg 還可降低正常小鼠血糖值。

(4) 糖尿病患有血小板聚集性增強和血液黏滯度升高趨勢，從而加重對心血管的損害。

(5) 山茱萸能降血糖、抑制血小板聚集、降低血液黏稠度，同時還能提升紅血球中 SOD 活性，對抗過氧化損傷，減輕糖尿病患的心血管損害。

2. 對血液系統的影響

(1) 山茱萸注射液：

a. 可降低血液黏稠度。

b. 明顯抑制 ADP、膠原或花生四烯酸誘導的血小板聚集。

c. 抗血栓形成。

d. 對因血小板聚集而誘發的肺栓塞有對抗作用。

(三) 綜述

1. 與補益肝腎、澀精固脫功效有關的藥理作用：強心、抗休克、抗發炎、抗菌、抗應激、抗氧化、降血脂，及對免疫系統功能影響等作用。

2. 主要有效成分：山茱萸苷。

(四) 現代應用

1. 單純性口腔潰瘍：山茱萸研末，陳醋調糊敷貼雙足涌泉穴。

2. 肩周炎：山茱萸 (去核)35 g，水煎服或代茶泡服，治療肩周炎，肩關節活動功能得以改善或恢復，疼痛消失。

3. 糖尿病：勝甘湯 (山茱萸、五味子、烏梅、蒼朮) 飯前溫服，可使病患血糖、尿糖均改善，體重增加。

(五) 不良反應

1. 山茱萸毒性很低。

2. 果肉、果核水煎劑口服的 LD_{50} 分別為 53.5 g 生藥 /kg、90.8 g 生藥 /kg。

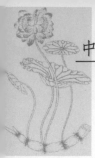

第十三章 外用藥

第一節 外用藥之簡介

◎ 凡用於體表皮膚、黏膜、創面等部位，具有殺蟲、止癢、消腫止痛、排膿生肌、收斂止血等作用的藥物，稱外用藥。

◎ 常見劑型：膏、丹、水、酒、散、藥線(藥丁)等。

◎ 經貼、塗、敷、摻、熏、洗、浸、浴、點眼、灌耳、吹喉及藥線植入等方法對患部直接給藥。

◎ 常用於疥癬、皮炎、濕疹、燒燙傷、瘡、癰、腫、癤及跌打損傷、瘀血腫痛、痔瘡、脫肛、神經麻痺、皮膚癌、狐臭等疾病的治療。

◎ 分為解毒殺蟲藥、燥濕止癢藥和拔毒化瘀生肌藥。

第二節 外用藥主要的藥理作用

一、抗病原微生物

◎ 能對抗多種病原微生物，對金黃色葡萄球菌、綠膿桿菌、結核桿菌、痢疾桿菌、變形桿菌、炭疽桿菌及鏈球菌、肺炎球菌、腦膜炎球菌等革蘭陽性菌和革蘭陰性菌均有效。

◎ 對多種皮膚真菌有較強的抑制作用。

◎ 抑菌機轉：

1. 五倍子透過酸及鞣質凝固蛋白質而殺菌。

2. 砒石主要成分為三氧化二砷，砷為細胞原漿毒，可直接殺滅活體細胞。

3. 汞可與體內多種酵素或蛋白質中的烴基、羧基結合，影響細胞代謝，抑制細胞的生長和功能。

4. 土荊皮可使真菌細胞線粒體消失，細胞架構變性而被破壞。

二、殺蟲

◎ 黃連、苦參、蛇床子、雄黃、大蒜、白礬：抗滴蟲作用。

◎ 輕粉、雄黃、硫黃：殺疥蟲。

◎ 百部：殺體虱。

◎ 有些藥內服可殺寄生蟲(如腸道寄生蟲、血吸蟲、瘧原蟲)。

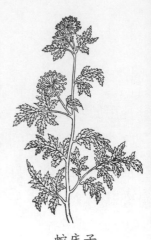

蛇床子

三、局部刺激作用

◎ 薄荷腦、樟腦、桉葉油、冰片：刺激皮膚冷覺感受器，產生局部清涼感，有利於緩解肌肉、關節的炎性疼痛。

◎ 部分外用藥對皮膚黏膜有較強的刺激(如輕粉、斑蝥、巴豆)，可致用藥部位充血、紅腫，甚至發疱、潰爛。

四、收斂及止血作用

◎ 兒茶、五倍子、明礬、爐甘石與創面、黏膜接觸時，可使表層細胞蛋白質凝固，形成保護膜，減少出血和滲出，促進創傷癒合。

◎ 收斂、吸附作用的活性成分：鞣質及礦石類粉末。

五、保護及潤滑皮膚

◎ 滑石粉、爐甘石：

　1. 為不易溶解、吸收的粉末。

　2. 能吸附炎症部位的水分，形成保護膜，減輕炎症刺激，稱保護藥。

◎ 一些溫和性的動、植物油，可軟化和潤滑皮膚，如花生油、蛇油、貂油等。

◎ 蜂蜜能潤膚，用於燒傷、凍傷、乳頭皸裂。

六、促進骨折癒合及生肌

◎ 治跌打損傷是臨床最常見的治療手段，對組織損傷、骨折效果明顯。

◎ 顯示藥物對組織的修復與再生長，具調節作用。

◎ 可促膠原組織的軟化、吸收，對過度增生的瘢痕有修復作用。

七、局部麻醉作用

◎古籍中曾有外用麻藥的記載，馬錢子、烏頭、半夏、南星、蟾酥及細辛等能麻痺神經末梢，外用可局部止痛。

◎多種外用藥有劇毒，如水銀、輕粉、鉛丹、砒石、升丹、白降丹。

◎此類藥使用時須注意：

1. 不可內服。

2. 不可撒布創面或潰瘍面。

3. 盡量不用油調涂，以防吸收中毒。

4. 對個別可引起過敏反應的藥物，如斑蝥等尤應注意。

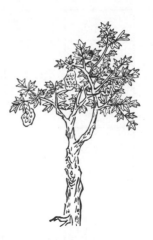

大風子

表 8：外用藥之主要藥理作用

藥物	主要成分	毒性	藥理作用	臨床外用
硫黃	硫	有毒	軟化表皮、殺疥蟲、緩瀉、鎮咳、祛痰	疥瘡、座瘡、皮炎、濕疹、帶狀疱疹、膿疱疹、酒渣鼻、牛皮癬
雄黃	二硫化二砷	有毒	抗菌、抑制皮膚真菌、抗血吸蟲、抗瘧原蟲、抗腫瘤	面癱、各種炎症、尿路感染、子宮頸糜爛、帶狀疱疹、腮腺炎、濕疹、疥瘡、皮炎、蟲積
白礬	含水硫酸鋁鉀	有毒	抗菌、抑制真菌、利膽、降血脂、收斂、抗陰道滴蟲	腸炎、痢疾、脫肛、燒燙傷、子宮頸糜爛、痔瘡、口腔潰瘍、中耳炎、疥癬、腮腺炎、陰道炎、瘧疾
土荊皮	土荊皮酸 土荊皮苷	有毒	抗致病性真菌、止血、抗腫瘤、抗早孕	手足癬、濕疹、神經性皮膚炎、念珠性陰道炎
大蒜	大蒜辣素 蒜製菌素 大蒜新素		降血壓、降血脂、擴張冠狀動脈、抗腫瘤、增強免疫、抗胃潰瘍、護肝	神經性皮膚炎、皮膚化膿性感染、濕疹、凍瘡、深部黴菌感染、斑禿、銀屑病、滴蟲性陰道炎

藥物	主要成分	毒性	藥理作用	臨床外用
蜂房	蜂蠟、樹脂露蜂房油		強心、擴張血管、抗發炎、鎮痛、抑菌、利尿	鼻炎、骨髓炎、療瘡、皮膚病、子宮頸糜爛
大風子	大風子油酸次大風子油酸	有毒	抗菌	手癬、疥瘡、神經性皮膚炎、酒渣鼻
爐甘石	碳酸鋅鍛爐甘石		防腐、抑菌、收斂、保護創面、止癢	慢性潰瘍、濕疹、乳頭裂傷；與其他藥物配伍，外滴治結膜炎、角膜炎、淚囊炎
硼砂	四硼酸二鈉		抗菌、抗感染、皮膚收斂和保護作用	軟組織損傷、燒傷、口腔潰瘍、皮炎、腳癬、婦科炎症
砒石	三氧化二砷	大毒	局部腐蝕、抗菌、抗原蟲	子宮頸癌、皮膚癌、結核、療腫、瘧疾、斑禿
升藥	氧化汞	大毒	消毒、促組織再生、傷口癒合	骨髓炎、酒渣鼻、慢性瘡瘍、白癜風
鉛丹	四氧化三鉛	有毒	殺菌、殺寄生蟲、抑制黏液分泌	濕疹、雞眼、袖風、下肢慢性潰瘍、鵝口瘡
蛇床子	甲氧基歐芹酚蛇床明素蛇床子素異虎耳草素	小毒	抗皮膚真菌、抗流感病毒、抗滴蟲、抑蛔蟲	外陰搔癢、疥瘡、滴蟲性陰道炎、濕疹、子宮頸糜爛、外陰白色病變、局部搔癢症、蛾類皮炎、手足癬
密陀僧	氧化鉛	有毒	收斂局部黏膜血管、保護潰瘍面、減少黏液分泌	潰瘍、濕疹、腸炎、痢疾、酒渣鼻、狐臭、汗斑
滑石	含水矽酸鎂		保護皮膚及黏膜、抗發炎、止瀉	急慢性軟組織損傷、痔瘡、皮炎、濕疹、膿疱瘡

藥物	主要成分	毒性	藥理作用	臨床外用
輕粉 （甘汞）	氯化亞汞	有毒	抗真菌、通便、利尿、抗皮膚潰瘍	慢性骨髓炎、手足裂傷、燒燙傷、肛裂、肛痔、陰道炎、急慢性中耳炎、神經性皮膚炎、酒渣鼻

第三節 常見外用藥之各論

一、馬錢子

◎ 基原：馬錢科植物馬錢 *Strychnos nux-vomica* L. 的乾燥成熟種子。始載於《本草綱目》，以狀似馬之連錢，故名馬錢。

◎ 性味：性寒，味苦，有大毒。

◎ 歸經：歸肝、脾經。

◎ 主要成分：

1. 總生物鹼 2-5%，主要為番木鱉鹼 (strychnine)、馬錢子鹼 (brucine) 各 1-1.4%，還有微量的番木鱉次鹼 (vomicine)、偽番木鱉鹼 (pseudostrychnine)、偽馬錢子鹼 (pseudobrucine)、可魯勃林 (colubrine)。

2. 番木鱉苷 (loganin)、脂肪油、蛋白質。

◎ 功效：通絡止痛、散結消腫。

◎ 主治：風濕頑痺、麻木癱瘓、跌仆損傷、癰疽腫痛。

◎《本草綱目》：治傷寒熱病，咽喉痺痛，消痞塊。

(一) 與馬錢子功效主治相關的藥理作用

1. 鎮痛

   (1) 小鼠扭體法、熱板法、電刺激法：

   a. 生馬錢子、馬錢子炮製品及馬錢子鹼均有明顯的鎮痛作用。

   (2) 馬錢子鹼及其氮氧化物 (馬錢子鹼加熱反應後轉化成的另一種化合物，毒性遠低於馬錢子鹼) 的鎮痛作用機理：

   a. 抑制大鼠的 PGE_2、5-HT 等致痛物質的釋放。

　　　b. 對感覺神經末梢可能有麻痺作用。

　2. 抗發炎

　　(1) 馬錢子常應用於類風濕性關節炎的臨床治療。

　　　a. 實驗證實，馬錢子生品及馬錢子炮製品、馬錢子總生物鹼及馬錢子鹼均有較強的抗發炎作用。

　　　b. 對佐劑誘發的大鼠免疫性關節炎有對抗作用。

　　　c. 對巴豆油、角叉菜膠所致實驗性炎症有抑制作用。

　　　d. 可抑制 PGE_2 的釋放，降低血中炎症介質的含量，促炎症滲出物吸收，改變局部組織營養狀況。

　3. 對中樞神經系統的作用

　　(1)strychnine 對中樞神經系統有選擇性興奮作用。

　　　a. 興奮脊髓的反射功能，提升反射強度，縮短反射時間。過量則使脊髓反射興奮顯著亢進，引起強直性痙攣，可因呼吸肌痙攣而窒息死亡。

　　　b. 大劑量 strychnine 對血管運動中樞、呼吸中樞、咳嗽中樞均有興奮作用，使血壓升高，呼吸加深加快。

　　　c. 小劑量對中樞神經系統有興奮作用。

　　　d. 大劑量則出現明顯的鎮靜作用，使動物的活動量減少。

　4. 抗菌

　　(1) 體外對鏈球菌、肺炎雙球菌等有抑制作用。

　　(2) 抗皮膚真菌。

(二) 其他藥理作用

　1. 對心血管系統作用

　　(1) 馬錢子鹼：

　　　a. 低濃度能阻斷心肌細胞膜上的 K^+ 通道。

　　　b. 高濃度抑制 Na^+、Ca^{2+} 通道。

　　(2) 異馬錢子鹼：

　　　a. 能激動心肌細胞膜上的鈣通道，使通道開放時間延長。

b. 可對抗黃嘌呤 - 黃嘌呤氧化酶對心肌細胞肌絲和粒線體的損害，對心肌細胞有保護作用。

2. 對血液系統的影響

(1) 馬錢子鹼及其氮氧化物：

a. 類似阿司匹林樣抑制血小板聚集及抗血栓形成的作用。

b. 馬錢子可促進入淋巴細胞的有絲分裂。

3. 抑制腫瘤

(1) 馬錢子生物鹼類對人宮頸癌細胞有細胞毒性。

(2) 異馬錢子鹼氮氧化物能抗人喉癌細胞生長，破壞腫瘤細胞的形態架構。

4. 對免疫功能的影響

(1) 馬錢子鹼 10，20 mg/kg 腹腔注射：

a. 可顯著增強二硝基氯苯 (DNCB) 所致小鼠耳部皮膚或腳墊遲發型超敏反應的特異性免疫反應。

b. 可對抗環磷醯胺引起的免疫功能抑制。

c. 誘導 T 淋巴細胞增殖。

d. 對正常動物免疫功能無明顯影響。

(三) 綜述

1. 通絡止痛、散結消腫的功效與其抗發炎、抗菌、鎮痛、中樞興奮作用有關。

(四) 現代應用

1. 神經系統疾病：

(1) 馬錢子切片貼於患側治療面癱。

(2) 馬錢子膏貼患側治療三叉神經痛。

(3) 炙馬錢子研末口服治療坐骨神經痛及重症肌無力。

2. 風濕性疾病：風痛散 (馬錢子與麻黃同煎後，棄麻黃，取馬錢子油炙，研末)，口服治療風濕性關節炎。

3. 手足癬：馬錢子藥油外擦。

(五) 不良反應

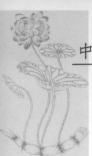

1. 生馬錢子有大毒。

2. 主要有效及毒性成分： strychnine 等生物鹼。

3. 經過炮製，可轉化成氮氧化物或其異型架構如異 strychnine、異馬錢子鹼等，毒性降低。

4. 若炮製不當、過量或久服均可致中毒，嚴重者可見全身肌肉強直性痙攣、驚厥、角弓反張，過度興奮至呼吸肌痙攣收縮，窒息而死亡。

5. 本品所含有毒成分能被皮膚、黏膜吸收，故外用不宜大面積塗敷，口腔黏膜更須謹慎。

6. 忌生用、久用，不宜與麝香或延胡索配伍使用。

7. 體虛者慎服，孕婦禁用。

第十四章　驅蟲藥

第一節　驅蟲藥之簡介

◎ 凡以驅除或抑殺人體寄生蟲為主要作用的藥物，稱驅蟲藥。

◎ 臨床主要用於治療腸道寄生蟲病，如蛔蟲病、蟯蟲病、條蟲病、鉤蟲病、薑片蟲病等，對腸外寄生蟲感染如陰道滴蟲、血吸蟲、阿米巴原蟲、瘧原蟲等也有驅殺作用。

◎ 腸內寄生蟲常可致腹痛、腹瀉、厭食或善飢多食，久則可見面黃肌瘦、浮腫等症狀，應及時服用驅蟲藥治療。

◎ 各種驅蟲藥對不同寄生蟲作用有差異：

1. 驅蛔蟲常用使君子、苦楝皮、川楝子。

2. 驅條蟲常用檳榔、南瓜子、雷丸、鶴草芽等。

◎ 本類藥物多具毒性，入脾、胃、大腸經，在毒殺、驅除寄生蟲的同時，也會損傷機體，故應注意用量、用法。

◎ 孕婦、體虛者慎用。

表 9：驅蟲藥之主要藥理作用

藥物	蛔蟲	鉤蟲	條蟲	蟯蟲	鞭蟲	薑片蟲	滴蟲	血吸蟲	瘧原蟲	血絲蟲	臨床外用
使君子	+		+	+			+				抗皮膚真菌、鎮咳、祛痰
苦楝皮	+		+	+			+	+			抗真菌、興奮腸平滑肌、抑制呼吸、抗肉毒、殺蟲
川楝子	+						+				抗真菌、抗癌、抗發炎、利膽、興奮腸平滑肌

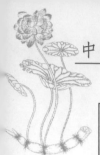

藥物	蛔蟲	鉤蟲	絛蟲	蟯蟲	鞭蟲	薑片蟲	滴蟲	血吸蟲	瘧原蟲	血絲蟲	臨床外用
檳榔	+	+	+	+		+		+			抗眞菌、抗病毒、擬膽鹼作用、祛蠕蟲
南瓜子			+					+			升血壓、祛囊蟲
雷丸	+	+	+				+			+	抗發炎、增強免疫、抗腫瘤
鶴草芽		+		+				+	+	+	導瀉
鶴虱			+	+							抗菌、抗生育、擴張冠狀動脈
榧子	+	+	+	+		+				+	止咳、通便、收縮子宮
蕪荑	+										抗眞菌、殺疥蟲

第二節　常見驅蟲藥之各論

一、使君子 (Rangoon creeper)

◎ 釋名：《開寶本草》云：俗傳潘州郭使君子療小兒獨用此物，後醫家因號爲使君子也。

◎ 別名：留球子、史君子、五稜子、冬均子、病柑子、山羊尿、仰光藤、醉水手。

◎ 基原：使君子科使君子屬植物使君子 *Quisqualis indica* L.，果實 (使君子)、根、葉均可藥用。

◎ 性味：味甘，性溫，有小毒。

◎ 歸經：歸脾、胃、大腸經。

◎ 主要成分：

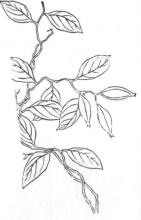

使君子

1. 種子含使君子酸鉀 ($C_5H_6O_5N_3K$)、使君子酸 ($C_{10}H_6O_{10}$)、胡蘆巴鹼 (trigonelline, $C_7H_7O_2N$) 及脂肪油約 20-24%，油中主要成分爲油酸及軟脂酸的酯。

2. 蔗糖、果糖等。

3. 葉含胡蘆巴鹼、脯氨酸、天門冬氨酸、使君子酸鉀等。

◎ 功效：殺蟲。

◎ 主治：果實、葉、根均能驅蛔，消積，健脾。主治蟲積腹痛，小兒癃積，乳食停滯，消化不良等，但驅蛔作用以果實爲強。根還有止咳，降逆作用，可治呃逆。咳嗽等。根同時有解毒消炎作用，可用於中耳炎、脫肛。

◎ 用法用量：用量 3-9 克；或取仁炒熟，兒童每歲 1 粒，成人 10-15 粒，空腹 1 次嚼服。

◎ 果味甘，常用以治小兒蟯蟲、小便白濁等。花葉可提煉香精。

◎ 可治小兒蟯蟲、小便白濁及瀉痢等，藥效甚佳，因此又名留求子或仰光藤。

◎ 藥理作用：

1. 體外試驗，使君子對豬蛔；蚯蚓及水蛭的殺蟲效力較好。使君子酸鉀具有驅蛔蟲、繞蟲的作用，對於豬蛔蟲頭部有麻痺作用。體外試驗表明，本品對豬肉囊尾蚴有一定殺滅作用。

2. 抑菌：使君子的水浸劑在體外對常見致病性皮膚眞菌有抑制作用。

3. 使君子葉、仁、果殼水浸劑或乙醇浸劑在體外對豬蛔蟲有麻痺作用。

4. 使君子粉有一定的驅蟯蟲作用。

附　註

1. 大量服用能引起呃逆、眩暈、精神不振、噁心，甚至嘔吐、腹瀉等反應。不可與茶同服，若同服亦能引起呃逆。一般停藥後即可恢復。如出現中毒反應，可用丁香泡茶頻服，用以解毒。

2. 使君子葉含使君子酸鉀、胡蘆巴鹼、L-脯氨酸、L-天冬醯胺。經實驗觀察使君子葉有麻痺蚯蚓的作用，其作用比川楝皮煎劑還強，故試驗者建議臨床可試用使君子葉來驅蛔蟲。

◎ 驅蟲作用機理

1. 麻痺蟲體：

(1) 使君子仁提取水溶性成分可使蛔蟲頭麻痺，有效成分爲使君子酸鉀。

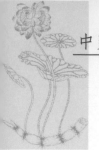

(2) 檳榔所含的檳榔鹼能麻痺絛蟲神經系統，使蟲體癱瘓，弛緩伸長而將全蟲驅出。

(3) 南瓜子氨酸是南瓜子中的有效成分，dl- 氫溴酸南瓜子氨酸對絛蟲的關節、未成熟節段和成熟節段均有麻痺作用，常見整條絛蟲排出。

2. 興奮蟲體：

(1) 苦楝皮的有效成分川楝素可興奮蛔蟲頭部神經環，導致肌肉痙攣性收縮，使之不能附著於腸壁而隨糞便排出。

3. 殺死蟲體：部分驅蟲藥高濃度時能直接殺死蟲體

(1) 苦楝根皮煎劑、檳榔片煎劑高濃度殺死鉤蟲。

(2) 鶴草芽中的鶴草酚能迅速穿透絛蟲體壁，使蟲體痙攣致死。

(3) 雷丸中含有雷丸素，是一種蛋白溶解酶，可使蟲體節片溶解、破壞而死亡，故用藥後在糞便中看不到全蟲。

4. 抑制蟲體細胞代謝：

(1) 鶴草芽能抑制蟲體的糖原分解，對蟲體細胞的無氧和有氧氧化代謝均有顯著而持久的抑制作用，從而切斷維持生命的能量供給而殺蟲。

◎驅蟲藥宜空腹服用，以使藥物與蟲體充分接觸，驅蟲效力更佳。

◎可配伍瀉下藥，促蟲體、蟲卵的排出。

參考文獻

(依作者或編輯單位筆劃順序排列)

- 王本祥，1999，現代中藥藥理學，天津市：天津科學技術出版社。
- 行政院衛生署中華藥典中藥集編修小組，2004，中華中藥典，臺北市：行政院衛生署。
- 沈映君，2006，中藥藥理學，北京市：人民衛生出版社。
- 季宇彬，2003，中藥複方化學與藥理，北京市：人民衛生出版社。
- 侯家玉，2002，中藥藥理學，北京市：中國中醫藥出版社。
- 孫建寧，2006，中藥藥理學，北京市：中國中醫藥出版社。
- 徐曉玉，2005，中藥藥理學，北京市：人民衛生出版社。
- 國家中醫藥管理局《中華本草》編委會，1999，中華本草，上海市：上海科學技術出版社。
- 張永勳、何玉鈴、黃世勳，2008，中藥學概論，臺中市：文興出版事業有限公司。
- 郭國華，2007，臨床中藥辭典，長沙市：湖南科學技術出版社。
- 謝明村，2001，中藥學概論，臺北市：國立中國醫藥研究所。

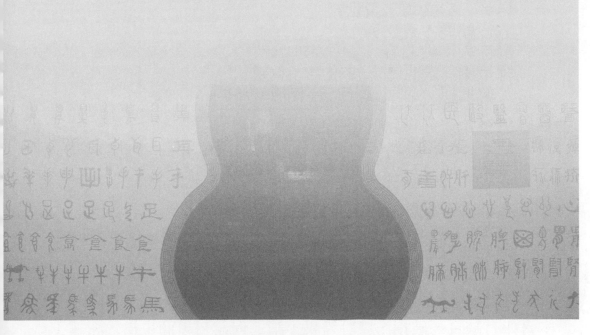

國家圖書館出版品預行編目資料

中藥藥理學 ＝ Pharmacology of Herbal
Medicines／彭文煌, 黃世勳編著.
　-- 初版. -- 臺中市：文興出版, 2010. 03
　面； 　公分. -- (大專用書; 7)
參考書目：面
ISBN：978-986-6784-12-5 (平裝)
1.中藥藥理

414.5　　　　　　　　　　　　　　99001541

大專用書⑦ (D007)

中藥藥理學

Pharmacology of Herbal Medicines
First Edition

出版者：文興出版事業有限公司
總公司：407 臺中市西屯區漢口路 2 段 231 號 1 樓
電話：(04)23160278　傳眞：(04)23124123
營業部：407 臺中市西屯區上安路 9 號 2 樓
電話：(04)24521807　傳眞：(04)24513175
E-mail：wenhsin.press@msa.hinet.net
網址：http://www.flywings.com.tw

作者：彭文煌、黃世勳
發行顧問：黃文興
發行人：洪心容
總策劃：黃世杰、洪維君、賀曉帆
美術編輯／封面設計：呂姿珊 0926-758872

總經銷：紅螞蟻圖書有限公司
地址：114 臺北市內湖區舊宗路 2 段 121 巷 28 號 4 樓
電話：(02)27953656　傳眞：(02)27954100
初版：西元 2010 年 3 月
定價：新臺幣 480 元整
ISBN：978-986-6784-12-5
歡迎郵政劃撥
戶名：文興出版事業有限公司
帳號：22539747